— 全国高等职业教育口腔医学 / 口腔医学技术专业新形态规划教材 —

口腔组织病理学

（供口腔医学、口腔医学技术等专业使用）

主 编 周 晓 董 刚

中国协和医科大学出版社

北 京

内容提要

本教材是“全国高等职业教育口腔医学/口腔医学技术专业新形态规划教材”之一，系根据本套教材的编写指导思想和原则要求，结合专业培养目标和本课程要求的教学目标编写而成，内容涵盖了口腔组织胚胎学中的口腔颌面部及牙的发育、牙体及牙周组织、口腔黏膜、唾液腺，口腔病理学中的牙发育异常、龋病、牙髓病、根尖周炎、牙周组织病、口腔黏膜病、口腔颌面部囊肿及肿瘤，以及相关的实验指导。此外，本教材还增加了丰富的数字资源，包括教学视频、微课、课件、思维导图、岗位对标考试等知识点总结、能力测试等，丰富了教材内容，增强了线上和线下教学的联动性，以提升学生学习的主动性和积极性。

本教材主要供口腔医学、口腔医学技术等专业师生使用，还可作为相关专业从业人员的参考书。

图书在版编目（CIP）数据

口腔组织病理学/周晓，董刚主编. -- 北京：中国协和医科大学出版社，2025. 7. --（全国高等职业教育口腔医学、口腔医学技术专业新形态规划教材）. -- ISBN 978-7-5679-2630-1

Ⅰ. R780.2

中国国家版本馆 CIP 数据核字第 2025F82R21 号

主　　编 周　晓　董　刚
策划编辑 张秋艳
责任编辑 魏亚萌　王雅玮
封面设计 邱晓俐
责任校对 张　麓
责任印制 黄艳霞
出版发行 **中国协和医科大学出版社**
（北京市东城区东单三条 9 号　邮编 100730　电话 010-65260431）
网　　址 www.pumcp.com
印　　刷 三河市龙大印装有限公司
开　　本 889mm×1194mm　1/16
印　　张 17.5
字　　数 450 千字
版　　次 2025 年 7 月第 1 版
印　　次 2025 年 7 月第 1 次印刷
定　　价 95.00 元

全国高等职业教育口腔医学/口腔医学技术专业新形态规划教材建设指导委员会

顾　　问　王　斌（厦门医学院）

主任委员　纪　晴（厦门医学院）

副主任委员（按姓氏笔画排序）

伊芃芃（山东医学高等专科学校）

杨　路（齐鲁医药学院）

张　彪（遵义医药高等专科学校）

张　慧（江苏医药职业学院）

黄长波（襄阳市口腔医院）

崔照忠（潍坊护理职业学院）

委　　员（按姓氏笔画排序）

于　浩　刘泽念　刘俊红　刘洪利　孙　蕾

李　泽　李少华　李文杰　李文娟　杨　静

宋红权　张秀景　张艳玲　张海洋　陈志红

周　晓　单长丽　徐佳音　陶　涛　黄冬冬

黄春静　曹长红　董　刚　雷东辉　蔡成莲

潘福勤

编者名单

主　　编 周　晓　董　刚

副 主 编 徐　欣　牟东云　韩玲玲

编　　者（按姓氏笔画排序）

刘　玮（潍坊护理职业学院）

孙　振（山东医学高等专科学校）

牟东云（遵义医药高等专科学校）

李　哲（红河卫生职业学院）

周　晓（山东医学高等专科学校）

姜春荣（齐鲁医药学院）

徐　欣（黑龙江护理高等专科学校）

董　刚（齐鲁医药学院）

韩玲玲（山东胜利职业学院）

曾　梅（襄阳职业技术学院）

数字教材编者名单

主　　编 周　晓　杨美静

副 主 编 汤亚玲

编　　者（按姓氏笔画排序）

马继经（潍坊护理职业学院）

申泽良（四川大学华西口腔医院）

汤亚玲（四川大学华西口腔医院）

李　茂（四川大学华西口腔医院）

杨美静（潍坊护理职业学院）

周　晓（山东医学高等专科学校）

贺志金（齐鲁医药学院）

窦志超（四川大学华西口腔医院）

出版说明

随着我国人口老龄化进程的加速和居民口腔健康意识的显著提升，口腔医疗行业正迎来前所未有的发展机遇与挑战。人工智能辅助诊断系统、口内扫描仪、3D 打印技术等创新工具的应用，正在重塑传统诊疗模式。然而，很多基层医疗机构虽配备了先进设备，却面临专业人才短缺的困境。在此背景下，系统化培养掌握数字化技术、熟悉新型材料与设备操作的专业人才，是填补供需缺口、提升医疗服务质量的核心路径。作为衔接前沿技术与临床实践的核心纽带，新型教材体系将成为破解“技术迭代快于人才培养”困局、实现“数字技术下沉”与“基层能力提升”双向奔赴的核心支撑。

本套教材以实践科学发展观为指导思想，以服务教学、指导教学、规范教学、适应我国医学教育改革为宗旨，立足高等职业教育教学实际，以胜任能力培养为目标，使课程设置与理论实践紧密衔接，突出教材内容的实用性、先进性、科学性和通用性。本套教材为新形态教材，具体体现为：体现教育改革精神与职业教育特色；注重产教融合，突出实践教学；以实际操作技能为导向，融入新技术、新方法；融合思政，强化价值引领；以学生为中心，丰富模块设计；纸质教材与数字教材融合；教材编写在贯彻职业教育理念的同时，亦充分体现现代化的教育思想和方法，以全面提升学生的创新精神、人文素养、胜任能力等综合素质，培养适应医疗卫生体制改革的复合型和应用型人才。

同时，本套教材的编写遵循教材编写的基本规律，秉持“三基、五性、三特定”的原则，注重基础理论、基本知识和基本技能的培养，内容深度和广度适应全国高等职业教育的需求。教材编写以口腔医学 / 口腔医学技术专业的培养目标为导向，着重培养学生的职业技能，满足职业岗位需求、学生学习需求和社会需求。教材内容涵盖了口腔医学 / 口腔医学技术领域工作岗位所需的知识、技能和素质，帮助学生全面理解工作岗位，培养学生科学的临床思维和学习方法，以满足社会对学生知识和技能的要求，强调培养学生的创新能力、信息获取技能和终身学习能力，确保教材的启发性。在编写过程中，我们充分考虑到高等职业教育的多样性，确保教材既能适应不同院校的需求，又能满足学生毕业时的知识和技能要求。

本套教材涵盖口腔内科学、口腔颌面外科学、全口义齿工艺技术、数字化口腔修复技术等 16 门课程，定位清晰、特色鲜明，具有以下特点。

一、构建高质量、互动性强的创新形态教材体系

本系列教材为创新形态教材，教材所有内容，均实现数字化呈现；同时，为纸质教材提供配套教学视频、微课、思维导图、教学课件、在线练习等丰富教学资源，学生可直接获取与教材内容相关联的课程资源；支持多媒体资源嵌入与实时更新；配套的数字教材平台，支持在线教学、资源共享、数据分析等功能，实现教学全流程数字化管理，满足多样化教学需求。这种创新的学习方式，不仅提高了教学效果，也丰富了学习体验，使学习更加便捷，提升了学生的学习积极性和主动性。

二、强化价值引领，助推专业教育与思政教育相融合

本套教材以专业知识为载体，以思政教育为引领，深度挖掘专业课程蕴含的思政资源，巧妙融入教材内容，全方位助推专业教育与思政教育深度交融，培育德技兼修人才。在教材编写中，我们注重以口腔案例为切入点，将社会主义核心价值观、医者仁心的职业精神、中华优秀传统文化等思政元素自然融入专业知识点。引导学生树立正确的职业价值观，具备社会责任感，在实践教学环节强化人文关怀培养，使学生在掌握专业技能的同时，自觉践行“健康所系，性命相托”的医者担当。

三、体现教育改革精神与职业教育特色

本套教材深入贯彻国家职业教育改革精神，坚持以人为本、能力为重，强调实践操作和技能培训，注重培养学生的职业素养和实际工作能力。内容贴近职业实践，力求使学生能够顺利进入职业领域，成为胜任基层医疗机构或口腔医学 / 口腔医学技术相关岗位的高级技术型专业人才。编写过程中，我们注重教材内容与实际工作岗位匹配，确保教材内容符合基层实际工作的需求。

四、注重产教融合，突出实践教学

高等职业教育强调产教深度融合，创新培养模式，这是职业教育的重要发展方向。本套教材的建设始终把提高人才培养质量放在首位，密切联系实际，突出实践教学，将专业内容设置与行业需求对接；推动教学与行业技术发展同步，使课程内容与职业标准对接；完善职业教育教学过程机制，使教学过程与实际工作过程对接。

五、贴合考试，对接行业需求

本教材严格遵循《国家职业教育改革实施方案》及职业教育规划教材建设要求，以口腔医疗及相关行业职业标准为核心，将岗位技能、职业技能竞赛、职业资格考试内容有机融入教材，实现“岗课赛证”融通，助力学生无缝对接行业需求。

六、以学生为中心，丰富模块设计

考虑到职业教育学生的年龄和学习特点，本套教材的模块设置丰富多样，包括案例导入、思维导图、考试知识点总结、习题等模块。这种结构不仅有助于学生理解和记忆知识点，还能提高学生的学习兴趣和学习效果。每个模块设计精细，既有理论讲解，又有实践应用，旨在全面提升学生的综合素质。

希望本套教材的出版，能够推动高质量口腔医学 / 口腔医学技术专业人才的培养，促进我国口腔医学 / 口腔医学技术专业领域的教材建设与教育发展，为促进我国口腔医疗事业的发展和保障人民健康作出积极贡献。

前 言

口腔组织病理学系口腔医学 / 口腔医学技术专业的重要基础学科，学习本课程主要为后续学习口腔内科学、口腔修复学、口腔颌面外科学等专业核心课程，从事口腔医学 / 口腔医学技术工作奠定理论知识和技能基础。本教材根据全国高等职业教育口腔医学 / 口腔医学技术专业培养目标、主要就业方向及职业能力要求，按照本套教材编写指导思想和原则要求，结合本课程教学大纲，由全国数所院校从事教学和医疗一线的教师、学者悉心编写而成。教材内容主要包括口腔组织胚胎学、口腔病理学、实验指导 3 篇，共 14 章理论知识和 13 个实验。

本教材编写充分考虑到高等职业教育口腔医学 / 口腔医学技术专业学生以基层医疗机构为主要就业平台，重点诊治龋病、牙周组织病等基本口腔疾病，毕业后面临口腔执业助理医师资格考试等现实情况，在内容选择与安排方面，紧紧围绕一个“牙”字，从牙的发育、正常的牙体组织、牙周组织到牙发育异常、龋病、牙髓病、根尖周炎、牙周组织病，无不紧扣最新版口腔执业助理医师资格考试大纲。其他内容，如唾液腺常见的多形性腺瘤、黏液表皮样癌、腺样囊性癌与口腔癌、成釉细胞瘤等，合并为口腔颌面部肿瘤，不再专门单列唾液腺疾病、牙源性肿瘤、口腔黏膜上皮肿瘤、颌骨疾病、颞下颌关节病等章节。本教材每一章都增加了核心知识拆解部分，围绕案例导入，对本章的重点内容做逻辑、内容方面的梳理，以提高学习的兴趣和效果。本教材的纸质教材与数字教材、教学配套资源（课件、微课、视频、思维导图、岗位对标考试题图片等）、数字化教学服务相融合，有利于学生对知识的掌握和拓展。本教材主要适用于全国高等职业院校的口腔医学、口腔医学技术等专业师生，也可作为相关专业从业人员的参考书。

本教材的编写得到了各参编单位的大力支持，在此一并表示感谢。所有编者团结协作，精益求精，力求内容科学、准确。但由于编者水平所限，尽管力臻完善，教材中仍难免有不足与疏漏之处，恳请各位读者、专家提出宝贵意见，以便不断修正与完善。

编　者

2025 年 4 月

目　录

第一篇　口腔组织胚胎学

第三篇　实验指导

第一篇

口腔组织胚胎学

第一章　口腔颌面部发育

教学课件

学习目标

素质目标

（1）具备辩证唯物主义思维，以整体、发展的观点看待口腔颌面部的发育。

（2）树立积极参与口腔卫生科普的意识，帮助社会大众正确理解口腔颌面部发育过程中的表现，避免不良刺激造成的口腔颌面部畸形。

微课：口腔颌面部发育

知识目标

（1）掌握：面部、腭、舌的发育过程；面部、腭的发育异常。

（2）熟悉：分叉舌、菱形舌。

（3）了解：舌系带缩短、舌裂。

能力目标

（1）能辨识空间结构，从立体和平面两个方面把握口腔颌面部发育的形态变化。

（2）能学以致用，以颌面部发育的知识解释颌面部发育的异常表现。

案例导入

【案例】

患儿，男，1月龄。主诉：左侧上唇组织存在明显裂隙，吸吮母乳或奶瓶时，常有溢奶或吸吮无力。查体：患儿一般情况良好，生命体征平稳；左侧上唇存在一条自唇红至鼻底的明显裂隙，裂隙宽度适中，边缘不规则；左侧鼻底及鼻翼因裂隙影响而呈现明显塌陷，鼻中线向右偏曲；唇部皮肤及黏膜色泽正常，无炎症、溃疡等病变；口腔内检查未见其他异常。

患儿出生时左侧上唇裂隙即存在，持续至今，未见愈合趋势。患儿哭闹时，裂隙更加明显，且左侧鼻腔有气流受阻的迹象。患儿为足月顺产，出生时体重及身长均在正常范围内。家族中无类似唇部畸形的遗传病史。孕期母亲未接触过有害物质，无感染、服药等特殊病史。

【问题】

1. 患儿可能的诊断是什么？
2. 疾病发生的原因是什么？

·核心知识拆解·

本章案例导入涉及唇的发育，而唇的发育属于口腔颌面部发育的一部分。面部、舌形成于胚胎发育的胚胎期（孕 3 ～ 8 周），腭形成于胎儿期（孕 9 周以后）的初始阶段。口腔颌面部的发育历程颇为复杂，涵盖神经嵴、鳃弓与咽囊的分化过程，以及面部、腭及舌的发育。具体而言，胚胎头部起源于外胚层的神经嵴细胞，细胞经历间充质转化后，向腹侧迁移并增殖，形成面部突起，包括鳃弓、额鼻突。其中第 1 鳃弓分化为上、下颌突，额鼻突演化出鼻突、球状突，这些突起之间形成原始的口凹、鼻凹，突起相互融合，共同形成面部。其他鳃弓则参与舌、颈部的发育。

口腔颌面部发育是一个复杂而精细的过程，胚胎时期颌面部各突起的融合或联合，均遵循严格的时间与空间顺序。在这一过程中出现任何的偏差，均可导致口腔颌面部发育的异常。本章案例导入的新生儿左侧上唇自唇红至鼻底的明显裂隙，就属于比较严重的唇裂，为左侧上颌突与球状突之间未能正常融合所致。

第一节　神经嵴和头部早期分化

一、神经嵴的分化

（一）正常分化

孕后第 2 周之前，即增殖期阶段，口腔颌面部尚未见雏形。胚胎发育进入胚胎期后（孕 3～8 周），三胚层胚盘中，中胚层背部中线处出现一线性结构，称脊索。在脊索的诱导下，胎儿背部表面的外胚层细胞增生增厚，称为神经板。其中央与脊索对应的部分凹陷，逐渐形成神经沟、神经管，其边缘与其他外胚层细胞相连接的部分向上隆起，形成所谓的神经褶。

孕第 4 周，神经板中央凹陷部分在神经褶处闭合，继续凹陷形成神经管，而表面的外胚层上皮也在神经褶处重新闭合。在这一过程中，部分神经褶细胞与外胚层、神经管脱离，聚集到神经管背部两侧形成两条头尾方向的条索状结构，于是一个新的结构——神经嵴，开始形成。

神经嵴细胞来自外胚层，属于上皮组织，但脱离外胚层后处于中胚间充质内，并表现出广泛的迁移能力，分化为众多的间充质结构，如各面突、舌突、腭突的内部组织，以及牙胚的牙乳头和牙囊等。神经嵴细胞从外胚层上皮组织转变为间充质的过程，称为上皮 - 间充质转化，神经嵴细胞转化而来的间充质，被称为外胚间充质（ectomesenchyme）。鉴于其重要性，也有人将神经嵴细胞称为胚胎发育中的“第四胚层”。神经嵴细胞的分化状态对头颈部的正常生长发育具有决定性作用。神经嵴分化形成的组织及细胞如下（图 1-1）。

1. 神经系统组织　主要形成外周神经元，包括多种神经节如脑神经自主神经节、面神经膝状节、舌咽神经上节、迷走神经颈节内的神经元；还有其他细胞，如神经节内神经元周围的卫星细胞、脑脊膜细胞、施万（Schwann）细胞等。

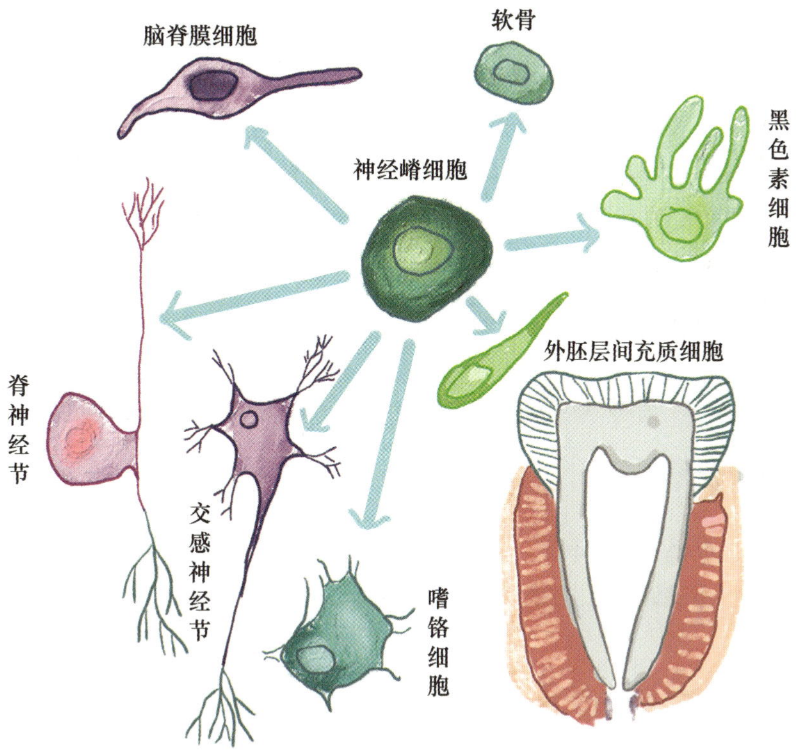

图 1-1 神经嵴细胞的演变

2. 内分泌组织 主要形成甲状腺的滤泡旁降钙素细胞、颈动脉体的化学感受器细胞和颈动脉窦的压力感受器细胞。

3. 结缔组织 头面部大部分的结缔组织源自神经嵴细胞的分化，涵盖了面部的组成部分如颅骨、鳃弓软骨等；牙齿的组成部分如牙本质、牙骨质、牙髓和牙周膜；眼的组成部分如眼角膜、巩膜及睫状肌；血管的组成部分如血管平滑肌、血管周细胞；腺体如甲状腺、甲状旁腺、泪腺和唾液腺的间质；以及横纹肌、皮肤脂肪组织。这些结缔组织也被称为外胚间充质组织或外间充质。

4. 皮肤组织 黑色素细胞、真皮及平滑肌来自神经嵴细胞。

5. 黏膜组织 黑色素细胞、固有层也来自神经嵴细胞。

（二）异常分化

颅面复合体和鳃弓结构中的多数骨与结缔组织源自神经嵴细胞的迁移与分化。神经嵴在迁移和分化的过程中，易受内外因素干扰而发生异常。这些外胚间充质细胞若存在数量或质量上的缺陷都将导致异常，轻微者表现为唇裂、颊部酒窝，严重者甚至导致前脑单脑室畸形等严重病症。

1．在孕早期过量摄入 13－顺－维甲酸，会导致孕妇腹中胎儿的神经嵴细胞在迁移前及迁移过程中死亡，进而引发维甲酸综合征。患儿多表现为外耳、中耳发育异常，下颌骨发育不全，可伴腭裂，小脑发育缺陷，心血管系统、胸腺和甲状腺的发育缺陷。

2. 迪格奥尔格（DiGeorge）综合征，与维甲酸综合征相似，与酒精中毒相关，可出现外耳、中耳发育异常，伴有不同程度的上、下颌骨发育缺陷，少数会伴有唇腭裂及脑发育缺陷。半侧颜面短小畸形，病因尚未完全清楚，可能与第2鳃弓神经嵴选择性死亡有关。

除了原发性神经嵴细胞损伤之外，头部神经始基的异常同样能对神经嵴细胞产生不利影响。例如，在特雷彻·柯林斯（Treacher Collins）综合征中，由于神经节原基细胞凋亡，其邻近的神经嵴细胞吞噬了大量凋亡细胞的残骸，这一过程干扰了后者的正常迁移和分化。临床上，这种干扰表现为外耳和中耳存在轻度发育异常，颧骨可能出现对称性发育不全乃至缺失，以及上、下颌骨后部的结构缺陷。值得注意的是，约有35%的患者会出现以软腭裂为典型特征的腭裂症状。

二、鳃弓、鳃沟及咽囊的发育

鳃弓（branchial arch）、鳃沟及咽囊（pharyngeal pouch）与颌面部及颈部的发育关系密切。

（一）鳃弓的正常发育

鳃弓，亦称咽弓（pharyngeal arch），其发育源于神经嵴细胞的增殖过程。在胚胎发育的第4周，原始咽部的间充质细胞迅速增殖，进而演化成左右两侧对称的、沿背腹方向排列的6对柱状隆起，这些结构被称为鳃弓。

6对鳃弓与6对主动脉弓相互对应。这些鳃弓按照首尾的顺序逐一形成，其中第1、第2、第3、第4对鳃弓发育明显，在人类胚胎的发育过程中尤为显著。相比之下，第5对鳃弓在形成不久后会逐渐退化消失。这一系列变化在颌面部及颈部的发育中扮演着至关重要的角色。

在鳃弓的发育过程中，中脑及第1、第2菱脑原节的神经嵴细胞会迁入第1鳃弓；而来自第4菱脑原节的神经嵴细胞则进入第2鳃弓；第6和第7菱脑原节的神经嵴细胞，则分别迁移至第3、第4及第6鳃弓中。值得注意的是，位于第3和第5菱脑原节的神经嵴细胞，在它们开始迁移之前，就会发生细胞凋亡，故不会形成鳃弓。

在胚胎发育的进程中，第1鳃弓扮演着下颌形成的核心角色，故被命名为下颌弓或下颌突。第2鳃弓也称为舌弓，因为其左、右两部分在中线处融合后，融合体的腹侧形成舌骨小角和舌骨体的上部，与舌骨的发育密切相关。另外，第2鳃弓的背侧形成中耳的镫骨和颞骨的茎突，其余部分形成茎突与舌骨之间的茎突舌骨韧带。第3鳃弓也称为舌咽弓，因为它形成了舌骨大角和舌骨体的下部。第4鳃弓软骨形成甲状软骨，第6鳃弓软骨形成环状软骨等（表1-1）。

第1与第2鳃弓迅速生长，并在身体的中线区域相互融合。此时，因为发育中的心脏向外明显突出，占据了第3、第4、第5鳃弓中线的位置，故这些鳃弓尚无法融合。

（二）鳃沟及咽囊的正常发育

相邻的鳃弓之间存在浅沟，在体表侧的浅沟被称为鳃沟（branchial groove）；而与之对应的咽侧，即原始咽部的表面，会形成与鳃沟相对应的浅沟，被称为咽囊。在体表侧，鳃弓与鳃沟的外层覆盖着外胚层上皮；而在咽侧，第1鳃弓被外胚层覆盖，其余鳃弓表面均被内胚层覆盖。鳃弓的内部轴心由原始中胚层构成，周围环绕着主动脉弓、相伴的神经、鳃弓软骨，以及迁移至此的神经嵴细胞，图 1-2 为鳃弓、鳃沟与咽囊的结构。

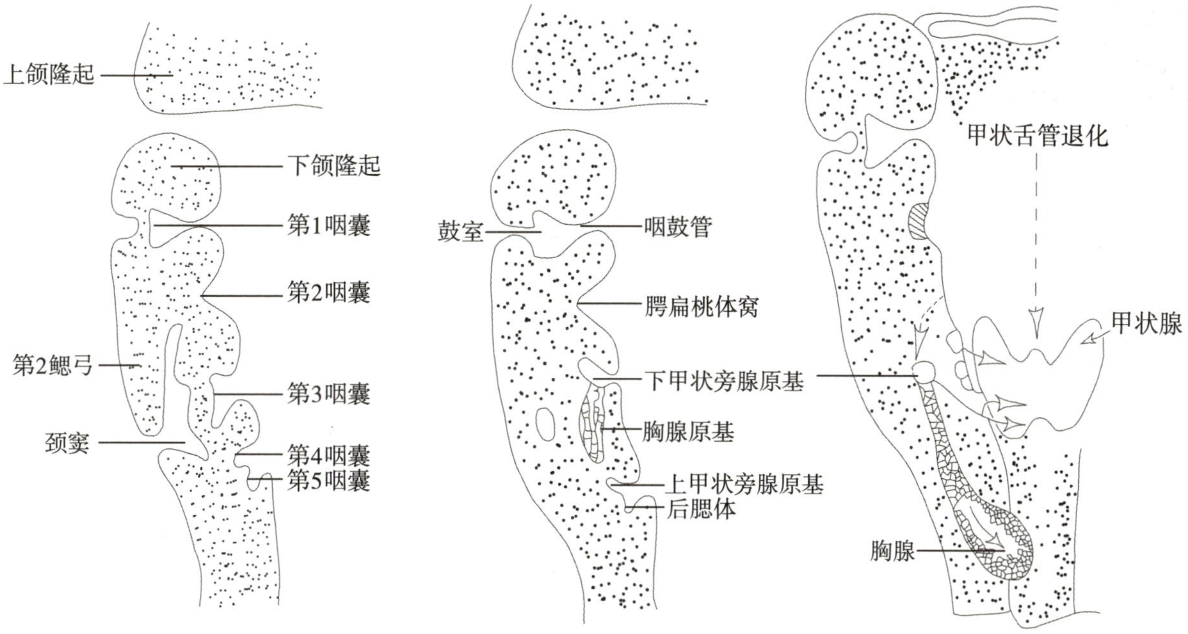

图 1-2 鳃弓、鳃沟与咽囊的结构

随着胚胎发育，第 1 鳃沟继续向内凹陷，与第 1 咽囊之间仅以薄薄的中胚层相隔。最终，第 1 鳃沟的体表部分演变为耳丘、耳部，其深部演变为外耳道；第 1 咽囊发育成为中耳鼓室和咽鼓管，第 1 鳃沟与第 1 咽囊之间的部分，即外胚层、中胚层及其间的中胚层，共同演变为鼓膜（表 1-1）。

表 1-1 鳃弓、咽囊及其衍化物

鳃弓	脑神经	肌衍化物	骨等衍化物	咽囊	咽囊衍化物
1	V	咬肌、腭帆张肌、鼓膜张肌、二腹肌前腹、下颌舌骨肌	上颌骨、下颌骨、砧骨、蝶下颌韧带、锤前韧带、麦克尔软骨	1	中耳、咽鼓管
2	Ⅶ	表情肌、二腹肌后腹、镫骨肌、茎突舌骨肌	镫骨、茎突、舌骨小角、舌骨体上部、茎突舌骨韧带	2	腭扁桃体
3	Ⅸ	茎突咽肌	舌骨大角、舌骨体下部	3	胸腺、下甲状旁腺
4	X	喉部肌肉、咽缩肌	甲状软骨	4	上甲状旁腺
6	Ⅺ	胸锁乳突肌、斜方肌	环状软骨	5	滤泡旁细胞

（三）异常发育

在胚胎发育期间，除第 1 鳃弓及鳃沟外，体表侧的第 3、第 4、第 5 鳃弓及第 2、第 3、第 4 鳃沟最终都会消失，体表侧重新变得比较平坦。这是因为第 2 鳃弓迅速向胚胎尾端延伸，覆盖了上述

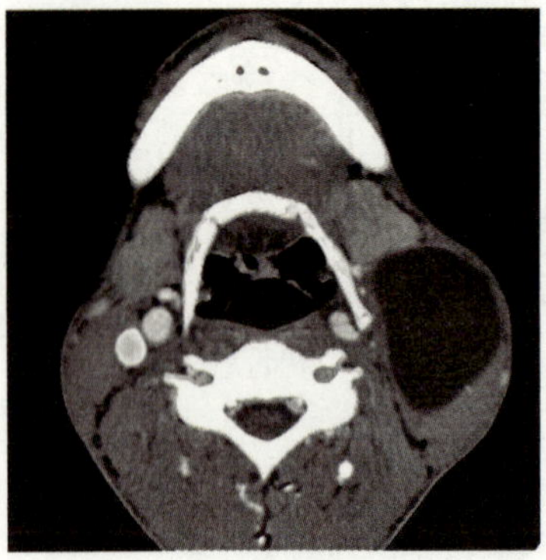

图 1-3　颈部鳃沟囊肿

所有结构，并最终相互融合。在这一过程中，被覆盖的鳃沟会暂时形成一孤立的腔隙，被称为颈窦。颈窦在以后的发育中会消失。

在胚胎发育过程中，如果颈窦未能消失而一直存在，则称为颈部鳃沟囊肿（图 1-3）。如果囊肿与外部相通，则称为窦道。窦道开口可能位于颈部胸锁乳突肌前缘的任何位置，也可能位于扁桃体隐窝。如果在颈部和扁桃体处均有开口，则称为鳃瘘。

第 1、2 鳃弓及第 1 鳃沟发育异常，可在耳屏前方形成狭窄盲管或点状凹陷，称为先天性耳前窦道。耳前窦道进一步向深部延伸，与鼓室相连通，则称为耳前瘘管。

（四）发育调控

众多的信号分子和靶基因遵循精确的时间与空间表达顺序，参与鳃弓、咽囊及面部（包括舌）发育的调控。信号分子包括维甲酸、成纤维细胞生长因子（fibroblast growth factor，FGF）、转化生长因子（transforming growth factor，TGF）家族成员（如 TGF-α 和 TGF-β）及 *SHH* 基因。靶基因包括 *Hox* 基因家族、*Msx* 基因、*Dix* 基因家族、*Pax* 基因、*AP-2* 和 *Twist* 等。这些信号分子、靶基因在面部的模式发育（patterning）、面突和鳃弓的分化、融合过程中，发挥着至关重要的作用。如在模式发育中，*Hox* 基因决定了在某部位产生某种特定的细胞类型及这些细胞的形态；面突表面上皮的 *SHH* 基因诱导其相应部位的间充质细胞的正常增殖活动，如果出现异常，就会导致发育异常和畸形的产生。

第二节　面部的发育

一、面部发育过程

面部发育与鳃弓的分化和鼻的发育密切相关，其早期发育可以分成两个阶段：第一阶段是面部各突起的生长分化；第二阶段则是面部各突起的联合或融合。面突是头颈区域的外胚间充质细胞增生而形成的隆起，外表面被覆外胚层。随着各突起的生长发育，突起之间的沟样凹陷变浅、消失，形成面突的联合，或者接触表面的外胚层发生破裂、退化、消失，进而达到面突的融合。在融合处，若残留退化的上皮，可形成囊肿。

（一）面突的生长分化

1. 额鼻突及上、下颌突　在胚胎发育的第 3 周，前脑区域快速生长发育，其底部形成了一个宽大的突出结构，称为额鼻突（frontonasal process）。与此同时，背部神经嵴细胞向腹侧迁移、增殖，于额鼻突两侧的下方形成一对突起，称第 1 鳃弓。上面的额鼻突、下面的心脏突起、两侧的一对第 1 鳃弓，共同围成了一个凹陷，称原口（stomatodeum）或口凹（oral pit）。随着心脏突起下移，两侧的第 1 鳃弓在中线融合，原口就只由额鼻突、第 1 鳃弓围成。胚胎第 4 周，第 1 鳃弓两端的后上缘分化出新的圆形隆起，即上颌突（maxillary process）。此时的原口上、下仍为额鼻突、第 1 鳃弓

（此时称下颌突），但两侧变为了上颌突（图 1-4）。

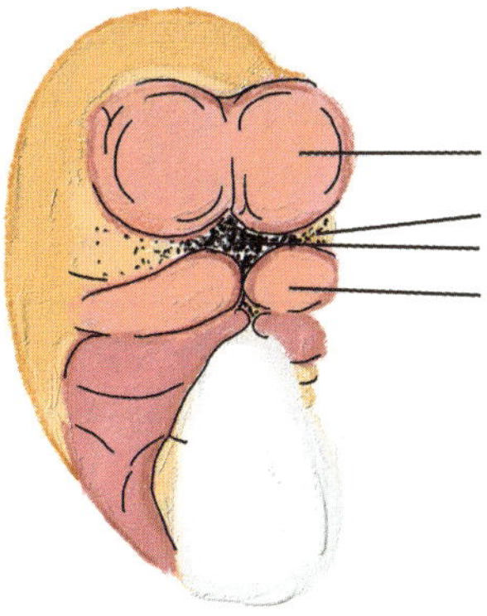

图 1-4 面突

原口开口于体表，其底部与胚盘内胚层卷折而成的前肠（以后发育为上消化道）相邻，两者之间仅隔一层口咽膜（oropharyngeal membrane）。口咽膜只有一层外胚层和一层内胚层，并无中胚层成分，故非常菲薄。胚胎第 4 周末期，口咽膜破裂，口腔与前肠相通。

胚胎第 3 周末，约在原口顶端中央位置，口咽膜前方的外胚层增生并内陷，形成囊状结构，称拉特克囊（Rathke pouch）。拉特克囊不断内陷，直到抵达间脑腹侧面，此时增殖的外胚层细胞发生迁移，最终分化为垂体前叶细胞。作为拉特克囊起点的原口顶端中央位置，由于原口的发育，最后迁移到鼻中隔后缘。拉特克囊与起点上皮之间始终有一个上皮性的连接，随着胚胎发育，上皮连接和拉特克囊逐渐退化并最终消失。如果退化不完全而有所残留，则称为颅咽管。颅咽管可能进一步形成囊肿或肿瘤，如颅咽管瘤。

2. 鼻突及球状突 在原口发育的同时，鼻凹（nasal pit）也逐渐形成。鼻凹也称嗅窝，来源于鼻板（nasal placode），后者为外胚层上皮增殖形成的椭圆形局部增厚区，位于额鼻突末端两侧，也称为嗅板（olfactory placode）。鼻板上皮不断增殖，其边缘上皮的增殖尤为迅速，导致边缘逐渐隆起，在中央区域形成一个凹陷，即为鼻凹。鼻凹外侧边缘的隆起比较显著，称为侧鼻突（lateral nasal process），两个嗅窝之间的隆起称为中鼻突（medial nasal process）。侧鼻突迅速向前方增生，逐渐与中鼻突位于同一平面，并与上颌突紧密接触。随着侧鼻突、中鼻突的隆起，嗅凹不断加深，与周围组织共同构成一个马蹄形的结构，其下方缺口的开口与原口相连通。随着口腔颌面部发育，嗅凹将进一步演变为鼻孔，鼻板细胞则形成鼻黏膜及嗅神经上皮。胚胎第 5 周，中鼻突的末端生长速度加快，形成两个球形的突起，称为球状突（globular process）。

此时，面部发育所需的突起已齐备，上述突起继续发育形成面部雏形。

额鼻突形成额部软组织及额骨；中鼻突分化形成鼻梁、鼻尖、鼻中隔、附有上颌切牙的上颌骨（前颌骨）和其毗邻的软组织；侧鼻突形成鼻的侧面、鼻翼、部分面颊、上颌骨的额突和泪骨；上颌突形成大部分上颌软组织、上颌骨、上颌尖牙和磨牙。下颌突在中线融合形成下唇、下颌软组织、下颌骨和下颌牙（图 1-5）。

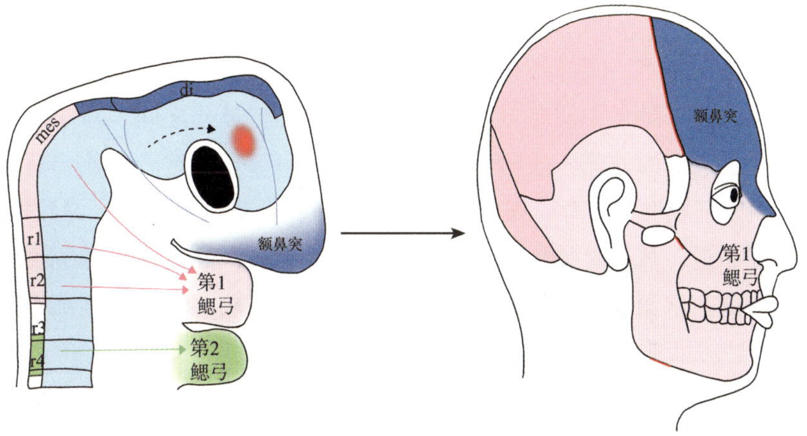

图 1-5 面突及其衍生组织

综上所述，面部发育起源于额鼻突和第 1 鳃弓，之后，额鼻突分化出侧、中鼻突，中鼻突再分化出球状突；第 1 鳃弓则分化为上、下颌突。各突起及其衍生物见表 1-2。

表 1-2　面突及其衍生物

起源	突起	软组织形成物	硬组织形成物
额鼻突	中鼻突（球状突）	鼻梁、鼻尖、鼻中隔各软组织、上颌切牙牙龈、腭乳头、上唇中部	筛骨、犁骨、前颌骨、上颌切牙、鼻骨
	侧鼻突	鼻侧面、鼻翼、部分面颊	上颌骨额突、泪骨
第 1 鳃弓	上颌突	上唇、上颌后牙牙龈、部分面颊	上颌骨、颧骨、腭骨、上颌磨牙及尖牙
	下颌突	下唇、下颌牙龈、面颊下部	下颌骨及下颌牙

（二）面突的联合或融合

在胚胎的第 6 周，面部的各突起持续生长，同时与邻近或对侧突起进行融合。由于上颌突位于面部的中间区域，与其他各突起均有连接，故可以以上颌突为中心理解面突的融合。具体而言，上颌突自两侧渐进至中线，与球状突相互融合，共同形成了上唇，其中球状突负责形成上唇的近中 1/3 部分，而上颌突则形成了远中 2/3 部分。上颌突与侧鼻突融合，形成鼻梁的侧面、鼻翼和部分面颊。上颌突与下颌突自后向前逐渐联合，形成了面颊部，其联合的终端位置对应于口裂的末端，即口角所在。两个球状突之间、两侧下颌突之间的融合无上颌突的参与。其中，两个球状突位于中鼻突下方，受两侧上颌突的推挤在中线处融合，形成人中和带有切牙的上颌骨和原腭。

面突融合的过程中，还会形成一些暂时性、附加性的结构。上颌突与球状突融合时，上皮首先相互接触，形成一条垂直走向的鼻鳍（nasal fin）状结构。随着组织进一步生长，鼻鳍上皮细胞发生凋亡，此结构逐渐裂解并消失，两侧结缔组织最终实现融合。上颌突与侧鼻突融合时，两突起之间存在一个裂隙，称为鼻泪沟。随后，沟底上皮形成一个实性条索并脱离表面，演化为一中空的管道结构，即鼻泪管。

（三）进一步发育

在胚胎发育的第 7 ～ 8 周，面部各突起已完成联合，初步呈现人类面部的形态特征。然而，此时口鼻部位稍显凹陷，面部呈现中间略低的平面结构。此外，鼻孔之间、双眼之间的距离均相对较远，鼻孔朝前、眼位于头部的外侧，故初具雏形的口腔颌面部与正常者相比仍有较大差距。进入胚胎发育第 9 周后，颜面区域继续发育。面部正中部分上抬，鼻梁逐渐抬升，导致面部垂直高度增加，鼻孔转向下方并相互靠近，鼻部更加狭窄。眼后区域继续生长，导致头面部宽度增加，双眼位置由两侧向前方移动，形成正常面容。新生儿下颌部分占面部比例较小，之后逐渐增大，到成人时，下颌部分的比例增长为约占面部长度的 1/3。

在胚胎发育的第 24 ～ 38 天，在上颌突下缘、下颌突上缘、中鼻突下缘，即将来发育为牙槽突的区域，某些部分的被覆上皮开始增厚，表现出成牙性（odontogenic or tooth forming），但胚胎发育至第 37 天时，才可识别出连续且呈弓形的原发性上皮板，成为未来牙的发育形成的胚胎学基础。

二、面部发育异常

在面部发育过程中，多种致畸因素可能对面突的外胚层与间充质细胞产生影响，使面突的生长停止或减慢，导致面突无法按照预定时间完成融合，最终引发面部结构的畸形。面部的发育畸形主要发生在胚胎第 6 ～ 7 周的面突融合期，常见的有唇裂、面裂等（图 1-6）。

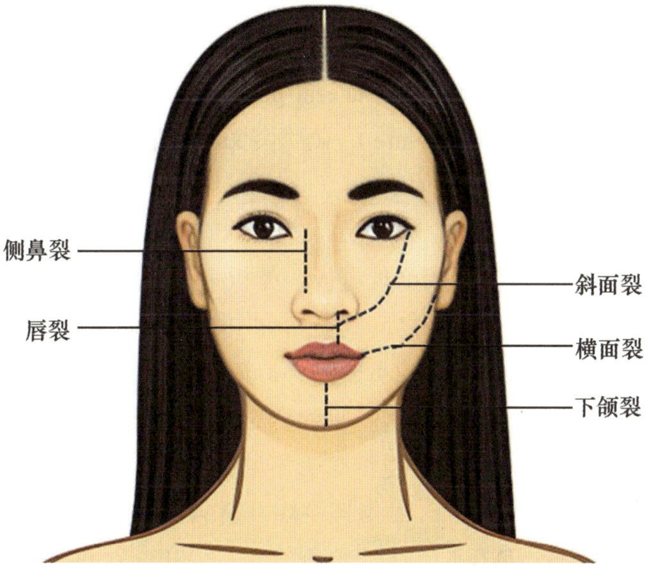

图 1-6　唇裂、面裂发生的部位

1. 唇裂（cleft lip） 分为完全性唇裂、不完全性唇裂，前者从唇红部延伸至前鼻孔底部完全裂开，后者中最轻微者仅表现为唇红缘处的一个微小缺口。唇裂发生在唇的侧方，由一侧球状突与上颌突融合缺陷所致，可单侧出现也可双侧受累，但单侧情形更为普遍。由于上颌前部、腭也是由球状突、上颌突及其衍生突起融合而来，故唇裂患者可能伴有上颌侧切牙与尖牙区间的颌裂，甚至腭裂。

少数情况下，唇裂还可发生于上、下唇的中央，这种情况见于两侧球状突的中央部分融合不全或未融合、两侧下颌突在中线位置的融合缺陷，前者为上唇正中裂，后者为下唇裂。

约 10% 的唇裂是面部发育异常综合征的一部分，称为综合征性唇裂。但多数唇裂则与确定的综合征无关，称非综合征性唇裂。非综合征性唇裂的病因目前尚不清楚，可能与遗传或环境因素相关。

2. 面裂（facial cleft） 较唇裂少见。

（1）大口畸形：上颌突与下颌突未联合或部分联合将发生横面裂，表现为自口角至耳屏前的裂隙，较轻微者可为大口畸形。

（2）小口畸形：如上颌突与下颌突联合过多则形成。

（3）斜面裂：上颌突与侧鼻突未联合形成斜面裂，因其常伴有唇裂，故裂隙自上唇沿着鼻翼基部，经面颊至眼睑下缘。

（4）侧鼻裂：侧鼻突与中鼻突之间发育不全，会在鼻部形成纵行的侧鼻裂，极少见。

第三节　腭的发育

一、腭的发育过程

腭是介于口腔和鼻腔之间的组织。在胚胎的早期，原始鼻腔和口腔是相通的，腭的发育将口腔与鼻腔分开。腭的发育来自前腭突和侧腭突（lateral palatine process）。因为前腭突的发生早于侧腭突，因此前腭突又称为原发腭（primary palate），侧腭突又称为继发腭（secondary palate）。

（一）前腭突的发育

胚胎发育至第4周末期，额鼻突下端出现鼻板。鼻板中央凹陷，形成鼻凹，周围隆起，形成鼻突。鼻凹外侧的突起为侧鼻突，两个鼻凹之间的突起称中鼻突。侧鼻突不断隆起，与上颌突一起挤压中鼻突及中鼻突下方新生的球状突，导致鼻凹的外口逐渐提升，形成一个封闭的囊状结构，即嗅囊。嗅囊内部因各突起融合部位不断发生变性、凋亡，使得嗅囊不断加深，并逐渐临近口腔，与口腔之间仅以口鼻膜分隔。最后口鼻膜破裂，嗅囊与口腔建立连通。

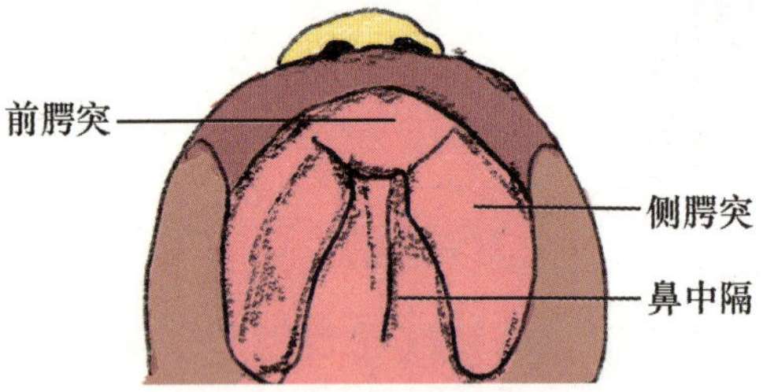

图1-7　前腭突与侧腭突

嗅囊下方，球状突在与侧鼻突、上颌突融合过程中，不断向口腔侧增殖，形成了前腭突（图1-7）。前腭突在口、鼻腔的前部，位于两者之间，将来形成前颌骨、上颌切牙及其牙周组织。

（二）侧腭突的发育

胚胎第6周末，左、右两侧上颌突的内侧，口腔、鼻腔之间，各生出一个突起，称为侧腭突。侧腭突初时向中线生长，相互靠近。此后由于舌的发育极为迅速，几乎完全占据了原始的口鼻腔，把左、右侧腭突再次从中间隔开。侧腭突只能位于舌的两侧，被迫向下垂直生长。胚胎发育至第8周，随着下颌骨长度和宽度增加、头颅长度增加，口腔上、下径增加，舌的位置下移，形态由高耸转为扁平，从而为两侧侧腭突的发育、融合让出了空间。此时，侧腭突由垂直方向再次转为水平方向，相互靠近直至最后相互融合。

侧腭突由垂直到水平的翻转非常快，很难观察到。翻转完成后，舌体变宽，向侧腭突原来占据的空间生长。侧腭突翻转的具体机制如下。

（1）舌的后部附着在口底，所以侧腭突的后部较舌高，为侧腭突从舌的一侧转向舌上方奠定了基础；

（2）侧腭突从后部向前转动，从上面向前对舌体造成压迫，将舌尖压出口腔外，释放了部分空间。

（3）侧腭突翻转至舌以上并逐渐向中线靠拢并融合。

（4）舌肌从下部给予腭部向上的压力，促进侧腭突融合过程。

（三）腭突的联合或融合

在侧腭突抵达水平位置后，会出现一个再次迅速生长的阶段，两侧侧腭突在中线区域相遇、融合。初次融合的部位通常紧邻前腭突后方或在前腭突的位置。进入胚胎发育的第9周，从初次融合部位开始，左右两侧的侧腭突逐步向后融合，同时与来自鼻腔的向下生长的鼻中隔融合；侧腭突与前腭突则逐步向前融合。在三块腭突融合的中心，会留下切牙管（incisive canal）或鼻腭管（nasopalatine canal），该结构为鼻腭神经的通道。切牙管的口腔侧开口为切牙孔，其表面覆盖有增厚的黏膜，即切牙乳头。此过程持续数周，至胚胎3个月完成。这些突起在融合前，相互接触部位的上皮会停止分裂，上皮表面部分变性剥脱，基底细胞融合形成中线上皮缝（midline epithelial seam）。最后，中线上皮缝处的上皮和基底膜破裂、消失，两侧侧腭突的间充质融为一体。侧腭突融合形成硬腭的大部分、软腭及腭垂。

约在胚胎第3个月，随着腭突发育完成将口腔与鼻腔完全分隔开，残留的上皮部分会退化消失。未完全退化消失的上皮部分可呈团块状残留在腭部融合线处，在某些因素的作用下，可发生如鼻腭囊肿、正中囊肿等发育性囊肿。

二、腭的发育异常

1. 腭裂（cleft palate） 是比较常见的口腔发育畸形，为双侧侧腭突及鼻中隔未融合或部分融合所致，多与感染、射线、药物、激素和营养等因素相关。腭裂也分单双侧，若双侧侧腭突均未与鼻中隔融合，则形成双侧腭裂；若仅有一侧侧腭突与鼻中隔融合，则为单侧腭裂。严重者，为双侧侧腭突完全未融合，表现为从切牙孔至腭垂全部裂开，形成完全性腭裂；若部分融合则形成不完全性腭裂，多表现为腭垂裂或软腭裂（图1-8）。约80%的腭裂患者伴有单侧或双侧唇裂。腭裂也常伴有颌裂。

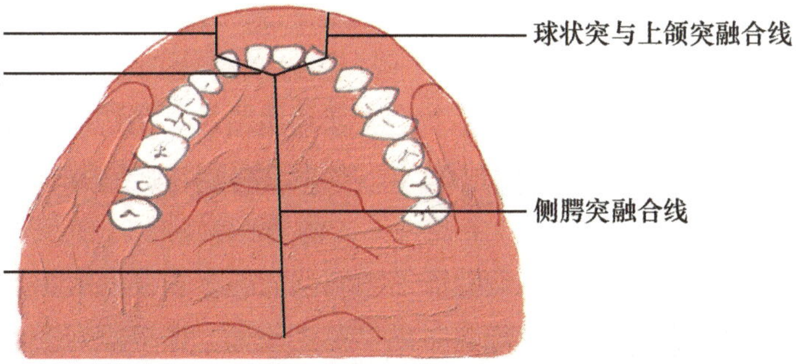

图1-8 腭发育异常的部位

2. 颌裂（cleft jaw） 可发生于上颌，也可发生于下颌，但上颌裂较常见。上颌裂为前腭突与上颌突未能联合或部分联合所致，裂隙位于上颌侧切牙与尖牙之间，常伴有唇裂或腭裂。下颌裂为两侧下颌突未联合或部分联合的结果。

▶知识拓展

“兔唇”的治疗

本章案例导入中新生儿出现左侧上唇自唇红至鼻底的明显裂隙，即唇腭裂，俗称“兔唇”，是口腔颌面部最常见的先天性畸形，平均每600～1000个新生儿中就有1人患唇腭裂。唇腭裂不仅严重影响面部的发育和美观，还会因口腔与鼻腔相通，经常引发上呼吸道感染，并发中耳炎。患儿多因吮奶困难，不能正常哺乳，而导致明显营养不良。唇腭裂患儿在生长发育期间会出现吐字不清，进而影响到语言的发育。此外，由于自身外表存在缺陷，患儿容易自卑，从而引起心理严重障碍。那么，唇腭裂患儿应该怎样治疗呢？

为了恢复上唇及腭的正常形态和正常的语言功能，唇腭裂需要采取综合性的治疗措施。唇腭裂的治疗周期长，涉及外观整形恢复、生理功能重建及心理健康辅导等诸多方面，需要口腔科、外科、整形外科、儿科和心理科医生的通力合作。为了获得满意的手术效果，唇腭裂手术修复时机的选择也非常重要。目前国内外公认的唇腭裂最佳手术时间：唇裂修复术一般在出生后3～6个月进行；腭裂修复术一般在出生后8～18个月进行。其中，出生后12个月为双侧唇腭裂的婴儿治疗的最佳时期；牙槽突裂植骨术的最佳时间是9～11岁。如需进行腭裂术后咽成形手术，可在4～5岁进行。唇裂术后为了修复裂侧鼻孔扁平、塌陷、鼻尖歪等不同程度的鼻畸形，可在8岁时做鼻畸形矫正术。此外，唇腭裂患儿常伴有上颌牙齿排列不齐，应在患儿12岁左右进行牙齿正畸治疗。值得注意的是，唇腭裂修复手术的具体时间应根据患儿的具体情况来决定。如果存在其他严重的畸形，如心脏病等，可能需要推迟手术时间，以确保患儿的身体状况能够承受手术的刺激和康复过程。

唇腭裂治疗是一个漫长的过程，需要多学科医生、家长及患儿的共同努力。家长在配合治疗的同时，还应做好患儿的喂养、语音训练及心理矫治这三方面的配合工作。唇腭裂修复治疗费用，是众多唇腭裂患儿家长所担忧的问题。在我国，众多国内外公益项目及医疗机构都为唇腭裂患儿提供了免费治疗，帮助广大唇腭裂患儿恢复健康，绽放美丽笑容。

第四节　舌与甲状腺的发育

一、舌与甲状腺的发育过程

胚胎第4周，双侧鳃弓在原口下方汇合，第1、第2、第3、第4对鳃弓形成了口底。舌体的发育起源于第1鳃弓产生的一对侧舌隆突（lateral lingual prominence or swelling），它们在中线处相互融合成为舌体。舌根的发育起源于第3、第4鳃弓的鳃下隆起（hypobranchial eminence）。舌体、舌根相互联合，交界处形成浅的沟状结构，称为界沟（sulcus terminalis）（图1-9）。界沟正好处于原口形成之初的口咽膜位置，为外胚层、内胚层的交界，故舌体表面覆盖的上皮来源于外胚层，而舌根表面的上皮则来源于内胚层。舌的发育过程中，还出现一些暂时性的结构，如奇结节（tuberculum impar）、联合突（copula），这些结构最后退化、消失。

具体来说，舌的发育过程如下。胚胎第 4 周，第 1 鳃弓的原始口腔侧，中间部分的间充质细胞活跃增殖，最终形成 3 个膨隆的突起。侧舌隆突两侧各一，体积较大且相互对称；另一突起相对较小，位于侧舌隆突略微偏下的中线处，称为奇结节。胚胎第 6 周，两侧的侧舌隆突生长迅速，向下覆盖奇结节，并在中线处相互联合，形成舌的前 2/3，即舌体。与此同时，第 2、第 3、第 4 鳃弓的原始口咽侧，中线部分间充质增生，最终形成 2 个膨隆的突起。一个是联合突，来自第 2 鳃弓，另一个是鳃下隆起，来自第 3、第 4 鳃弓。鳃下隆起生长迅速，向上生长并覆盖联合突，与舌的前 2/3 联合，形成舌后 1/3，即舌根。在这一过程中，奇结节、联合突因为被侧舌隆突、鳃下隆起覆盖，最终会退化消失。但是，奇结节也可能形成舌盲孔前方舌体的一小部分。

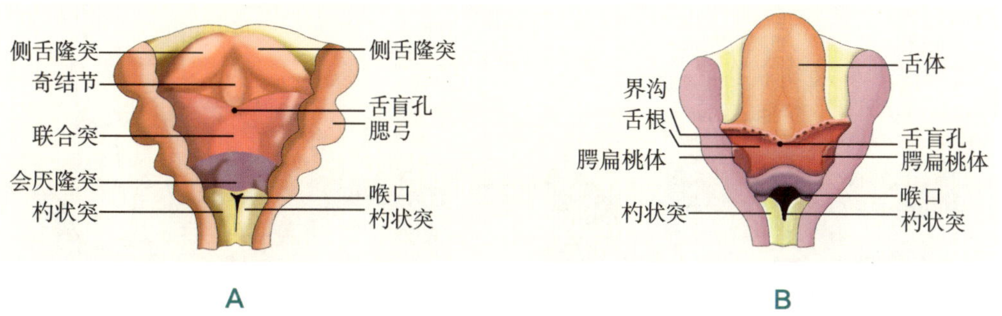

图 1-9 舌的发育

A. 胚胎第 4 周；B. 胚胎第 6 周。

舌发育的同时，肌细胞、神经纤维也逐渐从外界进入，赋予舌运动、感觉的功能。舌部肌组织来源于枕部肌节细胞群，这些细胞分化并向前方迁移，进入发育中的舌并继续增殖。舌肌的增殖使舌增大、前伸。舌部神经来源于脑神经，包括第Ⅸ、第Ⅻ及第Ⅴ、第Ⅶ 4 对脑神经。其中，前两对进入较早，对肌细胞的迁移、分化可能起引导、伴随作用；后两对进入较晚，在舌肌向前迁移时加入。第Ⅸ对脑神经支配来自第 3 鳃弓的舌后 1/3 黏膜，并分化为味觉神经纤维的后部分。第Ⅻ对脑神经纤维支配与舌运动有关的全部肌纤维，包括舌内部肌纤维（纵向、横向和垂直向的肌纤维）及舌外部肌纤维（茎突舌肌、舌骨舌肌和颏舌肌）。第Ⅴ对脑神经支配起源于第 1 鳃弓的舌前 2/3 黏膜。第Ⅶ对脑神经分化为味觉神经纤维的前部分，与第Ⅸ对脑神经分化而来的味觉神经纤维后部分共同完成味觉的感受及传导（图 1-10）。

舌发育的后期，舌周围的外胚层向深部增生，舌表面的上皮细胞凋亡形成舌沟，舌与口底分开。此时，舌就可以活动了。

甲状腺起源于奇结节与联合突之间中线处的内胚层上皮，故甲状腺的发育与舌的发育紧密相关。胚胎发育第 4 周，奇结节与联合突之间的内胚层上皮沿着中线向深部（即颈部腹侧）增殖，形成管状上皮条索，称甲状舌管（thyroglossal duct）。甲状舌管的起点，即奇结节与联合突之间的区域，随着奇结节与联合突的退化，最后逐渐退化为舌背表面界沟前端的一浅凹结构，称舌盲孔（foramen cecum）。甲状舌管沿着中线继续向尾部增生，至胚胎发育第 7 周，延伸至颈部的甲状软骨区域，并在此迅速发育成为甲状腺。胚胎第 3 个月，新生成的甲状腺内出现含胶质的滤泡，标志着甲状腺开始具备正常的生理功能。

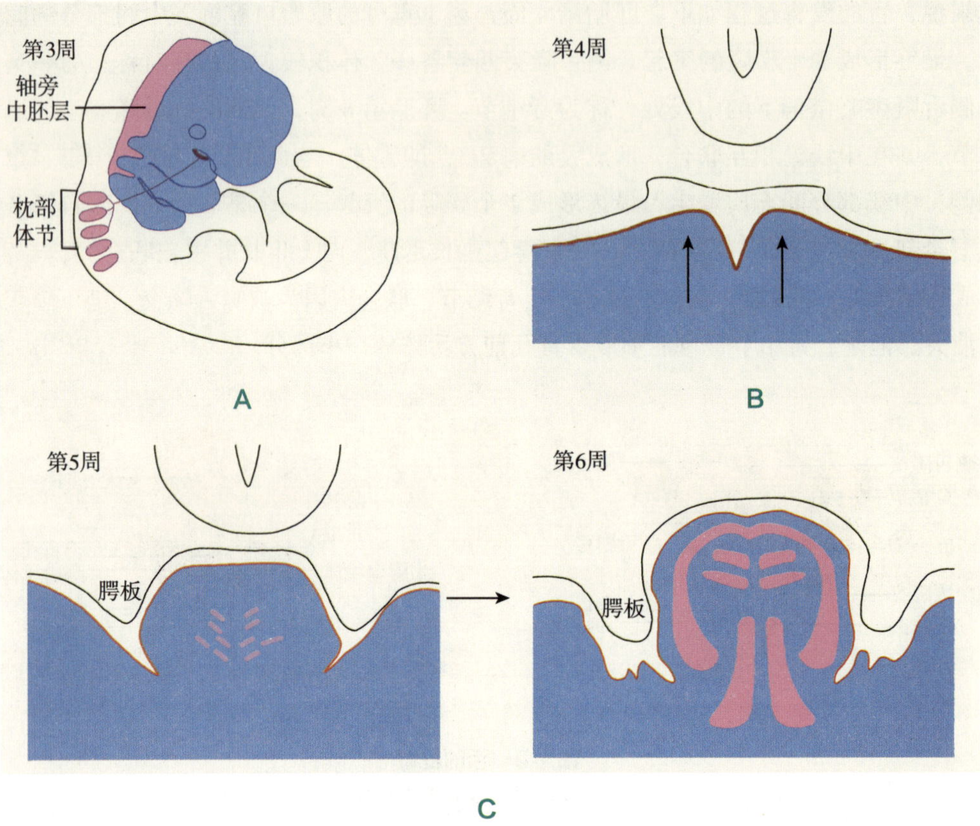

图 1-10　舌的细胞来源与形态发育

A. 示轴旁中胚层与枕部体节；B. 枕部体节中的肌细胞迁移至舌；C. 增大的舌把侧腭突推向两侧。

注：轴旁中胚层为舌肌来源，枕部体节为舌神经来源。

二、舌的发育异常

1. 舌系带缩短　在张口翘起舌时，有一条连接在舌和口底之间的薄条状组织，称为舌系带。舌系带缩短主要原因是先天性发育异常。正常情况下，新生儿的舌系带可以延伸到舌尖或者接近舌尖。随着舌的继续发育，舌系带会逐渐向舌根部退缩移动。舌系带缩短是因为舌系带向舌根处退缩不足，导致舌下正中处的舌系带过短，限制了舌的正常活动。舌系带缩短，在舌前伸时，因舌系带过短牵拉舌导致舌不能外伸到口外，在舌背面有小凹陷，舌尖部则呈 V 形或 W 形；抬舌时，舌尖则不能接触上唇（图 1-11）。严重的舌系带缩短者，会影响吸吮、学语和语音的清晰度，需要通过舌系带矫正术进行治疗。

2. 舌裂　较少见，因侧舌隆突在中线处联合不全所致，多表现为舌中央的表面有深浅不一的纵行纹路，可向侧面放射状发出裂纹，有深有浅，就像地图上的沟壑。除先天因素外，年龄、环境、维生素缺乏、病毒感染及某些全身性疾病等因素也可引起舌部裂纹表现。

3. 分叉舌　罕见。与舌裂相似，因侧舌隆突在中线处未联合而形成分叉舌（bifid tongue），表现为舌尖分叉，可通过外科手术进行矫正。

4. 正中菱形舌　曾被认为是奇结节在舌发育完成后未消失残留而形成。但近年来的研究证实正中菱形舌与局限性慢性真菌感染，特别是白念珠菌感染有关。正中菱形舌表现为舌盲孔前方的舌乳头出现不同程度的萎缩，有时可见小块菱形或椭圆形红色区。

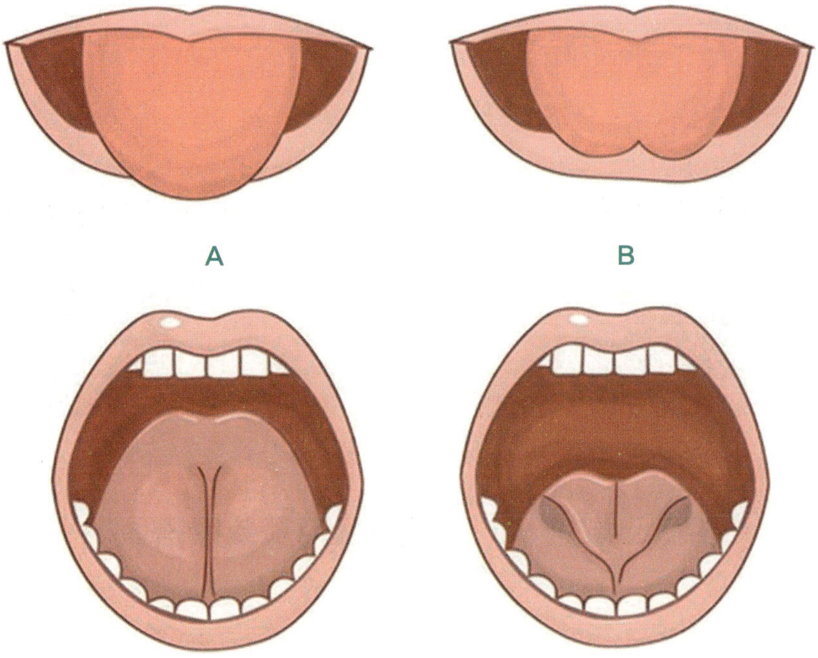

A　B　C　D

图 1-11　舌系带缩短

A. 舌系带正常时伸舌表现；B. 舌系带缩短时伸舌表现；C. 舌系带正常时抬舌表现；D. 舌系带缩短时抬舌表现。

三、甲状腺的发育异常

甲状舌管在从其起点（舌盲孔）至其终点（甲状软骨）延伸的过程中，始终保持与起点的联系。随着甲状腺的发育及逐渐成熟，甲状舌管逐渐转变为实性的上皮条索，并逐渐解体退化，甲状腺也失去了与舌表面的联系。如果在这一过程中，甲状舌管未能到达预定的终点，在中途某位置（如舌黏膜下、舌肌内、舌骨附近、胸部）发育为甲状腺，则称异位甲状腺；如果甲状舌管大部分到达预定终点，只有少部分在中间位置（如喉、气管、心包）滞留，则称异位甲状腺组织；如果甲状舌管在最后的阶段未能退化消失，则形成甲状舌管囊肿。

▶知识拓展

“大舌头”的烦恼

日常生活中，有些人会因为发音不准、吐字不清而烦恼。这种情况，在医学上称为言语不清，俗称“大舌头”。引起大舌头的原因主要有两方面，一方面由先天性发育畸形，如唇腭裂、舌系带缩短等造成；另一方面由后天因素如发音器官肌肉力量不足、张力不足或协调性差所导致。

针对因先天发育障碍等因素导致的口腔颌面部畸形，应及时开展手术矫正治疗。唇腭裂患儿，应及时进行唇腭裂修复手术，并在术后开展康复及发音训练；舌系带缩短的患儿，可进行简单的舌系带延长术进行矫正。我们建议在患儿身体状态允许的情况下，尽早手术。矫正手术越早进行，对语言的影响就越小。随着年龄的增长，发音等语言习惯已经养成，此时，即使进行手术矫正，发音习惯也难以进行纠正。

考试知识点总结

本章小结

协和云课堂……　拓展练习及参考答案

（徐　欣）

第二章　牙的发育

教学课件

学习目标

素质目标

（1）具备辩证唯物主义思维，以运动、发展的观点看待牙的发育。

（2）树立积极参与口腔卫生科普的意识，帮助家长正确理解孩子牙发育过程中的表现，避免不良生活习惯对牙发育造成的干扰。

知识目标

（1）掌握：牙胚的发生和分化，包括牙板的发生和结局、成釉器、牙乳头和牙囊的发育；牙体组织的形成，包括牙本质、牙釉质和牙根的形成。

（2）熟悉：牙髓和牙周组织的形成。

（3）了解：牙的萌出和替换。

能力目标

（1）能辨识空间结构，从立体和平面两个方面把握牙发育中的形态变化。

（2）能学以致用，以牙发育的知识解释成人牙的一些特点，以及因为发育异常导致的一些问题。

案例导入

【案例】

患者，男，16 岁。12 岁乳牙开始脱落，逐渐被恒牙替换。自换牙后，冷、热、酸、甜饮食时下颌右侧牙齿有一过性敏感，遇冷最为明显。平日身体健康，发育正常。无相关疾病家族史。查体：口腔颌面部无畸形，全口 28 颗恒牙，发育正常；患者下颌右侧第一磨牙牙颈牙骨质缺如，对冷、热刺激敏感；未发现明显颜色改变及龋洞。

【问题】

1. 患者可能的诊断是什么？
2. 疾病发生的原因是什么？

·核心知识拆解·

本章案例导入涉及牙的发育。牙的发育包括牙胚的发生、牙体和牙周组织形成、牙的萌出等一系列环节。牙及其支持组织发生的原基来源于额鼻突的球状突和第 1 鳃弓的上、下颌突。口腔上皮与邻近的间充质相互诱导，上皮演变为成釉器，间充质演变为牙乳头和牙囊，成釉器、牙乳头和牙囊合称牙胚。成釉器的成釉细胞形成牙冠表面的牙釉质，牙乳头的成牙本质细胞形成牙冠和牙根部的牙本质，牙本质和牙釉质均采取层层叠加的方式不断增厚。随着牙冠增厚，成釉器与牙乳头渐行渐远。

本章案例导入中患者下颌右侧第一磨牙牙颈牙骨质缺如，说明牙根部的牙骨质发育异常。牙根的发育起自成釉器下端形成的颈环，颈环伸长并内折包被牙乳头，诱导外层牙乳头形成成牙本质细胞，产生牙根部牙本质，此时牙乳头发育成为牙髓（图 2-1）。随着牙根部伸长，牙开始萌出。牙囊包绕成釉器与牙乳头，在牙根部牙本质一侧形成牙骨质，在牙槽骨一侧形成固有牙槽骨。中间部分形成牙周膜，串联外侧的固有牙槽骨和内侧的牙骨质，把牙根固定在牙槽窝并使之保持一定的活动度。本案例牙骨质发育不全，是牙囊细胞被来自颈环的上皮所阻挡，未能即时与牙本质接触的结果。具体过程详见本章第二节中牙根的形成。

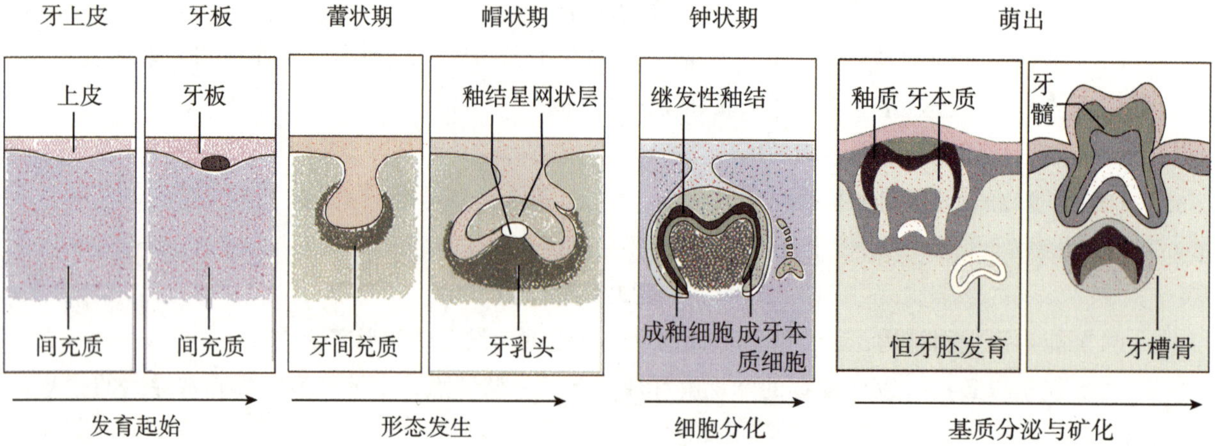

图 2-1　牙发育

第一节　牙胚的发生及分化

微课：牙胚的发生及分化

一、牙板的发生

胚胎第 5 周，原始口腔的上、下牙弓已经形成，牙弓表面覆盖来自外胚层的上皮组织，上皮基底膜下为原始间充质，即外胚间充质。初期上皮组织仅由两层细胞构成，包括外层的扁平上皮细胞和内层的立方状基底细胞。在上、下颌弓的一些特定点上，上皮细胞在深层外胚间充质诱导下增殖，增殖的上皮很快相互连接，沿着上下颌弓形成两个马蹄形上皮增殖带，称为原发性上皮带（primary epithelial band)。原发性上皮带每间隔一定距离，表面上皮细胞继续增殖并逐渐向深部长入，形成上皮板。胚胎第 7 周，上皮板向颊(唇)侧和舌(腭)侧分叉，前者称前庭板(vestibular lamina)，后者称为牙板(dental lamina)(图 2-2)。

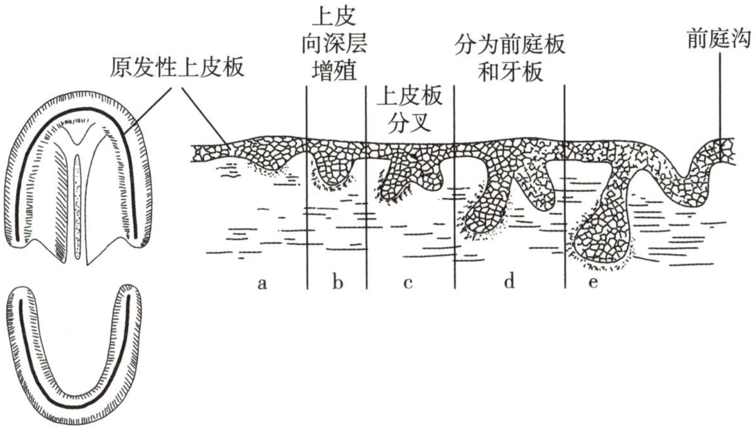

图 2-2　牙板和前庭板的发育

注：a. 口腔上皮向深层增生形成牙板；b. 牙蕾形成；c. 上皮板分叉为 2 个；d. 向颊舌侧生长的是前庭板；e. 上皮形成的沟为前庭沟。

二、牙胚的发育

牙板形成以后，继续向深层的结缔组织内延伸，最终非常奇妙地到达未来牙的位置。在这里，牙板与下方的外胚间充质相互诱导，其结果是，牙板末端细胞增殖，进一步发育为成釉器(enamel organ)；牙板周围的外胚间充质快速分裂增殖，在上皮周围积聚，内侧与牙板末端相接触的部分最终发育为牙乳头(dental papilla)，外周部分则发育为牙囊(dental sac)。成釉器、牙乳头和牙囊共同组成牙胚(tooth germ)。其中，成釉器形成牙釉质，牙乳头形成牙髓和牙本质，牙囊则形成牙骨质、牙周膜和固有牙槽骨。根据成釉器的形态变化将牙胚发育分为蕾状期、帽状期和钟状期三个连续的阶段。

(一)成釉器的发育

1. 蕾状期(bud stage)　胚胎第 8 周，牙板末端开始膨大，呈圆形或卵圆形凸入外胚间充质，形状如花蕾，称蕾状期成釉器。成釉器上皮细胞缺乏分化，类似基底细胞，呈立方或矮柱状。周围间充质受到上皮的诱导开始增生，向成釉器上皮周围汇集，包绕上皮芽，但同样缺乏分化，牙乳头尚未见雏形。此时的牙胚，仅仅是相互靠拢并相互诱导、增生的上皮与间充质细胞团而已(图 2-3)。

2. 帽状期(cap stage)　在上皮性成釉器与间充质牙乳头持续相互诱导下，蕾状期上皮芽继续增生，向间充质中生长，体积不断增大。成釉器上皮细胞在增生的同时，开始出现分化，最顶端的鳞状上皮基底层细胞逐渐由立方形演变为矮柱状的内釉上皮层，其他部分的基底层上皮细胞则演变为外釉上皮层，内、外釉上皮之间的细胞则逐渐疏松，演变为星网状层。星网状层的出现和不断增大，为内釉上皮层内陷提供了空间，在间充质的诱导下，蕾状期成釉器外凸的末端逐渐向星网状层凹陷，凹陷达到一定程度，成釉器就由外凸的蕾状变为中空的帽状，改称帽状期成釉器。

(1)内釉上皮层：上皮细胞呈矮柱状或立方状，细胞核大而居中，胞浆中富含糖原成分。呈单层，排列整齐。内釉上皮层下以基底膜与牙乳头相隔，上与星网状层细胞直接相接。内釉上皮细胞在钟状期晚期能够分泌牙釉质，是成釉器的功能部分。

（2）星网状层：位于成釉器的中间，细胞之间含有细胞自身分泌的糖胺聚糖，有吸收作用，大量的水分被吸入本层，细胞受压变小，彼此分开，仅以纤细的突起相连。细胞如星，细丝如网，故称星网状层。此层为成釉器的表层细胞，尤其为内釉上皮层细胞提供了很好的缓冲。

（3）外釉上皮层：为成釉器外表层细胞，因为不与牙乳头接触，未受到诱导，始终保持未分化状态，细胞小，胞核位于细胞中间，胞浆少，呈立方形，似基底细胞。细胞内用以合成蛋白质的细胞器，如粗面内质网、游离核糖体、线粒体、高尔基复合体均较稀少，说明为非功能细胞。

受到成釉器的诱导，周围的外胚间充质细胞持续增殖，密度继续增加，细胞进一步聚集。在内釉上皮层内陷的同时，增殖的间充质跟进，呈球形凸入成釉器中，形成牙乳头，将来形成牙本质和牙髓。成釉器外釉上皮层周围、牙乳头周围的间充质细胞逐渐发育为结缔组织层，包绕成釉器和牙乳头边缘，称为牙囊，将来形成牙周支持组织。与蕾状期成釉器牙胚相比，帽状期成釉器牙胚已经具备其成釉器、牙乳头、牙囊三种基本的组成成分（图 2-4）。

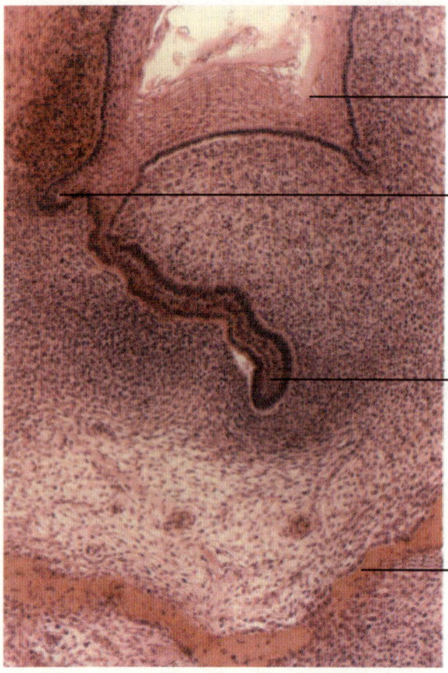

图 2-3　蕾状期成釉器

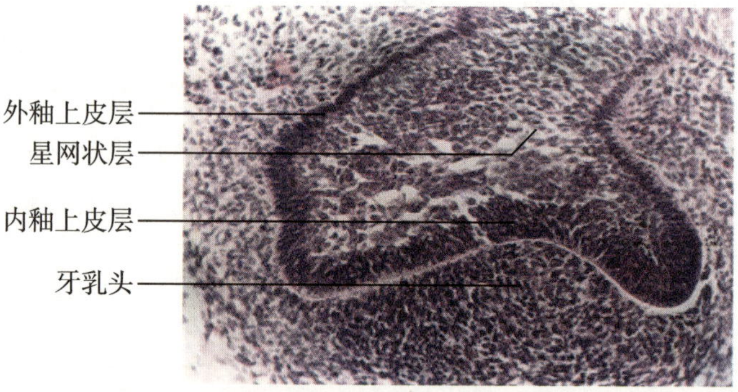

图 2-4　帽状期成釉器

3. 钟状期（bell stage） 随着帽状期成釉器的发育，星网状层体积进一步增大，为内釉上皮层的凹陷提供了更多的空间，内釉上皮层的凹陷持续加深。至胚胎第 11～12 周，成釉器内陷已经相当之深，非一顶帽子可以比拟，更像是一口末端深陷的吊钟，故称为钟状期成釉器。最后，内釉上皮层停止内陷，凹面的形状趋于固定，至此成釉器进入成熟期，其外形相当于形成牙冠的模具，决定着未来牙冠的形状。

除了外形的变化，钟状期成釉器的另一个主要变化是，上皮细胞的分化趋于成熟，在光镜下呈现为不同的 4 层，从内向外分别是内釉上皮层、中间层、星网状层和外釉上皮层。其中，内釉上皮层、星网状层和外釉上皮层在帽状期已经形成，钟状期进一步分化成熟，中间层（stratum intermedium）则是钟状期新形成的结构（图 2-5）。

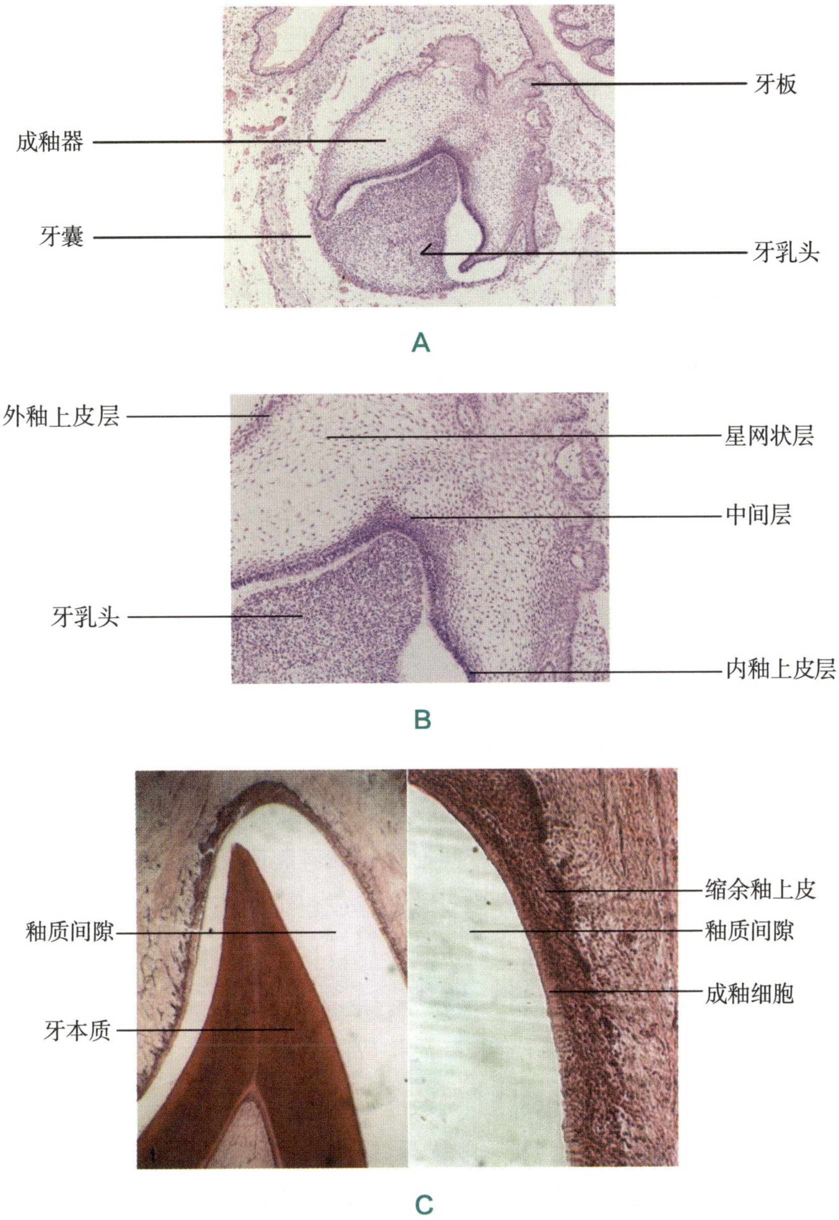

图 2-5　钟状期成釉器

A. 钟状期早期成釉器；B. 钟状期早期成釉器（高倍镜）；C. 钟状期晚期成釉器（已有牙硬组织形成）。

（1）内釉上皮层：其成熟是钟状期成釉器最重要的特征。帽状期矮柱状的内釉细胞逐渐分化，最终变为高达 40μm、直径达 4～5μm 的高柱状细胞，称为成釉细胞（ameloblast），顾名思义，就是产生牙釉质的细胞。钟状期晚期牙釉质开始分泌前，成釉细胞的细胞核从柱状体中心后退，远离基底膜，呈偏心状。随着细胞核位置改变，其他细胞器如高尔基复合体也重新定位，发生与细胞核相反的移动。同时，相邻的内釉细胞之间，靠近基底膜一侧，产生一特化的附着结构，即细胞连接复合体，内含肌动蛋白细丝，伸入相邻的细胞内形成终棒。此时，内釉上皮细胞已经为分泌釉质做好了准备。

（2）星网状层：比帽状期更为疏松，体积增大，主要原因在于星网状层细胞持续合成并分泌糖胺聚糖，这是一种类似于疏松结缔组织基质的成分，具有很强的亲水性。周围的水分被吸收到星网状层，与糖胺聚糖混合呈黏液样外观，充满细胞间隙，细胞之间的距离增大，成釉器体积相应增大。星网状层的不断增大和疏松化，为钟状期内釉上皮深入内陷提供了空间和可能，同时也对内釉上皮细胞具有营养作用和缓冲作用，保护成釉器免受损害。当成釉器发育成熟，釉质开始形成时，该层则逐渐萎缩，使得外釉细胞层与成釉细胞之间的距离逐渐缩短，便于牙囊毛细血管经由外釉上皮为内釉上皮输送营养，支持釉质的合成和分泌。

（3）外釉上皮层：与内釉上皮层最初同属于鳞状上皮的基底层细胞，但外釉上皮层的变化比内釉上皮层小得多，继续保持基底层细胞的特点，只是随着成釉器体积的不断增大，表面积逐渐相应增加。钟状期晚期釉质开始形成时，平整排列的外釉上皮形成许多皱褶，牙囊周围的间充质细胞进入皱褶之间，内含毛细血管，为成釉器旺盛的代谢活动提供丰富的营养。

（4）中间层：在钟状期形成，位于内釉上皮层与星网状层之间，由 2～3 层扁平细胞构成，细胞核呈卵圆或扁平状。该层细胞具有高的碱性磷酸酶活性，与釉质形成有关。

从帽状期后期至钟状期晚期牙釉质产生之前，是牙胚变化最为剧烈的时期，原本相似的细胞逐渐转向功能和形态各异的分化路径，至钟状期晚期，不同部位的细胞已经具备特定的表型，拥有形成相应牙组织的能力。此时，成釉器的凹面形状就是将来的牙冠形状，如切牙成釉器的凹面为切牙形状，磨牙成釉器的凹面为磨牙形状。

（二）牙乳头的发育

牙乳头与成釉器的起源不同，前者起源于间充质，后者起源于上皮组织。正因为如此，牙乳头与成釉器具有相互诱导的作用，彼此促进分化成熟，形成连续的正反馈，最终完成牙体的发育。在牙胚发育的初期，上皮来源的成釉器发挥主要诱导作用，在牙胚发育的后期，间充质来源的牙乳头则发挥越来越重要的诱导作用。

上皮与其下的结缔组织共同产生由纤维和基质构成的一薄层膜状结构，将彼此分开。此膜状结构即为基底膜。从起源的角度不难理解，成釉器的内釉上皮与牙乳头之间也以一层基底膜分隔，这种几乎紧贴在一起的空间位置，为两者的相互诱导提供了实际条件。原始牙乳头的外层细胞尚未分化成熟，为立方状。在内釉上皮的诱导下，牙尖部及周围切缘的牙乳头外层细胞首先分化为高柱状的成牙本质细胞（odontoblast），与此相对应的内釉上皮也首先分化成熟，成为高柱状并且细胞核偏离基底膜的成釉细胞。所以，牙体组织的形成也将首先从这一部位开始发生。

随着外层成牙本质细胞的成熟并开始分泌牙本质，牙尖部及周围切缘牙乳头内部的细胞也出现分化，同时伴有血管和神经的长入。随着全部外层细胞分化为成牙本质细胞并产生牙本质，全部牙乳头完成相应变化，最终完全分化为牙髓（dental pulp）。

（三）牙囊的发育

牙囊包绕在牙乳头和成釉器的外面，对于发育中的牙胚具有支持和保护作用。在牙根形成和萌出过程中，周围的原始牙囊间充质细胞受到不同的诱导，向不同方向分化。靠近牙根的部分受到牙本质诱导，演化为成牙骨质细胞，形成牙骨质；靠近牙槽骨的部分受到骨质的诱导，演化为成骨细胞，形成固有牙槽骨；中间部分则演化为成纤维细胞，形成牙周膜。牙骨质、固有牙槽骨和牙周膜共同构成牙周组织。

三、牙板的结局

钟状期晚期，牙板被周围的间充质侵入而断裂，并逐渐退化、消失，成釉器独立于口腔上皮而存在，不再与表面上皮相连续。如果牙板的退化、消失不彻底，一些牙板上皮会残留在上、下颌骨或牙龈中，以上皮岛或上皮团的形式存在，称 Serres 上皮剩余。婴儿出生后不久，偶见牙龈上出现针头大小的白色突起，即为牙板上皮剩余，也叫上皮珠（epithelial pearls），俗称“马牙”，可自行脱落。在病理条件下，残留的牙板上皮可成为牙源性上皮性肿瘤或囊肿的起源。

四、恒牙胚的发育

乳牙胚形成后，牙板游离缘下端向其舌侧发出新的分支，形成新的恒牙胚。恒牙胚与乳牙胚经历相似的发育过程，形成相应的 20 个恒牙胚，发育为恒前牙和恒前磨牙。随着口腔颌面部的发育，上、下颌弓不断向两端伸长，两侧的牙板随之伸长，其游离端相继形成恒磨牙的成釉器，并诱导周围的外胚间充质增生，形成恒磨牙牙胚。恒牙胚的形成从胚胎发育的第 4 个月开始，持续到出生后第 4 年。其中，第一恒磨牙的牙胚在胚胎的第 4 个月形成；第二恒磨牙的牙胚在出生后一年形成；第三恒磨牙的牙胚在 4 ～ 5 岁形成。

第二节 牙体组织的形成

牙体组织由牙硬组织及其内部的牙髓组成，牙硬组织包括牙釉质和牙本质，牙釉质分布于牙冠的外层，牙本质分布于牙冠内层和牙根。钟状期晚期牙冠部牙本质和牙釉质逐渐在成釉器和牙乳头之间产生出来。首先，在钟状期成釉器凹陷的末端，牙乳头产生前牙切缘、舌侧隆突或者磨牙牙尖部位的牙本质，随后成釉器产生相应部位的牙釉质，形成牙体发育生长中心。然后，生长中心逐渐延伸至牙颈部位，最后完成牙冠的发育。牙冠形成过程中，牙釉质和牙本质的形成有严格的规律性和节律性。首先，在生长中心处，基底膜内侧的成牙本质细胞形成一层牙本质并向牙髓中央后退，紧接着基底膜外侧的成釉细胞分泌一层釉质并向外周后退，如此交叉进行，层层沉积，直至达到牙冠的厚度。随着牙冠逐渐长大，本来仅有一层基底膜之隔的牙乳头和成釉器逐渐被牙冠隔开，渐行渐远，牙胚也逐渐被牙体组织取代。

牙冠发育接近完成时，成釉器末端上皮伸长并最终包绕根部牙乳头，诱导牙乳头产生牙根部牙本质，之后包绕的上皮断裂、退化，周围牙囊外胚间充质长入形成牙周组织。牙根发育时，牙萌出随之开始，牙萌出到位后，仅有约 2/3 的根部牙本质形成。萌出后 18 个月，乳牙的根部牙本质完全形成；萌出后 2 ～ 3 年，恒牙根部牙本质才能完全形成。

一、牙本质的形成

在钟状期晚期，内釉上皮凹面顶端，即切缘或牙尖部位的牙乳头外层首先被激活，发育为成牙本质细胞并产生牙本质，形成生长中心。生长中心沿着牙尖的斜面向牙颈部扩展，直至牙冠部牙本质完全形成。在多尖牙中，成牙本质细胞在各个牙尖部位被激活，形成独立的生长中心，然后生长中心移至牙尖之间和牙颈部区域，继续产生新的牙本质，最后多个部位的牙本质相互融合，形成多尖牙牙冠部牙本质（图 2-6）。

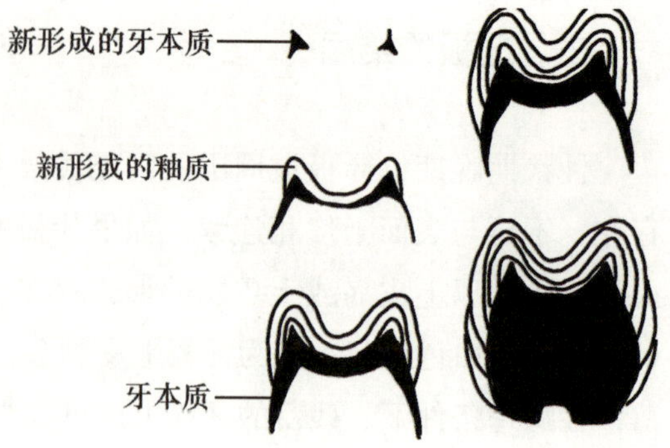

图 2-6　牙本质沉积

（一）成牙本质细胞分化

牙本质产生于牙乳头外层的成牙本质细胞。牙乳头外层细胞属于未分化间充质细胞，细胞体积小，细胞核居中，胞浆仅含有少量细胞器。随着成釉器发育成熟，生长中心成釉细胞释放生长因子等信号分子，诱导相邻牙乳头的未分化外层间充质细胞分裂、伸展，体积增大成为高柱状，细胞核移至细胞一端，远离内釉上皮层，胞浆容纳的细胞器增多，为合成牙本质做好充分准备。此时的牙乳头外层细胞称为成牙本质细胞。成牙本质细胞向基底膜伸出粗短的突起，在牙本质形成的过程中，随着成牙本质细胞胞体逐渐后退，突起也逐渐增长，称为成牙本质细胞突起（图 2-7）。

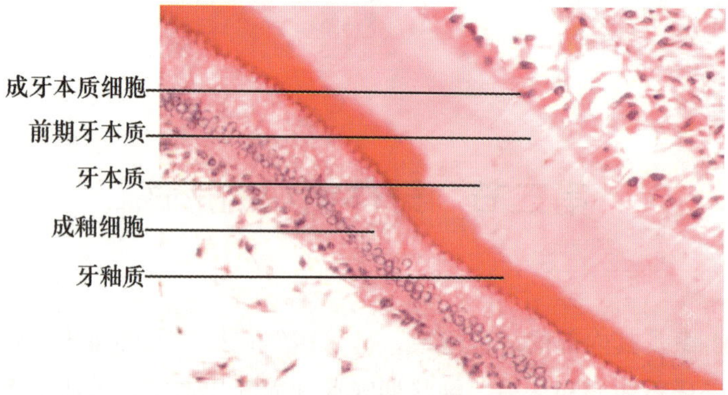

A

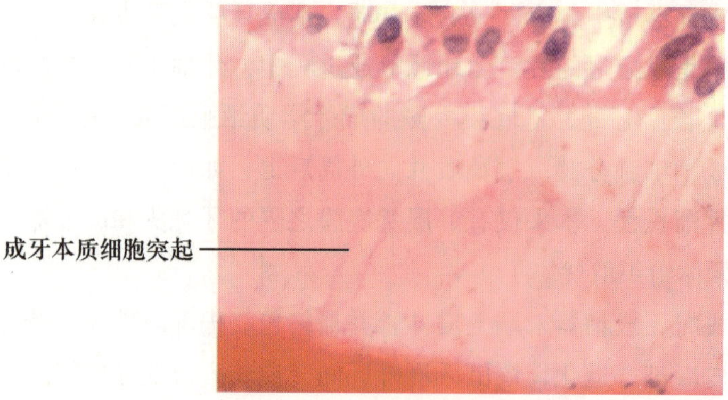

B

图 2-7　牙本质、牙釉质及其形成细胞

A. 低倍镜镜下观；B. 高倍镜镜下观。

（二）牙本质基质的分泌

1. 罩牙本质　成牙本质细胞首先合成并分泌牙本质的有机成分，即牙本质基质，包括胶原纤维和非胶原蛋白。最先分泌到细胞外的胶原纤维比较粗大，属于Ⅲ型胶原纤维（直径 0.1～0.2μm），从成牙本质细胞一侧向成釉细胞一侧延伸，终止于基底膜并与基底膜垂直，称为冯·科尔夫（von Korff）纤维。此后，随着成牙本质细胞体积增大，比较细小的Ⅰ型胶原开始分泌，走行与基底膜，即未来的釉质牙本质界平行，与 von Korff 纤维共同形成罩牙本质（mantle dentin），即牙冠的最外层牙本质，也是最早形成的牙本质。

2. 髓周牙本质　罩牙本质形成以后，成牙本质细胞在罩牙本质内侧继续形成髓周牙本质。髓周牙本质与罩牙本质同属原发性生理性牙本质，但存在微小的差别，主要是髓周牙本质的纤维较少，并且只含有Ⅰ型胶原纤维，不含较粗大的 von Korff 纤维。髓周牙本质不断沉积，构成牙冠牙本质的主体。

3. 原发与继发牙本质　罩牙本质与髓周牙本质均是在牙的发育过程中形成的，称为原发性牙本质。牙体发育完成，且上下牙之间建立了咬合关系之后形成的牙本质，称为继发性牙本质，其形成方式和原发性牙本质相同，是原发性牙本质沉积的延续，但是其沉积速度明显慢于原发性牙本质。

在牙冠发育和牙萌出期间牙本质每天沉积约 4μm。在牙萌出后，牙本质的沉积减少到每天 0.5μm。在显微镜下每天新形成的牙本质基质与先前形成的基质之间可见明显的线，称生长线。

除胶原纤维外，成牙本质细胞还分泌多种非胶原蛋白，这些蛋白在诱导细胞分化和促进牙本质矿化中具有重要作用。如牙本质基质蛋白能够结合钙离子，促使牙本质基质中的羟磷灰石晶体聚集成核、扩大和融合，促进牙本质矿化。

（三）牙本质的矿化

1. 球形矿化　矿化也称钙化，即含钙离子的磷灰石以晶体的形式逐渐沉积于牙本质纤维之间的过程。矿化使牙本质获得了人体内仅次于牙釉质的硬度。牙本质主要采取球形矿化的方式增加钙的含量。所谓球形矿化，即从来自成牙本质细胞突的基质小泡中释放出来的单个晶体、多晶体小球为核心，钙从外围层层沉积，像滚雪球一样越滚越大，各个钙球最后融合，从而完成钙化。如果钙球之间未能完全融合，球间就会残留一些尚未钙化或钙化不充分的区域，形状类似于球体之间的间隙，此处的牙本质就称为球间牙本质。在牙本质基质形成较快，矿化迅速的情况下，均采取球形矿化的方式，而且牙本质形成越快，矿化小球越大。在牙本质形成较慢的时期，钙化小球全部融合后，矿化区域与未矿化的前期牙本质之间形成线性的矿化前沿，此时，矿化以线性方式进行推进，称为线形矿化。

2. 矿化的调控　牙本质矿化的调控来自成牙本质细胞，主要通过成牙本质细胞突起合成并释放基质小泡启动矿化过程，通过分泌的非胶原进一步调控球形矿化与线形矿化。基质小泡（matrix vesicle）由成牙本质细胞胞体合成，以膜包被，内含由磷灰石形成的单个晶体，输送到深入牙本质基质中的细胞突起后，释放到未矿化的基质中。小泡中的晶体不断长大，最后撑破被膜释放到基质的胶原纤维束（von Korff 纤维）之间，作为晶核启动进一步的球形矿化。作为启动矿化的始动因素，基质小泡只存在于罩牙本质，髓周牙本质中无基质小泡，其矿化为罩牙本质矿化的延续。牙根部牙本质最外层，即透明层，其矿化过程与罩牙本质相似。非胶原蛋白也由成牙本质细胞合成、分泌，其主要作用就是调节牙本质钙化，可以作为钙化的启动、稳定、抑制因子，其中比较重要的为牙本质鳞蛋白（dentin phosphoprotein，DPP）、牙本质涎蛋白（dentin sialoprotein，DSP）。DPP 分布于胶原纤维束之间，其结构中含有磷酸化的 Asp-Ser-Ser 模体，其中的磷酸根带负电荷，易于与钙离子结合，从而促进钙的沉积。DSP 主要分布于成牙本质小管的周围，功能是抑制牙本质矿化，防治牙本质小管因过度矿化而闭合。在起源方面，DPP、DSP 来自同一个基因的同一个蛋白，是翻译后剪接而成的不同产物。除基质小泡、非胶原蛋白之外，牙本质细胞还合成、分泌一些蛋白多糖如硫酸软骨素、酸性糖蛋白如骨连接素及骨桥蛋白，这些产物都具有调节牙本质钙化的作用。

3．前期牙本质 成牙本质细胞合成、分泌牙本质的过程分为两步，第一步是合成、分泌不含钙的牙本质基质，第二步是牙本质基质的矿化。矿化并不是待所有牙本质基质均分泌完成后才开始，而是在牙本质基质沉积到一定厚度后即被启动，所以，在矿化的牙本质与成牙本质细胞之间总有一层未矿化的牙本质基质，称为前期牙本质（predentin）。前期牙本质是最新形成的牙本质，其厚度随牙本质形成的速度不同而变化，在牙本质快速形成时比较厚，反之则比较薄。在苏木精－伊红染色（又称 HE 染色）切片中，前期牙本质因为不含钙质被染成淡淡的红色，与被染成蓝色的矿化牙本质区域界限清晰。

二、牙釉质的形成

（一）成釉细胞分化

1．成釉细胞的演化 与牙本质形成依赖于成牙本质细胞类似，牙釉质的形成依赖于成釉器内釉上皮层的成釉细胞。成釉细胞共分为三个时期：分泌前期（presecretory stage）、分泌期（secretory stage）和成熟期（maturation stage）。分泌前期的成釉细胞来自蕾状期和帽状期的内釉上皮层，至钟状期，细胞演变为高柱状，细胞核偏位，与蛋白合成相关的细胞器数量增加，为釉质有机基质的合成和分泌做好准备，称为成釉细胞。牙本质形成后，对应的成釉细胞开始分泌釉质基质，即为分泌期的成釉细胞。釉质基质形成后，成釉细胞调节和运输特殊离子，促进釉质的进一步矿化，即为成熟期的成釉细胞。

在釉质发育过程中，与牙本质的发育相对应，牙釉质首先在牙尖部沉积，最后在牙颈部沉积，使牙冠的高度和长度增加。在磨牙，牙尖之间的内釉上皮细胞分裂增殖，细胞数量增加。待牙尖部釉质形成之后，这些细胞分化成熟，形成新的成釉细胞，在牙尖之间产生新的牙釉质，与牙尖部牙釉质相互融合，牙冠进一步增大。因此，牙冠的体积取决于釉质的沉积和细胞的分裂两个方面。细胞分裂结束后开始分化，数量不再增加，这时釉质的增加只取决于釉质的沉积（图 2-8）。

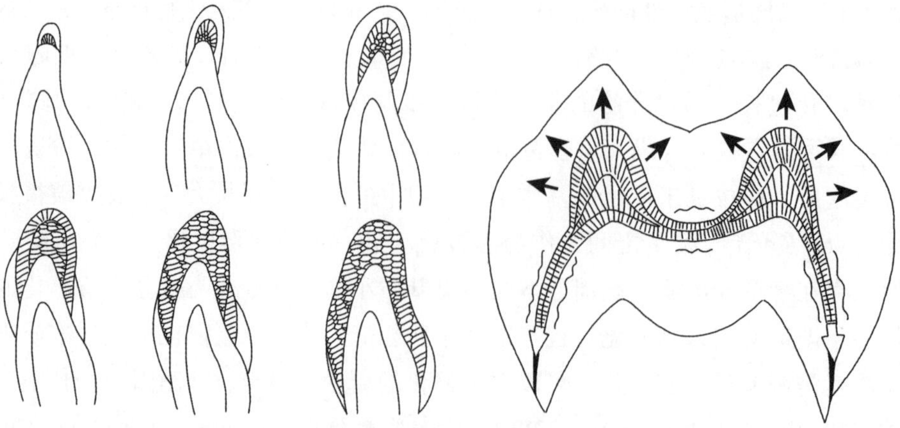

图 2-8　釉质的形成

2. 成釉细胞突 分泌早期，成釉细胞并没有突起。在罩牙本质表面形成一层厚约 8μm 的无釉柱结构的牙釉质之后，成釉细胞开始离开牙本质表面，在靠近牙本质的一端，形成一短的锥形突起，称为成釉细胞突（ameloblastic process），又称托姆斯突（Tomes process），含有初级分泌颗粒和小泡，是分泌釉质基质的部位。突起与细胞体之间有终棒（terminal bar）和连接复合体，细胞体中含有丰富的合成蛋白的细胞器。胞体的粗面内质网合成牙釉质基质，经高尔基复合体浓缩和包装，成为膜包被的分泌颗粒。在托姆斯突形成之前，这些颗粒通过与牙本质相邻的一端细胞膜释放出去，形成无釉柱釉质的基质。在托姆斯突形成之后，这些颗粒则通过突起分泌，形成釉柱的基质。

托姆斯突中有两个分泌釉质基质的部位，一是与胞体相连续、紧靠连接复合体的区域，环绕细胞一周，与相邻的细胞一起构成一凹陷，托姆斯突即位于其中；二是突起的表面。成釉细胞形成托姆斯突以后，产生的牙釉质主要以釉柱的形式存在。在纵断面上，釉柱呈细长柱状，成釉细胞与其所产生的釉柱成一角度，细胞突起则伸入新形成的釉质中。光镜下观察，成釉细胞和牙釉质表面交界处呈锯齿状，托姆斯突即位于这些凹陷中（图 2-9）。

3. 成熟期的成釉细胞形态 成熟期的成釉细胞有两种形式，一种邻近牙釉质一侧，其细胞膜形成皱褶；另一种平滑无皱褶。皱褶面可使无机离子渗出，平滑面无此功能。有皱褶的成釉细胞之间在邻近皱褶面一侧形成紧密连接，无皱褶的成釉细胞之间在邻近平滑面一侧形成疏松连接。因此，在釉质成熟期，有皱褶的成釉细胞通过皱褶面渗出无机离子，促进釉质基质的钙化；无皱褶的成釉细胞则通过细胞之间的疏松连接吸收釉质基质中有机大分子。在釉质发育的过程中，成釉细胞表面的改变交替进行，无机离子分泌和蛋白、水分重吸收贯穿釉质形成的全过程，釉质中的有机成分逐渐减少，无机钙离子逐渐增加，釉质逐渐发育成熟（图 2-10）。

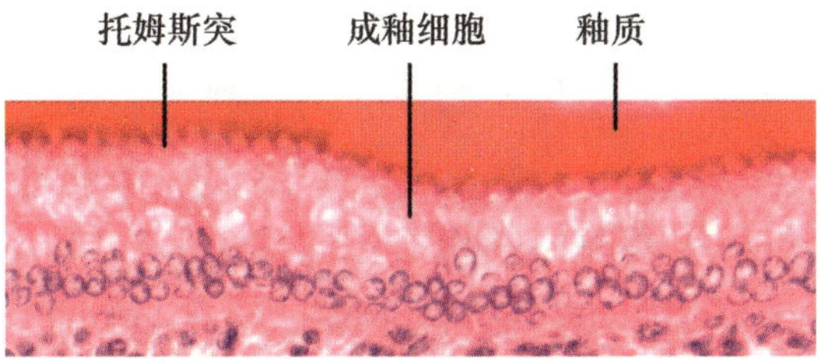

图 2-9 釉质与成釉细胞托姆斯突

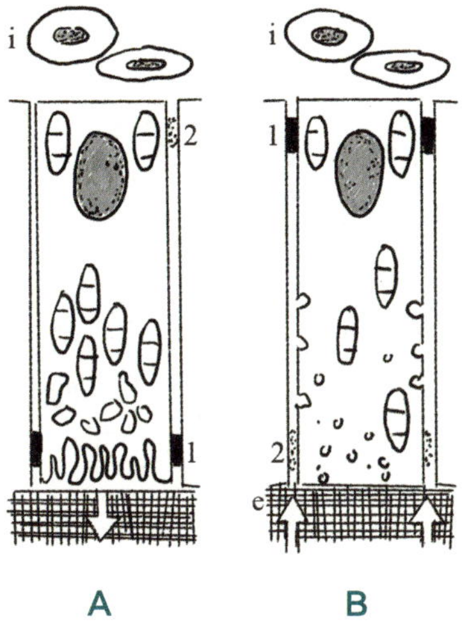

图 2-10 成釉细胞的吸收与分泌功能

A. 皱褶面分泌无机离子；B. 平滑面细胞连接吸收蛋白和水。

4. 成釉器的演化 待釉柱完全形成以后，成釉细胞开始退化，首先表现为托姆斯突消失，失去形成釉柱的能力，只能在牙冠表面形成一层无釉柱釉质，这也是成釉细胞最后形成的牙釉质。之后成釉细胞变短，细胞器被自噬小泡和溶酶体吞噬、降解，细胞器数量减少。此时，成釉细胞分泌一层无结构的有机物覆盖在牙冠表面，称为釉小皮。随着成釉细胞退化，成釉器持续萎缩，成釉细胞、中间层细胞、星网状细胞与外釉上皮细胞相互融合，形成一层鳞状上皮，称为缩余釉上皮（reduced enamel epithelium），通过半桥粒与釉小皮连接。在牙萌出的过程中，缩余釉上皮与口腔表面上皮融合，并从中间破裂，逐渐退缩到牙颈部，与牙龈上皮相连续，转变为牙龈的结合上皮。

（二）釉质基质的分泌

釉质基质与牙本质基质有很大的不同，一方面，釉质基质不仅含有有机成分，而且含有无机成分，釉质基质在分泌之初即可达到30%的矿化程度；另一方面，釉质基质中的有机成分分为釉原蛋白和非釉原蛋白两类，并不含有牙本质基质中的纤维蛋白。

釉质基质中的有机成分主要为釉原蛋白（amelogenin），占80%～90%，其他约10%为非釉原蛋白（non-amelogenin）。釉原蛋白通过细胞外加工，被降解为低分子量片段，其中富含酪氨酸和亮氨酸的多肽片段构成了成熟牙釉质的有机基质主体。非釉原蛋白主要包括釉蛋白、成釉蛋白、釉丛蛋白，也要经历细胞外加工，其主要分布部位为钙化相对不充分的釉柱鞘、釉丛等区域。釉原蛋白、非釉原蛋白在釉质基质矿化的启动、钙化速度、钙化方向等方面都发挥着重要的作用。另外，釉质基质中还含有基质蛋白酶，包括牙釉质溶解蛋白、基质金属蛋白酶等，其作用是分解釉原蛋白、非釉原蛋白，促进这些蛋白的重吸收，为釉质的矿化腾出空间。

（三）釉质的矿化

1. 两阶段矿化 早期形成的牙釉质基质，以有机成分为主，矿物盐含量仅占30%，称为发育中的牙釉质。釉质基质的矿化，就是发育中牙釉质的有机成分不断被吸收，矿物盐成分不断被加入，最后矿化程度达到96%，牙釉质最终成熟的过程，这一过程与成熟期的成釉细胞相对应。成熟釉质的硬度是牙本质的5倍，是人体最硬的组织，其重量的96%～97%为无机物，因此有很高的脆性，容易折断。

釉质的矿化包括两个阶段：第一个阶段为速度较快的矿化，第二个阶段为速度较慢的矿化。快速矿化是牙釉质基质形成后，立即发生的部分矿化，矿化程度约达30%，在近釉质牙本质界的最内层，矿化程度要高一些。在这一阶段，釉质基质中的磷灰石晶体短，细小如针形，数量稀少。在牙釉质形成达到应有的厚度时，釉质开始发生慢速矿化，这一阶段的矿化由牙釉质表面开始，很快向深层扩散，直到最内层；然后由最内层再次向表面发生缓慢钙化。在这一阶段，快速矿化阶段形成的小磷灰石晶体直径和长度迅速增加，晶体体积增大，呈板条状，数量也明显增多。从釉质的表层到深层，矿化程度逐渐减低，表层牙釉质成为牙釉质中矿化程度最高的部位。

牙釉质矿化，尤其第二阶段的高度矿化，是矿物质不断增加、有机质不断减少相互配合的过程。皱褶面成釉细胞不断释放无机成分进入基质中，磷灰石晶体不断增大。晶体生长产生的压力将晶体间的蛋白挤压出去，通过平滑面成釉细胞之间的疏松连接被重新吸收。有些不易移除的基质蛋白则可被成釉细胞分泌的蛋白酶降解为小分子产物，从而变得易于移除。至釉质矿化结束时，釉质基质中的大部分有机物和水被吸收，矿物质含量达到96%。

2. 釉柱 釉柱（enamel rod）是大部分成熟釉质的基本结构，在横断面上，釉柱呈球拍状，有一个近乎圆形的头部和细长的尾部，两者之间的部分为颈部。在釉质发育过程中，每根釉柱由4个成釉细胞参与形成，其中1个成釉细胞形成釉柱的头部，另外3个相邻的细胞形成颈部和尾部。在托姆斯突分泌釉质的2个部位中，紧邻胞体的部分与其他细胞一起形成相邻釉柱的颈部和尾部，突起的表面则形成本体釉柱的头部（图 2-11）。

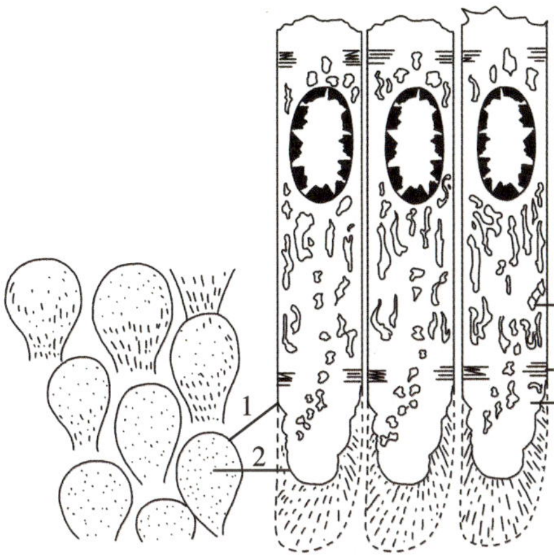

图 2-11　成釉细胞与釉柱

牙本质与牙釉质的矿化都是磷灰石晶体的形成与增大，前者晶体主要为较小的球形，后者晶体为粗大的六棱柱状。与牙本质矿化比较，牙釉质矿化更加复杂，矿化分为 2 个阶段。第 1 个阶段于釉质基质分泌之后立即发生，其基质矿化率迅速达到 30%。第 2 个阶段的矿化先从外向内，再从内向外，交替进行。成牙本质细胞主要以细胞突起分泌基质小泡的形式参与矿化，成釉细胞则衍生出皱褶面和平滑面两种形式参与牙釉质的矿化。

▶**知识拓展**

不可再生的牙釉质

在日常生活中，会看到一些年轻人用牙撬啤酒瓶盖，更有甚者，用牙咬开核桃的硬壳。这些人认为，牙齿非常坚硬，用牙齿去以硬碰硬，不会有什么问题。的确，牙齿非常坚硬，它的硬度主要来自牙冠表面的牙釉质。如果以摩氏硬度表（Mohs hardness scale）来表示，牙釉质的硬度高达 7 ~ 8 度，比钻石（摩氏硬度 10 度）略逊一筹，但与水晶、黄玉几乎相当，是牙体主要成分 - 牙本质的 5 倍。但是，牙釉质的最大厚度仅约为 2.5mm，非常薄，虽然坚硬，但仍然易于受损。

更为重要的是，与牙本质不同，牙釉质不可再生，一旦受损，即为终身性破坏。其原因是，产生牙釉质的成釉细胞，或者成釉器是一次性存在，在完成釉质发育的任务以后即退化成为薄层的结合上皮，不再具备产生釉质的能力，只是在牙颈周围默默守护着自己的成果。

部分牙釉质受损为细菌及其产物造就了可乘之机，它们可以使损伤进一步扩大，导致龋病的发生，龋病就是俗称的虫牙。釉质没有神经，所以当龋病局限在釉质的时候，人没有什么感觉。但是，损伤一旦波及牙本质，因为牙本质的硬度小得多，龋病的进展就会加快；并且，因为牙本质有神经分布，龋病就会让人感到疼痛。

设想一下，当人们在用牙咬开啤酒瓶盖，并自以为得意时，守护在牙颈的结合上皮难道不是正在默默流泪、痛心疾首吗？

三、牙根的形成

牙根的形成晚于牙冠，当牙冠发育即将完成时，牙根才开始发生。牙根的形成是牙根牙本质的形成，并不涉及釉质的形成。因此，可能会想当然地认为牙根的形成只与牙乳头的成牙本质细胞有关系，与成釉器无关。但是，只要回想一下在牙冠形成的过程中，间充质来源的牙乳头只有在上皮来源的成釉器诱导下，最外层的原始细胞才能分化、成熟为成牙本质细胞，就可以推断，牙根部的牙乳头也需要成釉器上皮的诱导才能产生成牙本质细胞，形成牙根部牙本质。因此，牙根形成的第一步应该是成釉器上皮对牙根部牙乳头的诱导。

（一）上皮根鞘

钟状期成釉器的末端，即立方状外釉上皮与柱状内釉上皮的转折处，形成一圈状结构，称颈环（cervical loop），此处星网状层和中间层菲薄，内、外釉上皮几乎贴在一起，为此时成釉器结构中最薄的部分。牙冠发育即将完成时，成釉器末端颈环处的内、外釉上皮开始增生并向未来根尖孔的位置延伸，增生的部分并不包含星网状层和中间层，因此仅有内、外双层上皮，故称为上皮根鞘（epithelial root sheath）（图 2-12）。牙根部的牙乳头被上皮根鞘包入，随着牙乳头向根尖孔方向生长。上皮根鞘内侧面与牙乳头外侧的原始间充质细胞仅有一层基底膜之隔，后者被诱导后分化成熟，形成成牙本质细胞，进而形成根部牙本质。

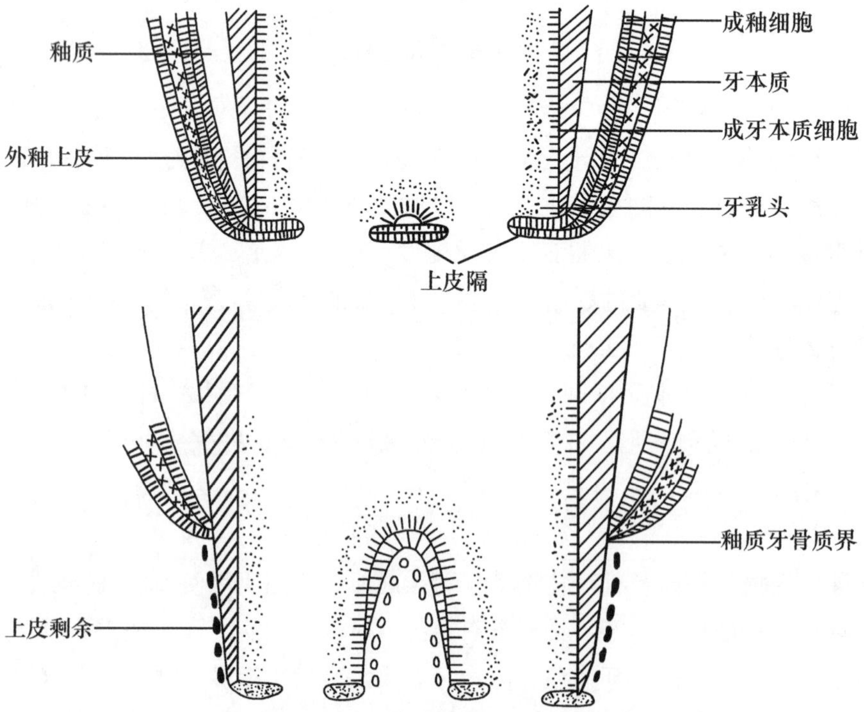

图 2-12　上皮根鞘与牙根发育

（二）上皮隔

当上皮根鞘和牙乳头增生到达预定的根尖孔位置时，上皮根鞘向内侧成45°弯曲，形成一盘状结构，中间留有一孔，即未来的根尖孔。弯曲的这一部分上皮根鞘，称为上皮隔。上皮隔一旦形成，其在颌骨中的位置就保持相对不变。此后上皮根鞘和牙乳头继续增生，但转为向牙冠方向延伸，牙根的伸长也转向牙冠即口腔方向，结果是牙冠逐渐向口腔黏膜方向移动，牙开始萌出。在牙根发育后期，上皮隔开口缩小，根尖孔也随之缩小，根尖牙本质形成，随后根尖牙骨质沉积，形成狭小的根尖孔（图 2-12）。

（三）多根牙的形成

在牙根形成过程中，最初的牙根均为单根。多根牙是单根发生分叉形成的，即上皮隔开口处首先长出两个或三个舌形突起，这些突起增生伸长，并与对侧突起相连，此时上皮隔围成的单孔就被分隔为两个或三个孔，将来就形成双根或三根牙。多根牙形成后，每个根以相似的速度生长，其发育过程与单根牙相同（图 2-13）。

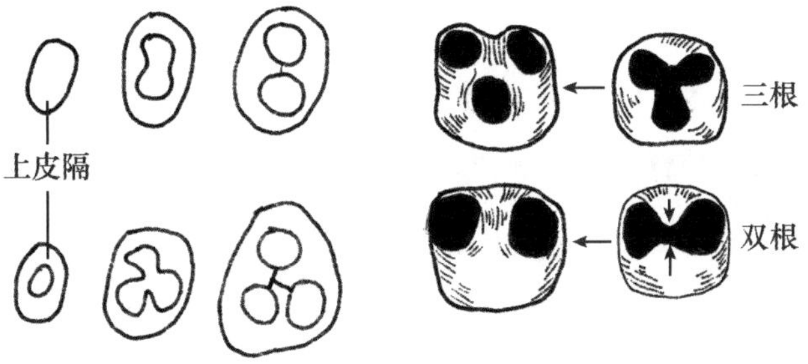

图 2-13　多根牙的形成

（四）上皮的退化

当上皮根鞘完成对根部牙乳头的诱导，根部牙本质开始形成时，其使命即已完成，牙根周围的上皮根鞘发生断裂形成网状，此时，周围的牙囊细胞长入，分化为成牙骨质细胞并形成牙骨质。随着牙本质的形成，剩余的上皮细胞进一步断裂、萎缩，并离开牙根表面，保留在发育中的牙周膜中，这就是牙周上皮剩余，也称马拉瑟上皮剩余（Malassez epithelial rest），可能成为颌骨囊肿或者牙源性肿瘤的来源，这种情况与牙板上皮形成的 Serres 上皮剩余类似。

（五）发育异常

综上所述，上皮根鞘、上皮隔对于牙根部牙本质的形成非常重要。如果缺少这些结构，牙根部牙乳头因为不能得到上皮的诱导，其外层细胞不能分化形成成牙本质细胞，就不能形成牙根部牙本质，也不能形成牙根。如果在已经形成的上皮根鞘、上皮隔出现局限性的上皮缺失，并且这种缺失发生在牙根部成牙本质细胞被诱导成熟之前，则会形成牙根部牙本质局限性的缺损，因为此处也不能形成牙骨质，故此处的牙髓组织与牙周膜直接相通，称为侧支根管。

另一方面，如果上皮根鞘、上皮隔在完成诱导成牙本质细胞形成功能之后，未能及时退化、断裂，则可能阻止牙周膜细胞与新形成的牙本质相接触，前者不能被诱导产生成牙骨质细胞，造成此处牙本质表面无牙骨质附着，容易受到周围刺激产生疼痛。如果这种情况发生在牙颈部，则称为牙颈部过敏。本章案例导入中的患者下颌右侧第一恒磨牙牙颈牙骨质缺如，即是牙根发育时牙骨质形成异常所致，患者对冷、热刺激敏感，即是牙颈部过敏。

发育期根端复合体（developing apical complex，DAC）指上皮根鞘（包括上皮隔）、根部牙乳头、牙囊三者共同形成的组合体。三者来源并不相同，分别来自牙胚的三个部分，但三者在功能上相互依赖，缺一不可，共同协调完成牙根的发育。其中，上皮根鞘起到启动的作用，启动作用完成后需要及时退出，此时牙囊及时跟上，如此环环相扣，牙根方能顺利形成。发育期根端复合体具有很强的独立形成牙根的能力，这种能力不仅表现在体内，也表现在体外。因为即使把发育期根端复合体从体内分离出来，移植到体外独立培养，也依然可以产生牙根、牙周组织。

四、牙髓的形成

牙髓来自牙乳头，当牙乳头大部分被牙本质包围时被称为牙髓。牙乳头的外层细胞与成釉器上皮邻近，被诱导发育为成牙本质细胞，进而产生牙本质并几乎将自己包围，非常类似于蚕的“作茧自缚”。随着外层的激活，牙乳头内部的间充质细胞也被诱导发生不同的分化，大部分发育为星形成纤维细胞，即牙髓细胞。但少量外胚间充质未发生分化，保持原有的自我增殖和多向分化的能力，这些细胞称为牙髓干细胞。牙髓干细胞使牙髓保持一定的自我修复和再生功能。

随着牙本质增厚，牙乳头的体积逐渐减小，待到原发性牙本质完全形成，余留在牙髓腔内的多血管的结缔组织，即为牙髓。这时有少数较大的有髓神经分支进入牙髓，交感神经也随同血管进入牙髓。

▶知识拓展

从阴阳辨证思维看待牙的发育

中国传统文化认为：道生一,一生二,二生三,三生万物。人的牙齿本来没有，后来有了。再往前溯，人本来没有，也是后来才有了。所以，人、牙齿都产生于无，即古人所说的“道”，我们现在可以理解为生物的进化。人的精子与卵子相结合产生的受精卵，也就是一个细胞，是“一”。受精卵不断增殖、分化，产生出不同的组织、器官，最终发育为完整的人。对于牙的发育来说，其源头也是受精卵，后来演变出上皮与间充质，成为“二”。上皮与间充质相互诱导，又演变出成釉器、牙乳头和牙囊，成为“三”。再往下演变，则又产生牙釉质、牙本质、牙髓、牙骨质、牙周膜、固有牙槽骨等。因此，牙的发育过程，是道生一，一生二，二生三，三生万物的很好体现。

唯物辩证法认为，矛盾双方的对立统一是事物发展的主要因素。在中国传统文化中，矛盾双方被称为阴、阳。牙的发育就是上皮来源的成釉器与间充质来源的牙乳头相互诱导的过程，在这里，上皮与间充质就是矛盾双方，即阴、阳。双方的差异性很大，具有对立性。但双方相互依赖、相互诱导，又具有统一性。牙胚形成之初，上皮首先增殖并深入间充质，具有更强的主动性，可以理解为阳的一方，间充质则为阴的一方。阴、阳双方在对立统一中，诱导彼此的成熟和牙冠、牙根的产生。当双方不再相互依赖，统一体走向破裂的时候，就是牙体发育完成之时。

五、牙周组织的形成

牙周组织包括牙骨质、牙周膜和固有牙槽骨，位于牙根与上下颌骨之间，作用是把牙根约束在牙槽窝内。牙周组织由牙胚最外层的牙囊间充质发育而来，牙根部牙本质开始形成时，牙本质与牙囊之间的上皮根鞘断裂，牙囊内侧的原始间充质细胞得以通过裂隙与新形成的牙根部牙本质相接触，被诱导分化为成牙骨质细胞，形成牙骨质。牙囊外侧靠近颌骨处的细胞被诱导分化为成骨细胞，形成固有牙槽骨。牙囊中间的细胞则形成牙周膜。

（一）牙骨质的形成

1. 牙骨质的类型　牙骨质（cementum）是直接包绕牙根牙本质表面的一层矿化结缔组织，是连接牙根和牙周膜的重要结构。成牙骨质细胞在内侧的牙根牙本质表面和外侧的牙周膜胶原纤维之间分泌有机基质，像胶水一样把两者联结起来。牙骨质基质的矿化方式与牙本质相似，也是基质小泡内的磷灰石晶体在胶原纤维之间扩散所致。早期形成的牙骨质形成较慢，覆盖在牙根冠方2/3处，厚度从50μm到200μm，称为原发性牙骨质，因为其内不含细胞，也称无细胞牙骨质。牙萌出到咬合平面后，牙根尖区和后牙根分叉区形成的牙骨质称为继发性牙骨质。继发性牙骨质形成较快，但矿化差，表面有层未矿化的牙骨质，即类牙骨质。继发性牙骨质的成牙骨质细胞在向细胞外分泌基质的过程中，自身逐渐被增多的分泌物包埋，转变为牙骨质细胞，故继发性牙骨质也称细胞性牙骨质。

2. 牙骨质的纤维　两种牙骨质内均含有大量胶原纤维，部分为成牙骨质细胞自身分泌形成，与牙根表面平行排列，部分为牙骨质外侧的牙周膜纤维，与牙根表面垂直排列，两种纤维互相交织呈网格状。牙周膜纤维由成纤维细胞分泌，纤维束粗大，一端穿入内侧的牙骨质，一端穿入外侧的牙槽骨，这种结构使得坚硬的牙骨质与牙槽骨被牙周膜所分隔，有效缓解了牙齿咬合时两者的相互碰撞。穿入牙骨质和固有牙槽骨的牙周膜纤维称为穿通纤维（perforating fiber）或者沙比纤维（Sharpey's fiber），对牙周组织的相互联结有重要意义。

（二）牙周膜的发育

当牙根形成时，周围的牙囊细胞增殖活跃。内侧牙根部牙囊细胞分化为成牙骨质细胞进而形成牙骨质，外侧牙槽窝内壁的牙囊细胞分化为成骨细胞进而形成固有牙槽骨。而大量位于中间的牙囊细胞则分化为成纤维细胞，产生大量胶原纤维形成致密主纤维束，部分被埋在牙骨质和牙槽骨中形成穿通纤维。牙周膜在牙的发育期和全生活周期，均不断地更新和改建，对牙的萌出和正常功能都有支持作用。

牙周膜最靠近表面的主纤维束为牙槽嵴纤维，其穿通纤维内侧附着在牙骨质釉质连接处，外侧附着在牙槽嵴。在牙萌出的过程中，随着牙骨质釉质连接处与牙槽嵴的相对位置不断变化，牙槽嵴纤维的方向也不断变化。牙萌出前，牙槽嵴高于牙骨质釉质连接处，牙槽嵴纤维向内下（即根方）走行。随着牙的萌出，牙槽嵴与牙骨质釉质连接处平行，牙槽嵴纤维水平走行。牙萌出到位后，牙槽嵴低于牙骨质釉质连接处，牙槽嵴纤维向内上（即冠方）走行（图2-14）。

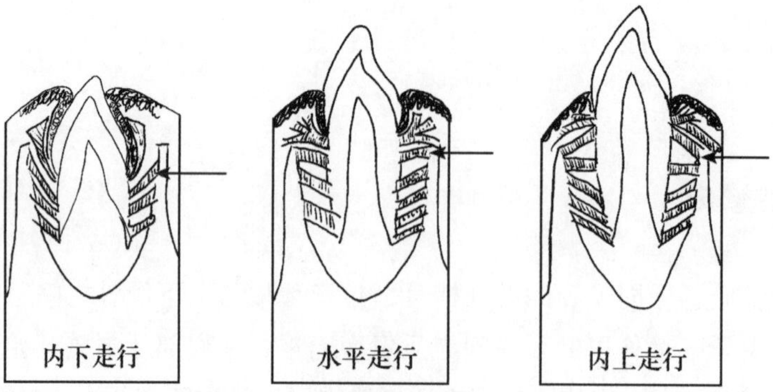

图 2-14　牙槽嵴纤维的走向

注：箭头示牙槽嵴纤维。

（三）固有牙槽骨的形成

当牙周膜形成时，骨隐窝壁周围的牙囊细胞分化为成骨细胞形成新骨。新骨在牙周膜与颌骨隐窝壁之间逐渐沉积，牙周膜的面积逐渐减少，固有牙槽骨逐渐形成。

牙周支持组织形成后，仍需要不断地更新和改建，需要有干细胞不断地分化出新的成牙骨质细胞、成骨细胞和牙周膜成纤维细胞。干细胞来源于骨髓，随着血液循环到达牙周膜，定位在牙周膜血管的周围，作为各种功能细胞的前驱细胞加以储备。

第三节　牙的萌出和替换

一、牙的萌出

牙冠形成后，随着牙根的发育，牙冠沿着牙槽窝逐渐向口腔移动，突破表面的口腔黏膜，最后抵达咬合平面，这一系列完整的过程，称为牙的萌出（eruption），可分为三个时期：萌出前期、萌出期和萌出后期。萌出前期牙根尚未开始发育。牙根一旦开始发育则进入萌出期，因为此期牙的移动最为迅速、显著，并且已经抵达功能位，故一般所谓牙的萌出即是指此期。萌出后期是指牙根的发育成熟，以及由于生理性、病理性因素，牙继续进行的位置调整。

（一）萌出前期

该期在牙根形成之前，牙胚和牙槽骨均处于发育之中并相互影响。发育中的牙胚随着颌骨的生长变化，不断向各个方向移动，以维持它们在颌骨中的正常位置。在同一骨隐窝中，恒牙胚和乳牙胚的相互位置也在不断调整。起初恒牙胚在乳牙胚的舌侧，两者中心大致保持平行。后来，随着乳牙的萌出及相应软组织改变，恒牙胚向乳牙胚下方移动。发育中的牙胚通过上述移动，调整与发育中的邻牙和颌骨的关系，为萌出做好准备。

（二）萌出期

此期开始于牙根的形成，持续到牙进入口腔达到咬合接触。在萌出期之前，成釉器造釉已经完成，成釉器各层细胞萎缩融合为一层缩余釉上皮，覆盖在牙冠表面，使牙冠与上方的结缔组织隔开，在牙萌出的过程中，能保护牙冠不被结缔组织吸收。缩余釉上皮还能分泌溶解结缔组织的酶，为牙的萌出开辟通道。随着牙的萌出，缩余釉上皮和口腔表面上皮细胞相互接触并紧密结合，在牙冠上方融合形成双层的上皮团，称为上皮袖。上皮袖在萌出压力下破裂，并形成一个有上皮衬里的牙萌出通道，故牙萌出时不会发生出血。牙尖进入口腔后，牙根的一半或 3/4 都已形成。在牙冠尚未暴露的部分，缩余釉上皮仍附着在牙面上。待牙完全萌出后，这一部分上皮在牙颈部形成结合上皮（图 2-15）。

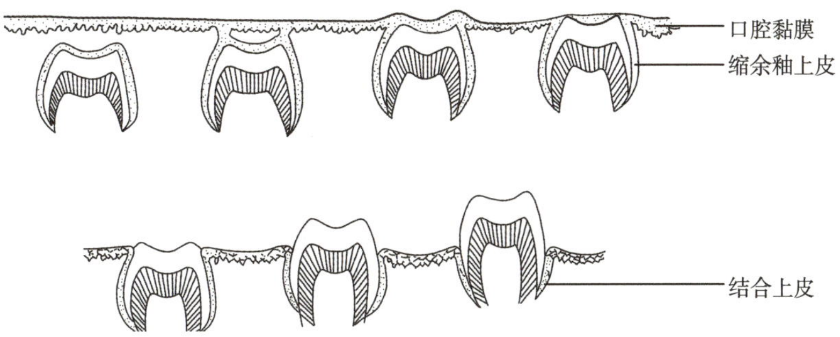

A

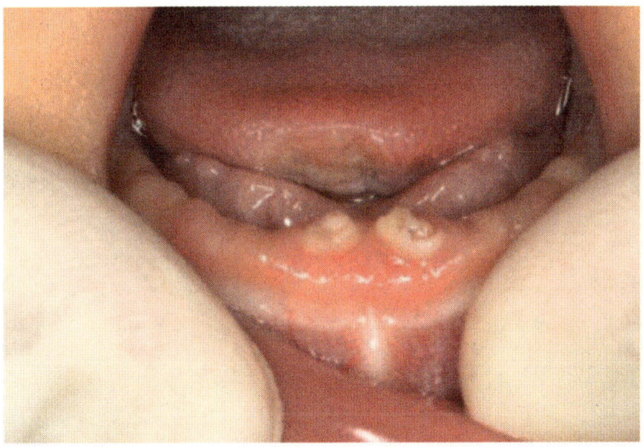

B

图 2-15　牙的萌出

A. 牙的萌出模式图；B. 正在萌出的乳牙。

（三）萌出后期（功能性萌出期）

该时期从牙到达咬合平面开始，持续到牙根与牙周组织发育完成。

该期牙根继续发育，刚萌出牙的根尖孔呈喇叭开口，髓腔很大，牙骨质薄。以后随着上皮隔收缩，根尖孔和根管变窄，根尖牙骨质和牙本质沉积。根尖部完全形成，一般要经过 2～3 年。

该期牙周组织继续发育。当上下牙建立起咬合关系时，受咬合力的作用，牙周组织进一步发育成熟，表现为牙槽骨密度增加；牙周膜的主纤维与咬合力相适应，纤维束直径由细小变得粗大而稳定，并形成各组纤维束，附着在牙龈、牙槽嵴和牙根周围的牙槽骨上。此时，牙周膜和牙槽骨中的血管更加丰富，有髓和无髓神经也伴随血管进入牙周膜中。

该期咬合面的不断磨损导致牙根的继发性改变，分为两种方式，一是牙整体向咬合面做垂直方向的移动，二是牙根的根端、牙根分叉处产生新的牙骨质来补偿因磨损丧失的高度。前一种情况发生于磨损较轻的牙齿，后一种情况发生在磨损较重的牙齿，但牙根分叉处牙骨质沉积只发生在磨损较重的磨牙。另外，在后一种情况下，牙可能同时发生近中侧向移动，从而导致牙槽骨的重建。

综上所述，牙的萌出是一系列完整、相互协调的过程，其间如果受到其他因素干扰，则可能导致萌出异常，其中比较常见的为咬合异常。所谓咬合异常，是指在外力的影响下，发育中的牙出现移位，牙冠不能到达正确的咬合平面。咬合异常最常见于萌出期牙冠突破口腔黏膜至移动到咬合平面这段时间内，因为此时牙根、牙周组织均处于发育过程中，彼此连接不牢固，易于受到附加外力，如吮手指、咬铅笔等的影响。同样，如果能在此时期内得到及时治疗，则效果比较好。

牙的萌出是一个多种因素参与的复杂过程，但对于萌出的机制还不十分了解。牙根的形成、骨的改建、牙囊与牙源性上皮及牙周膜成纤维细胞的收缩，都可能对牙的萌出发挥一定的作用。

二、乳恒牙交替

大约从 6 岁到 12 岁之间，儿童的乳牙顺序脱落，同时继生恒牙陆续萌出，萌出过程与乳牙相似，这一过程称为乳恒牙交替。乳恒牙交替是儿童口腔头面部发育的必然结果。自乳牙萌出并发挥咀嚼功能以来，上下颌骨继续发育，向后、向前延长，高度增加，相应的咀嚼肌更加粗壮，能够提供更为强大的咀嚼力。此时较小的乳牙已经不能与牙槽突、咀嚼肌相适应，必须脱落，让位于与其相一致的恒牙（图 2-16）。但是，乳恒牙交替之前，乳牙的存在是必须的，因为其能够为牙槽突、咀嚼肌，甚至整个面部的协调发育提供必要的咬合力刺激，并且能为将来恒牙的萌出预占好空间。所以，乳牙如果脱落过早，将不利于恒牙的萌出，可能导致恒牙咬合错乱。另外，乳牙如果发生感染或者创伤，也可能导致继生恒牙的发育不良。这些都说明了乳牙对于恒牙发育及萌出的重要性。

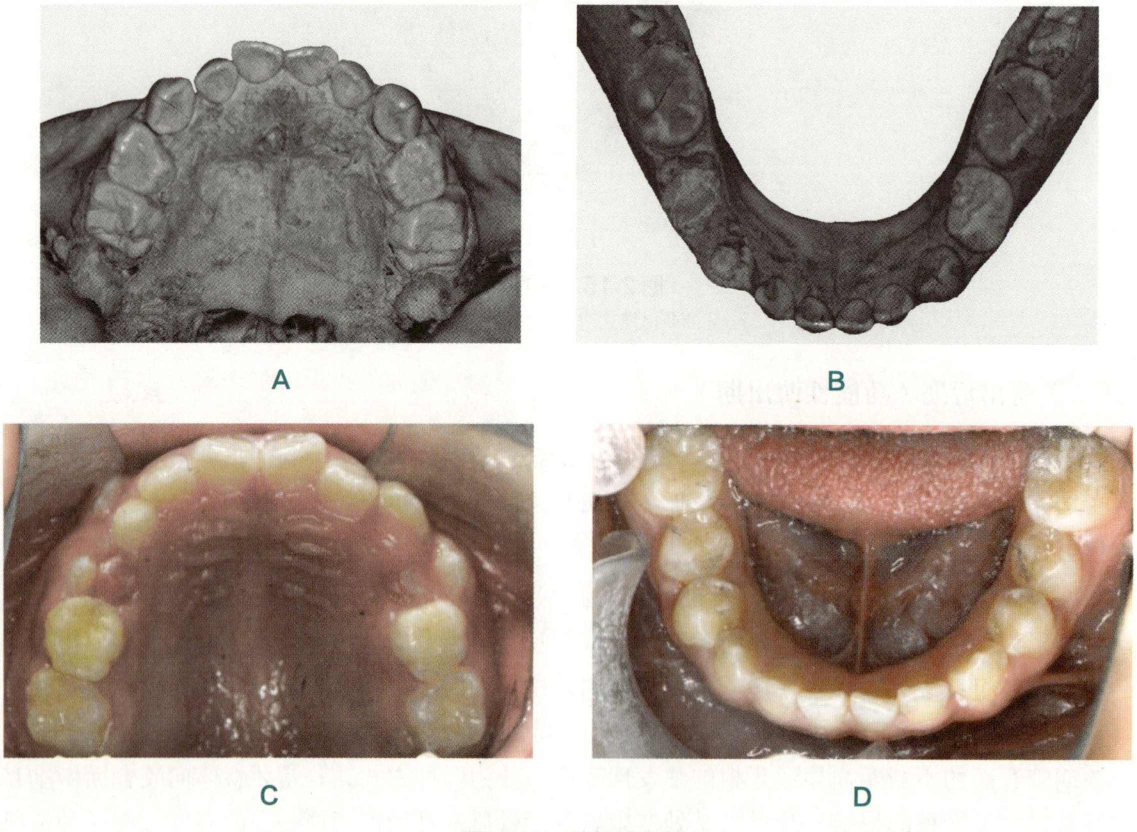

图 2-16　乳恒牙交替

A. 上乳牙列；B. 下乳牙列；C. 上混合牙列；D. 下恒牙列。

乳牙之所以脱落，是因为随着同一牙槽窝内恒牙的萌出，恒牙牙冠从下方对乳牙牙根形成挤压，导致乳牙牙骨质、牙周组织，甚至牙本质逐渐被吸收，牙根与周围固有牙槽骨逐渐失去联系，最终导致脱落。所以，脱落的乳牙牙根不完整，残留的牙根因为表面被吸收而凹凸不平，容易与正常牙的牙根折断相鉴别。直接吸收乳牙牙根的为肉芽组织，产生于恒牙牙冠对乳牙牙根周围结缔组织的挤压，另外，随着儿童头面部发育，不断增加的咀嚼力也对乳牙牙根形成新的附加挤压，从而促进了肉芽组织的形成。肉芽组织中的巨噬细胞融合，进一步产生破牙骨质细胞、破骨细胞，对乳牙根周围的牙骨质、其所附着的固有牙槽骨进行溶解、吸收。随着乳牙根的吸收，肉芽组织与牙髓相接触，诱导牙髓转化为肉芽组织，参与从髓腔内侧对牙根的吸收。在这一过程中，乳牙根周围的牙周组织也逐渐被吸收，表现为主纤维束断裂、溶解，成纤维细胞合成、分泌胶原纤维的功能降低，并逐渐发生凋亡，数量减少。

乳恒牙交替过程中，同一牙槽窝中乳、恒牙的相对位置决定了乳牙根被吸收的部位及乳牙移动的方向，后者会因为前者的变化而出现相应的变化。恒前牙牙胚从乳前牙根的舌侧近根尖 1/3 处压迫乳牙根，随着乳牙根被吸收，恒前牙牙胚逐渐移至乳牙根正下方。因此乳前牙根的吸收部位从舌侧近根尖 1/3 处逐渐移至根尖，吸收方向始终为恒前牙牙胚的咬合方向和前庭方向，即恒前牙牙胚的移动方向（图 2-17）。恒前磨牙的牙胚始终位于乳磨牙正下方，即乳磨牙牙根之间，因此，乳磨牙牙根的吸收从根分叉处开始（图 2-18）。

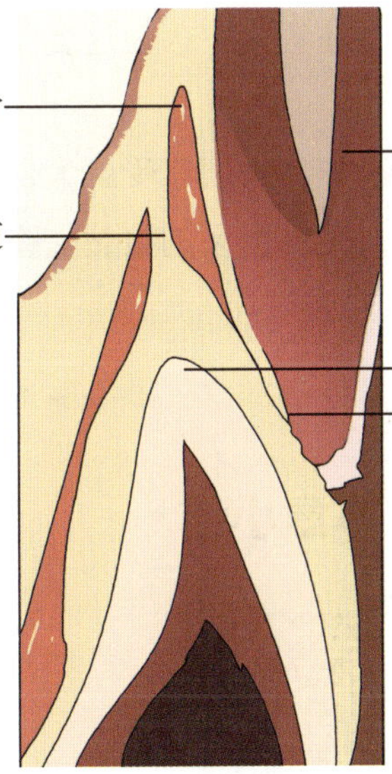

图 2-17　乳恒切牙交替

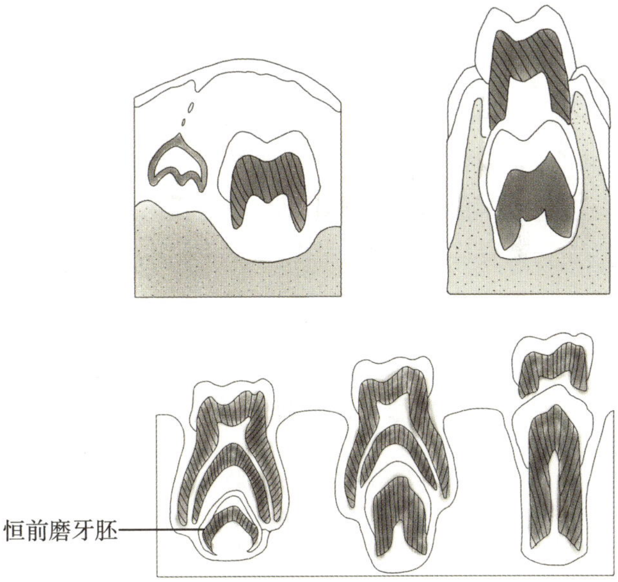

图 2-18　乳恒磨牙交替

在这一过程中，恒牙胚、恒牙体的移动是乳牙根吸收、乳牙脱落的主要动力来源，如果恒牙移动不足，则乳牙根不能被充分吸收，乳牙难以脱落。此时，恒牙不能占据乳牙的位置，只能从乳牙的舌侧萌出，造成乳、恒牙共存的现象，临床上出现所谓的双层牙。口腔科医生需要及时拔除唇颊侧的乳牙，帮助恒牙萌出并调整到正确的咬合位置，万不可把舌侧的恒牙视为异常并加以拔除。

乳牙牙周组织的吸收对乳牙脱落也有促进作用。在乳牙根吸收区，牙周膜成纤维细胞失去分泌功能，逐渐发生凋亡，说明乳牙的脱落是遗传因子决定的有序过程。同时，牙周膜纤维逐渐被吸收而发生断裂。另外，颌面部肌肉逐渐增加的咬合力也有助于乳牙根及牙槽骨的吸收，促进乳牙脱落。

三、牙萌出的次序和时间

人类的乳牙为 20 颗，恒牙为 28～32 颗，分布于上、下牙槽突，其萌出、交替均有一定的次序和时间规律。牙的萌出左、右对称，但上、下不对称，下颌牙萌出较早。男、女不同，男孩乳牙的萌出较早，女孩恒牙的萌出较早。就人类整体来说，牙萌出的时间为一个恒定的区间，但在不同的个体之间，萌出时间可有较大差异。一般来说，牙胚发育早者，牙的萌出也早，唯一的例外为上颌尖牙，其牙胚产生晚，但牙的萌出较早。

▶**知识拓展**

换牙的烦恼

“我的牙掉了”，8 岁的小女孩哭着对妈妈说。“不要紧，还会再长出来的”，妈妈笑着回答。每个人都会经历换牙的过程，胆小的孩子会感到恐惧，爱美的孩子会因为“豁牙”而苦恼，好奇的孩子会经常去舔一舔松动的乳牙，还有吃饭、刷牙的不便等，都是换牙带来的苦恼。

我们需要告诉孩子，换牙是正常现象，所谓“旧的不去新的不来”，就是这个道理，用不着为此感到害怕；当新的牙齿慢慢长出来，一副比乳牙更适合我们的恒牙就出现了，这会使我们的面庞更加俊秀；对于经常舔牙的孩子，应该分散一下他们的注意力，因为这会干扰新牙的萌出。至于吃饭、刷牙，在方向和力度上进行一些调整就可以了。

新旧替换是经常发生的现象。冬去春来，秋去冬来，四季交替中，人们感受到大自然的节奏。父母衰老，孩子成长，最终成为家庭、社会、国家的脊梁，完成世系的更替。换牙也是自然变化的规律，虽然伴随着烦恼，我们还是应该笑看东风，坦然面对。

—• 考试知识点总结 •—

—• 本章小结 •—

—• 协和云课堂…… 拓展练习及参考答案 •—

（周 晓）

第三章　牙体组织

教学课件

微课：牙体组织

学习目标

素质目标

（1）具备辩证唯物主义思维，以普遍联系的观点看待牙体组织的结构与功能及其相互作用和相互影响。

（2）树立积极参与口腔健康科普活动的意识，帮助他人正确理解牙体组织的生理特点和保护方法，避免不良生活习惯对牙体组织造成损害。

知识目标

（1）掌握：牙釉质的理化特性、结构特点及其临床意义，包括釉质的矿化程度、晶体结构、釉柱的排列方式等；牙本质的结构组成、理化特性、增龄性变化及反应性改变；牙骨质的分类、结构特点及其与牙釉质、牙本质的连接方式。

（2）熟悉：牙髓的细胞成分、细胞间质、增龄性变化及其功能。

（3）了解：牙本质小管在牙本质渗透性和对外界刺激反应中的作用；牙髓的修复再生能力和对刺激的反应机制；牙骨质在牙齿稳定和保护中的作用。

能力目标

（1）能理论联系实际，运用牙体组织的知识解释成人牙齿的特点，分析发育异常导致的牙齿问题，并提出合理的预防和治疗建议。

（2）能在实践中灵活运用牙体组织的知识，进行口腔健康教育和指导，提高公众对口腔健康的重视程度和保护意识。

案例导入

【案例】

患儿，女，14 岁。主诉：右下第一磨牙咀嚼时偶尔感到疼痛 1 个月，多发生在吃甜食后，且疼痛程度逐渐加重，已影响到正常饮食。查体：右下第一磨牙咬合面存在一处明显的龋洞，颜色深邃，边缘不规则，且伴有轻微的牙釉质脱矿现象；龋洞内可见软化的牙本质，但未触及牙髓；牙结石和菌斑可见。

【问题】

1. 患儿可能的诊断是什么？

2. 疾病发生的原因是什么？

·核心知识拆解·

本章案例导入中，病变部位为牙冠咬合面，属于牙体组织的一部分。牙体组织是构成牙所有组织的总称，由 4 种主要成分构成：釉质、牙本质、牙骨质和牙髓（图 3-1）。其中，釉质、牙本质和牙骨质是矿化的硬组织，而牙髓是一种软组织。牙釉质和牙本质相交的面称釉质牙本质界，牙釉质和牙骨质相交的面称釉质牙骨质界，牙本质和牙骨质相交的面称牙本质牙骨质界。其中，釉质牙本质界呈贝壳状，由许多小弧形线相连而成，这种连接方式增大了釉质和牙本质的接触面，有利于两种组织更牢固地结合。

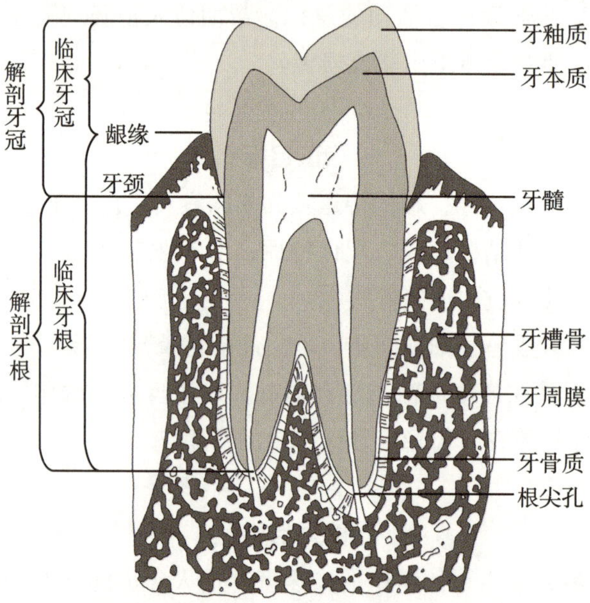

图 3-1　牙体组织

牙釉质是覆盖于解剖牙冠表面无血管、无细胞、无再生能力的高度矿化组织，是人体最硬的生物组织，其硬度约为努氏硬度值 296KHN，具有强耐磨性，能够承受一定的剪切力和撞击力。牙釉质主要由无机物（占 96% ～ 97%）如羟磷灰石晶体和其他磷酸盐晶体构成，同时含有少量有机物和水。釉柱是牙釉质的主要结构，是由羟磷灰石晶体组成的细长柱状结构，自釉质牙本质界呈放射状贯穿釉质全层。

牙本质构成牙的主体，位于釉质和牙髓之间，具有一定的硬度和韧性，能够支持釉质并承受咀嚼力。牙本质含有牙本质小管，小管贯穿于牙本质，从牙髓腔向釉质牙本质界延伸，呈放射状排列。小管与牙髓相连，当牙本质暴露于口腔环境时，外界刺激可通过牙本质小管传递至牙髓，导致牙髓损伤，引起疼痛或不适，也可能刺激成牙本质细胞产生修复性牙本质。

牙骨质是覆盖在解剖牙根表面的牙体硬组织，呈淡黄色，表面钝圆，无光泽，硬度低于牙本质。无机物占总重量的45%～50%，主要为以磷灰石晶体形式存在的钙和磷，有机物和水占50%～55%，还含有多种微量元素。组织结构与密质骨相似，由细胞和矿化的细胞间质组成，但无哈弗斯管、神经和血管。

牙髓是位于髓腔内的疏松结缔组织，含有血管和神经。牙髓通过根尖孔与牙周组织相通，与牙的营养、感觉有关。成牙本质细胞位于牙髓外侧，随着年龄的增长不断形成继发性牙本质，使髓腔逐渐缩小。老年人牙髓组织中的细胞成分逐渐减少，纤维成分增多。

虽然牙体组织中的硬组织，尤其是牙釉质，有很高的硬度，但仍然有可能受到细菌的损伤。牙冠咬合面有点隙裂沟，不易清洁，易滞留细菌和食物残渣，成为细菌感染的始发部位。本章案例导入中，牙结石、菌斑，都是引起咬合面釉质破坏的原因。本案例的损伤已经波及牙本质，故吃甜食造成的刺激可通过牙本质达牙髓，引起疼痛。修复治疗旨在恢复牙齿的形态和功能，同时保护牙髓免受进一步损伤。氟化物增强釉质的晶体结构稳定性，故可用于预防釉质损伤。

第一节　牙釉质

牙釉质是覆盖于解剖牙冠表面的既无血管、细胞又无再生能力的高度矿化组织，对咀嚼压力和摩擦力具有高度耐受性。从胚胎发生上看，牙釉质是全身唯一无细胞性、由上皮细胞分泌继而矿化的组织，而且其基质由单一的蛋白质构成而不含胶原。

一、理化特性

（一）物理特性

牙釉质呈帽状，罩于解剖牙冠表面，形成保护层。釉质外观呈淡黄色或乳白色。其颜色与釉质的厚度和矿化程度有关，矿化程度越高，釉质越透明，深部牙本质的黄色越容易透出而呈淡黄色；矿化程度低则釉质透明度差，牙本质颜色不能透过而呈现乳白色。乳牙釉质矿化程度比恒牙低，呈乳白色。本教材第八章的龋病导致牙釉质脱矿，首先出现釉质透明度降低，就是这个道理。

牙釉质是人体最硬的生物组织，高度矿化，其硬度约为努氏硬度值296KHN（从表面到深部，从牙尖到牙颈部，其硬度与密度逐渐降低），具有强耐磨性，同时可以承受一定的剪切力和撞击力，为深部的牙本质和牙髓提供保护。釉质张力强度小，易碎裂，但有较高的弹性系数，与下方牙本质的韧性相结合，可减少牙折的可能性。釉质比重较高，约为3。由于釉质无机物含量及硬度都很高，无法用常规组织学方法观察，一般采用磨片观察其组织学结构。牙釉质在切牙切缘处厚约2mm（乳切牙约为0.5mm），磨牙的牙尖处厚约2.5mm（乳牙尖厚约1.3mm），自切缘或牙尖处至牙颈部逐渐变薄，颈部呈刀刃状。

（二）化学特性

按重量计，成熟釉质约96%为无机物，其余的为少量有机物和水。按体积计，无机物占总体积的86%，有机物占2%，水占12%。

1. 无机物 釉质的硬度来自以钙为主的矿物质，以羟磷灰石［$Ca_{10}(PO_4)_6(OH)_2$］晶体的形式存在，少量为其他形式的磷酸盐晶体。与实验室中的化学纯羟磷灰石不同，釉质的磷灰石晶体成分较复杂，除含有较多的HCO_3^-外，往往还含有一些微量元素。一些元素、酸根或者分子会降低晶体对酸的耐受性，如碳酸盐、氯化镉、铁、铅、锰、硒、锌等，被称为致龋杂元素。羟磷灰石晶体形成之初（即晶体核心）的主要形式为碳磷灰石，因此釉质晶体的核心较外周区含有较多的碳酸盐，另外晶体核心还含有较多的镁，这些都是致龋杂元素，因此，釉质遇酸时，晶体核心部位较外围更容易溶解。一些元素使得晶体对酸有更强的耐受性，如氟、硼、钡、锂、镁、钼、锶和钒等，其中以氟最为显著，这些元素被称为耐龋杂元素。有些牙膏中加入少量氟有助于预防龋病，就是这个原因。

2. 有机物 成熟釉质中的有机物主要来自成釉细胞，含量不足1%，主要由蛋白质和脂类组成。其中，蛋白质主要有釉原蛋白（amelogenin）、非釉原蛋白（non-amelogenin）和釉基质蛋白酶（proteinases）三大类。

（1）釉原蛋白：虽然成熟釉质中的含量非常少，却是釉质发育期间含量最多的基质蛋白，对釉柱发育期间晶体的成核及晶体的生长方向和速度调控具有重要作用。其基因定位于性染色体，基因的异常可导致性连锁型釉质发育不全。

（2）非釉原蛋白：包括釉蛋白（enamelin）、成釉蛋白（ameloblastin）和釉丛蛋白（tuftelin）等，为硫酸化的酸性糖蛋白，存在于柱鞘、釉丛等部位，性质和作用目前还不是十分清楚。釉丛蛋白可结合于釉质牙本质界处的基质胶原表面，因含有半胱氨酸残基，故具有潜在的形成分子间和分子内连接的能力，可促进早期羟磷灰石晶体的形成。釉蛋白和成釉蛋白与羟磷灰石有很强的亲和性，因此被认为具有较广泛的促进晶体形成和影响晶体形态的作用。非釉原蛋白基因分布于1号、4号等常染色体，其中釉蛋白和成釉蛋白基因被认为是常染色体型釉质发育不全的候选基因。

（3）釉基质蛋白酶：包括釉质溶解蛋白（enamelysin）［即基质金属蛋白酶20（matrix metalloproteinases 20，MMP20）］和丝氨酸蛋白酶（serine proteinase），主要作用是降解釉质发育过程中的蛋白质，这些蛋白质降解后更容易被成釉细胞再吸收，从而为釉质晶体的进一步生长提供空间。不同的是，釉质溶解蛋白主要在成釉细胞的分泌期发挥作用，而丝氨酸蛋白酶则主要在釉质成熟期分解晶体之间的釉原蛋白等基质蛋白。

综上所述，釉质蛋白质主要存在于发育中的釉质，主要作用是引导釉质晶体的生长，也可能具有粘结晶体和釉柱的作用。

3. 水 釉质中的水大约占釉质重量的2%，水的存在可能与釉质的多孔性有关。釉质中的水以两种形式存在，即结合水和游离水。大部分以结合水的形式存在，主要围绕在晶体的周围。

二、组织结构

（一）釉柱

釉柱（enamel rod）是釉质的基本结构，自釉质牙本质界呈放射状贯穿釉质全层而达牙的表面。由于釉质表面比釉质牙本质界处宽大，因此，自釉质牙本质界至牙表面，釉质呈逐渐散开之势，但釉柱的直径却逐渐增大。窝沟处则相反，釉柱自釉质牙本质界向窝沟底部呈逐渐收拢之势。但在近牙颈部，釉柱几乎呈水平状平行排列，并无散开与收拢的趋势（图 3-2）。釉柱是由羟磷灰石晶体组成的细长柱状结构，直径平均为 4 ～ 6μm。需要注意的是，釉柱并不完全是直线，近牙表面 1/3 较直，而内 2/3 即近釉质牙本质界处常横跨绞绕，特别是在切缘及牙尖处绞绕弯曲更明显。釉柱较直的部分称为直釉，弯曲的部分称为绞釉（图 3-3）。釉柱的走向反映了成釉细胞形成釉质时向后退缩的路线。

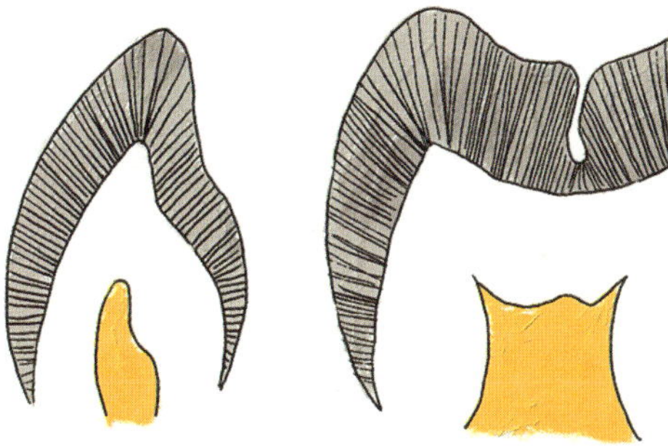

图 3-2　釉柱排列方向

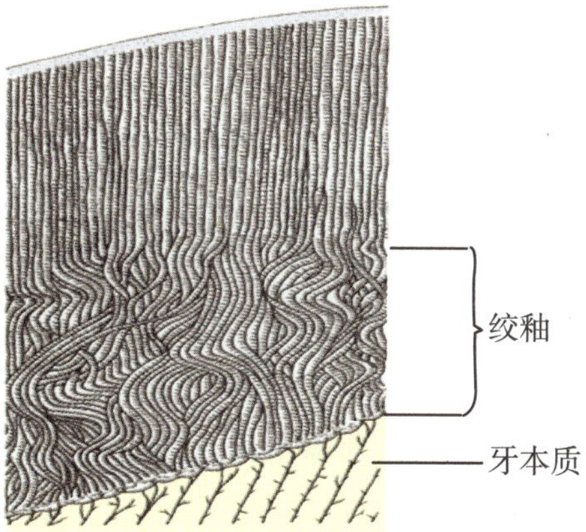

图 3-3　直釉绞釉

光镜下，釉柱横断面呈鱼鳞状排列（图 3-4）；釉柱纵断面可见规律横纹，是釉质节律性发育的间歇期，横纹间距约 4μm，相当于釉质形成时期每天形成釉质的量。电镜下观察，釉柱横断面呈球拍样，可见近圆形、较大的头部和一个细长的尾部（图 3-5），相邻釉柱均以头尾相嵌形式排列；釉柱纵断面可见具有一定排列方向的扁六棱柱形晶体，晶体贯穿釉柱始终。在釉柱的头部，晶体之间互相平行排列，长轴（C 轴）平行于釉柱的长轴。从釉质头部向尾部移行时，晶体长轴的取向逐渐与釉柱长轴成一角度，至尾部时两者已经呈 65° ～ 70° 的倾斜（图 3-6）。电镜横断面上，一个釉柱尾部与相邻釉柱头部的两组晶体相交处有参差不齐的增宽的间隙，电镜纵断面上，正是这类间隙使得每个釉柱的边缘可见约 0.2μm 暗色弧形边界，即釉柱鞘或釉柱间隙。横纹、釉柱间隙处矿化程度稍低，故釉质脱矿或矿化不良时较明显。

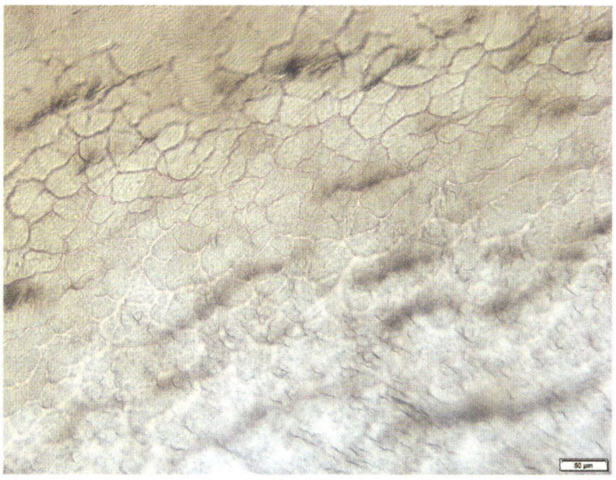

图 3-4　釉柱横断面光镜观

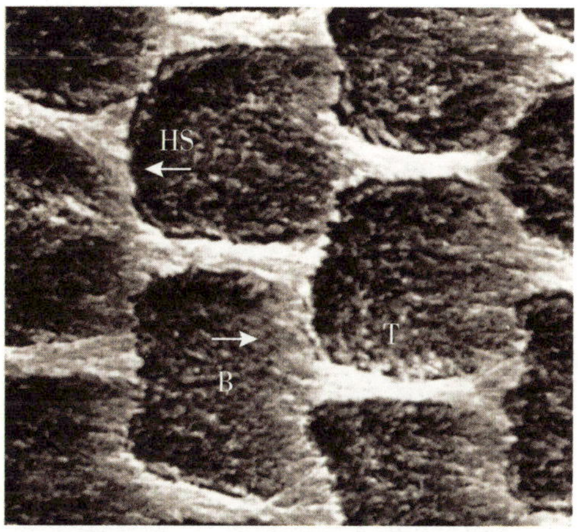

图 3-5　釉柱横断面扫描电镜观

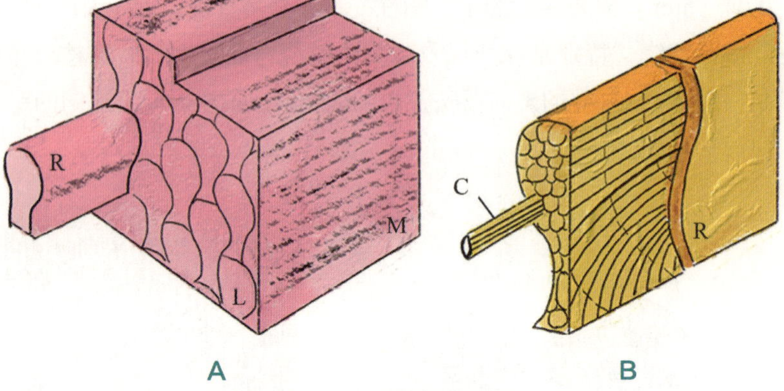

图 3-6 釉柱及晶体排列

A. 釉柱排列模式；B. 釉柱中六棱柱晶体排列模式。

（二）釉质牙本质界及其相关结构

釉质中某些部分有机物含量相对较多，钙化程度较差，在光镜下形成了一些特殊的形态结构，按形态、部位的不同分别给予不同的名称，具体如下。

1. 釉质牙本质界（enamel-dentinal junction，EDJ） 简称釉牙本质界，非一条直线，由许多小弧形线相连而成，弧形线凸面凸向牙本质，而凹面向着釉质（图 3-7）。此种连接方式增大了釉质和牙本质的接触面，有利于两种组织更牢固地结合。EDJ 代表了来自上皮和外胚间充质两种不同来源矿化组织的交界面。

2. 釉梭（enamel spindle） 是起始于釉质牙本质交界处伸向釉质的黑色纺锤状突起，长度 20 ～ 200μm（图 3-8），在磨片中，牙尖及切缘部位较多见。其形成可能是由于在釉质发生的早期，牙本质和釉质尚未形成，成牙本质细胞的突起穿过基底膜，伸出到前成釉细胞之间，此后即留在釉质内。在干燥的牙磨片中，釉梭的有机物分解代之以空气，在透射光下，此空隙呈黑色。

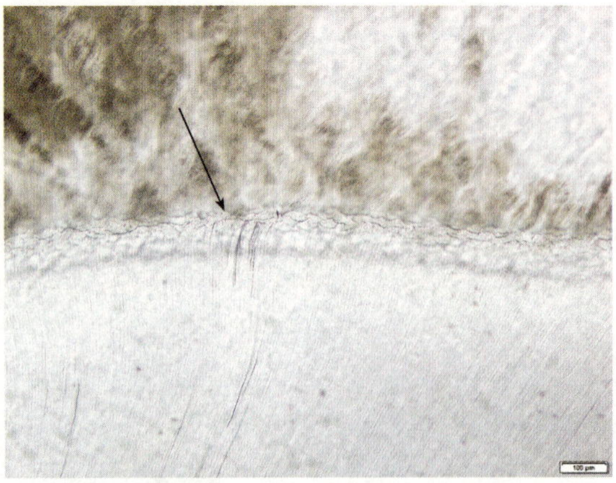

图 3-7 釉质牙本质界（牙纵磨片，箭头所示）

3. 釉丛（enamel tuft） 磨片中，自釉质牙本质界伸向釉质表面，形似草丛或马尾。釉丛比釉梭长，长度相当于釉质厚度的 1/4 ～ 1/3；比釉梭的间隔宽，约 100μm，排列较紧密，分布均匀

（图 3-8）。釉丛矿化程度比较低，蛋白质含量高，可能成为龋病发生时酸侵入的通道。釉丛形成于托姆斯突形成和釉质沉积阶段，因此也可能与釉质和牙本质之间的黏着有关。

4. 釉板（enamel lamella） 磨片中，呈深褐色裂隙状结构，自釉质牙本质界延伸至釉质表面，贯穿釉质全层，部分甚至可达牙本质，长度远超釉梭或釉丛（图 3-9）。釉板的基质钙化不全，并含有大量的釉质蛋白，可成为龋病致病菌侵入的通道。窝沟底部及牙邻面是牙釉质龋的高发部位，此处的釉板，更可能成为龋病发展的有利通道。但釉板可以因唾液中矿物盐的沉积而发生再矿化，因此有人认为绝大多数釉板是无害的。

釉板的形成可能是在局部釉质成熟过程中，成釉细胞对水分和釉质基质的清除不够造成的。釉质矿化过程中因为钙的加入，局部形成一定的压力，水分和釉质基质不能流动，清除减少，残留在这些区域形成釉板。不要把磨片标本制作时产生的人工裂隙误认为釉板，人工裂隙经脱矿处理后会消失，而釉板有有机物残留。

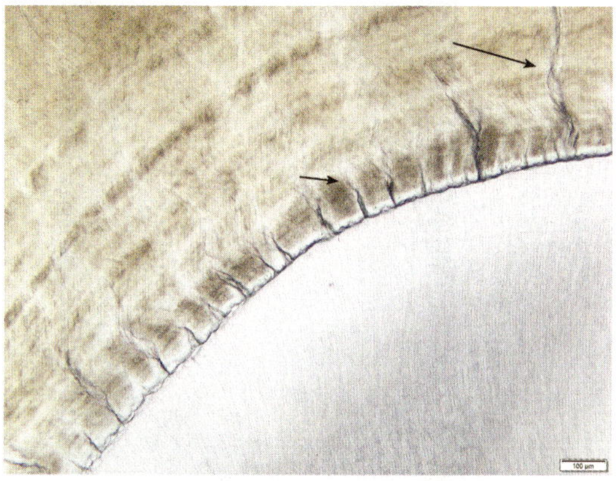

图 3-8　釉梭与釉丛（牙横磨片，箭头所示）

注：短箭头为釉梭，长箭头为釉丛。

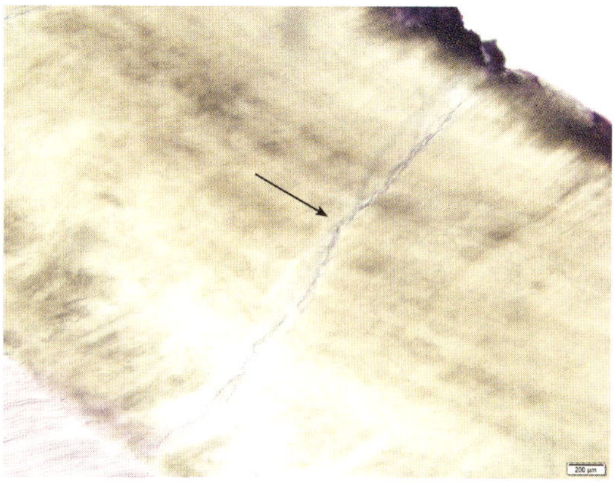

图 3-9　釉板（牙横磨片，箭头所示）

（三）与牙釉质周期性生长相关的结构

1. 横纹（cross striations） 光镜下，横纹是与釉柱的长轴相垂直的黑色的细线，在釉柱上呈规律性重复分布，间隔 2 ～ 6μm（平均 4μm），横纹的规律性分布使釉柱看起来像梯子（图 3-10），而釉质就像是一排排并列平行的梯子。横纹反映每天釉质形成的速度。在釉质形成过程中，成釉细胞每天的排列方向、釉质中有机物和无机物的含量和密度、碳酸盐和钠含量、晶体堆积方式（如晶体的紧密堆积区与有机物聚集区的分布）均有所不同，呈周期性变化，横纹就是上述周期性变化的反映。横纹处矿化程度稍低，故当牙轻度脱矿时横纹较明显。

2. 釉质生长线（incremental line of enamel） 光镜下观察，釉质磨片有生长线自釉质牙本质界向外，沿着釉质形成的方向，呈深褐色相距 20 ～ 100μm 的并行线，即釉质生长线。横磨片中，生长线类似于树木横断面的年轮，呈同心环状排列。纵磨片中，在牙尖部生长线呈环形排列包绕牙尖，近牙颈处渐呈斜行线（图 3-11）。生长线到达釉质表面时，形成横行的嵴状结构即牙面平行线（perikymata）（图 3-12）。扫描电镜下观察，该处晶体排列不规则，孔隙增多，有机物增加。

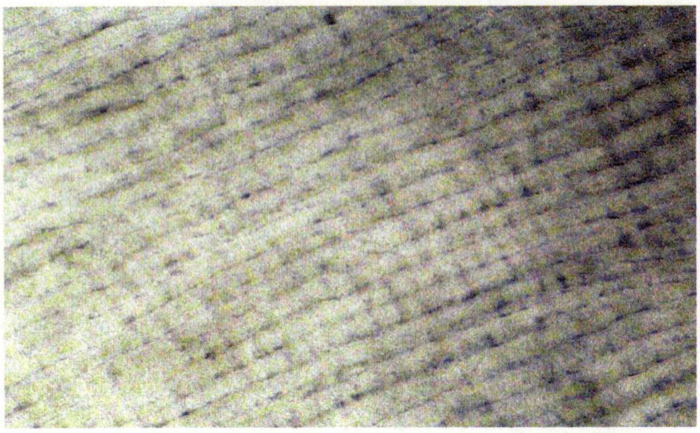

图 3-10　横纹

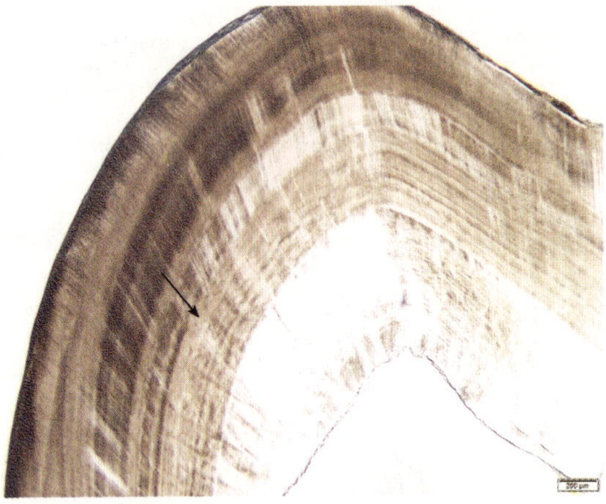

图 3-11　釉质生长线（牙纵磨片）

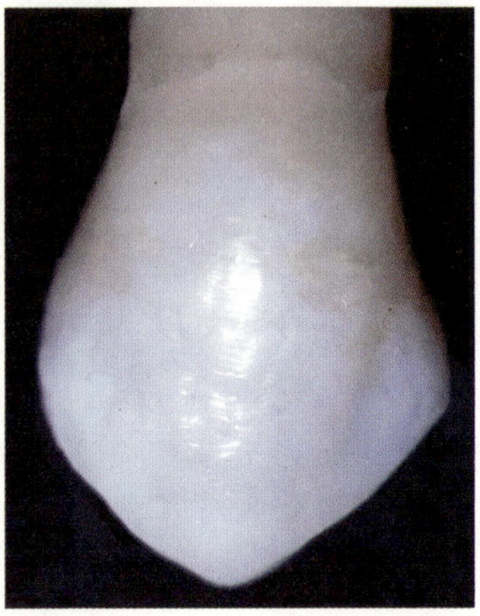

图 3-12　牙面平行线

釉质生长线形成机制与釉柱横纹类似，反映釉质形成过程中的周期性改变。但生长线的间距较大，代表 5 ～ 10 天釉质沉积的厚度。横纹、生长线和牙面平行线都是釉质的生长标志，通过这些标志观察和相互参照，可以测定牙冠形成所需的时间。

乳牙和第一恒磨牙釉质的发育贯穿胎儿期和新生儿期，在胎儿娩出时由于环境及营养的变化，釉质发育受到干扰，形成一条加重的生长线，称其为新生线（neonatal line）（图 3-13）。新生线两侧的牙釉质分别形成于出生前、后，靠近釉质牙本质界的一部分形成于胎儿期，靠近牙齿表面的一部分形成于婴儿出生后。电镜下可见新生线处晶体的密度减低。

（四）与釉柱排列方向有关的结构

1. 绞釉（gnarled enamel） 釉柱自釉质牙本质界向牙表面延伸，近表面 1/3 较直，而内 2/3 弯曲，在牙切缘及牙尖处绞绕弯曲更为明显，称为绞釉（图 3-14）。绞釉的存在分散了咀嚼时牙冠承受的压力，可以增强釉质对咬合力的抵抗。

2. 施雷格线（Schreger line） 用落射光观察牙纵磨片时，釉质厚度的内 4/5 处可见明暗相间带，宽度不等，称为施雷格线。暗区代表釉柱的横断区，亮区代表釉柱的纵断区，因此，所谓施雷格线就是规律性的釉柱排列方向改变而产生的折射现象，改变入射光角度可使明暗带发生变化。

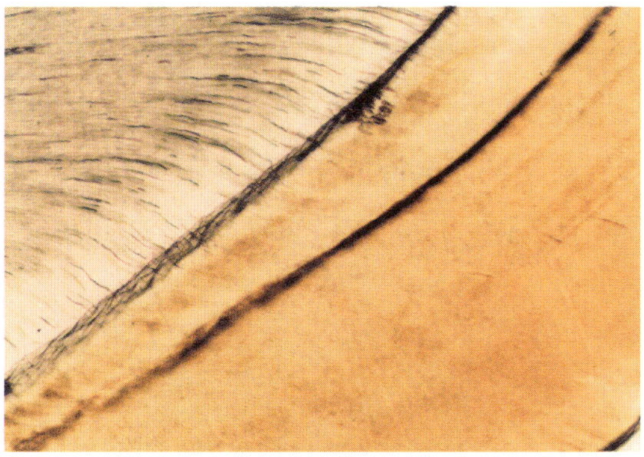

图 3-13　新生线（牙纵磨片）

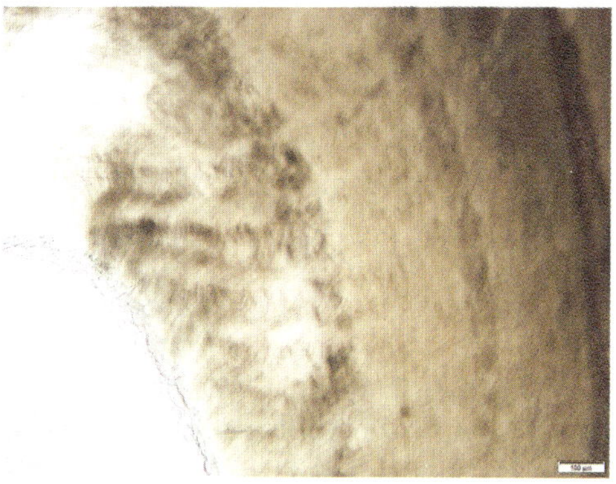

图 3-14　绞釉纵断磨片
（近釉质牙本质界处的釉柱弯曲绞绕）

3. 无釉柱釉质　釉质牙本质界和牙表面的釉质在高分辨率电镜下可见晶体相互平行排列，称为无釉柱釉质（rodless enamel）（图 3-15）。无釉柱釉质不含有机物较多的釉柱边界，故矿化程度较其他釉质要高。成釉细胞在最初分泌釉质时，托姆斯突尚未形成，因此釉质牙本质界处最先形成无釉柱釉质结构。未磨耗的釉质表面结构大部分区域为无釉柱釉质，矿化程度较高、抗龋性强，故在酸蚀时，要达到釉柱釉质，否则很难增加黏附性。成釉细胞在最后形成釉质时，托姆斯突退化，因此多数乳牙表面（20 ～ 100μm）及恒牙表面（20 ～ 70μm）的釉质中也无釉柱结构。

图 3-15　无釉柱牙釉质

三、釉质表面结构

釉质表面结构的理化特性明显不同于深部结构，釉质较硬、少孔、溶解性低，氟化物的含量较高，碳酸盐含量较低，具有一定的抗龋能力。釉质表面直接与食物、细菌、唾液相接触，容易受到多种形式的破坏，是龋病的始发部位。临床上修复体的附着及邻接，正畸材料的黏附、漂白及再矿化等，也都涉及釉质表面。因此，釉质表面结构是牙体组织中非常重要的部分。

（一）釉小皮

釉小皮（enamel cuticle）是成釉细胞在形成釉质后分泌的一层有机薄膜，属于基板物质，与上皮下的基底膜区的基板相似，为上皮与釉质紧密结合所必须。新萌出牙表面的釉小皮经咀嚼即易被磨去，但在牙颈部仍可见残留，结合上皮通过半桥粒与之结合。

（二）釉面横纹

釉面横纹（perikymata）也是牙呈节律性发育的现象。釉质表面虽无釉柱，但生长线仍达到釉质表面，形成与牙长轴垂直的浅凹线纹，即釉面横纹，其间隔为 30 ～ 100μm，平行排列呈叠瓦状，在牙颈部尤为明显。磨耗可使釉面横纹变得不明显。

（三）凹陷与突起

扫描电镜下观察，釉质表面的结构非常复杂，除釉面横纹外，比较突出的是一些不规则的、大小相近的圆形小凹，称为托姆斯突凹（Tomes processes pits，Tomes 突凹），是成釉细胞退缩到釉质表面时托姆斯突存在的位置。其他的结构包括一些直径为 10 ～ 15μm 的灶性孔（focal holes，FH）、直径为 0.1μm 的微孔（micropore）及一些不规则的直径为 15μm 的帽状突起，称釉帽（enamel caps）。

四、釉质结构的临床意义

（一）釉质表面点隙裂沟

形态不一，有的呈漏斗状，有的呈烧瓶状，因为牙刷刷毛、牙线等难以到达，点隙裂沟不易清洁，容易滞留细菌和食物残渣，为龋病的发生提供了有利条件，故常成为龋的始发部位。因为点隙裂沟底部的釉质较薄，一旦发生龋，则很快向深部扩展到釉质牙本质界（图 3-16）。本章案例导入中的右下第一磨牙咬合面损伤，就属于发生在釉质表面点隙裂沟的窝沟龋。青少年如能采取措施早期封闭这些窝沟点隙，对龋病的预防有一定的帮助。成年后，随着年龄的增长，这些部位被磨平，该部位龋病的发生率也随之下降。

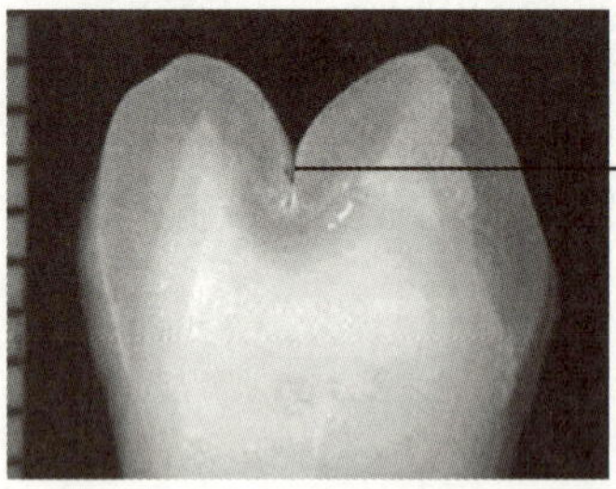

图 3-16　釉质表面点状裂沟

（二）氟化物与釉质

氟离子较小，带负电荷，能够与羟磷灰石晶体中的 HCO_3^- 和 OH^- 等负离子发生置换而进入磷灰石晶体中，含氟晶体的结构变得更为稳定，遇酸不容易溶解，氟还可以加速钙盐沉积，促进再矿化过程，这些都增强了釉质的抗龋能力。但在釉质发育过程中，氟含量过高也会对成釉细胞造成不良影响，如氟斑牙。

（三）釉质营养通道

在釉质的结构中，并无血管提供营养，而釉丛、釉梭和釉质牙本质界等结构形成了釉质营养通道，包括无机离子在内的营养物质可由牙髓和牙本质经这些通道扩散至釉质中。当牙髓发生坏死时，其釉质代谢受到影响，釉质失去正常的光泽，变为灰黑色，变脆易裂。

（四）釉柱排列方向

在临床上具有重要的意义。绞釉的排列方式能增强釉质的抗剪切强度，咀嚼时不易被劈裂。手术如需劈裂釉质时，施力方向尽量与釉柱排列方向一致。

（五）釉质表面酸蚀

其机制在于酸蚀使釉质无机磷灰石部分溶解，釉质表面形成蜂窝状的粗糙表面，以增加固位力。故酸蚀是树脂修复、点隙裂沟封闭或矫正前的重要步骤。釉柱中晶体排列方向不一致，釉柱间存在釉柱间隙，酸蚀效果较好。釉质表面为无釉柱釉质，晶体排列方向一致，酸蚀后釉质表面积变化不理想。因此，在对无釉柱釉质，尤其是乳牙进行酸蚀处理时应适当延长酸蚀时间以清除无釉柱釉质。

▶**知识拓展**

牙釉质——文明信息的硬盘

牙釉质因其超强的抗腐蚀性和稳定性，成为古生物遗体中保存最完好的部分之一，这使得科学家能够通过分析牙釉质中稳定的同位素来破译其中的远古文明信息。

例如，对公元前 4300—3900 年的山西陶寺遗址 21 例人牙釉质锶同位素比值测定，发现 71.4% 个体（15/21 例）为非本地出生，表明这一史前都邑为多元移民社会，外来人口可能推动了中国早期复杂城邦的形成。再例如，对 120 万年前中国泥河湾盆地哺乳动物牙釉质碳 - 氧同位素序列分析，提示其食物正从湿润 C3 植物向干旱 C3/C4 混合植物转化；结合同时期石器技术的多样化趋势，即使在 120 万年之后，我们仍能够领略到古人类对环境变化的采取的积极适应策略。

第二节　牙本质

牙本质（dentin）构成牙的主体，硬而具有弹性，主要由牙本质小管、成牙本质细胞突起和细胞间质所组成。牙冠牙本质表面为牙釉质，牙根牙本质表面为牙骨质，牙本质和釉质形成釉质牙本质界，为稳固的、抗磨耗及抗折裂的结构，牙本质借根部的牙骨质附着于牙周组织。牙本质内含牙髓，由于在胚胎发生和功能上关系密切，牙本质和牙髓常合称为牙髓牙本质复合体（pulpodentinal complex)。成牙本质细胞胞体位于牙髓表面，细胞突起于牙本质小管内穿行。

一、理化特性

（一）物理特性

新鲜的牙本质呈淡黄色，能透过较透明的釉质使牙冠呈淡黄色，其颜色也与年龄及牙髓活力有关，年龄越大，牙本质越灰暗，死髓牙牙本质为黑灰色。牙本质较釉质软，比骨组织及牙骨质稍硬，努氏硬度值平均为 68KHN（硬化牙本质约为 80KHN，因龋脱矿和死区的牙本质约为 25KHN）。牙本质因含有较高的有机基质及牙本质小管内水分的存在，使其具有一定的弹性、压缩性和延伸性，可适当缓冲咀嚼时的压力，从而保护了釉质及深部的牙髓组织。牙本质组织结构的多孔性，使其具有良好的渗透力，组织液和牙局部微环境中的许多液体介质和离子可经过牙本质。

（二）化学特性

1. 构成比例 成熟牙本质重量的 70% 为无机物，有机物为 20%，水为 10%。如按体积计算，无机物、有机物和水分的含量约为 50%、30% 和 20%。

2. 无机物 牙本质无机物的存在形式也为磷灰石晶体，与羟磷灰石晶体分析纯相比，钙少碳多。其晶体比釉质中小（长 60～70nm，宽 20～30nm，厚 3～4nm），与骨和牙骨质中的晶体相似。

3. 有机物 有机物主要由无定型的基质和胶原纤维构成。

（1）胶原纤维：主要为 I 型胶原，还有少量的 Ⅴ 型和 Ⅵ 型胶原，发育中的罩牙本质中还可见 Ⅲ 型胶原。罩牙本质中的 Ⅲ 型胶原与釉质牙本质界垂直，其他胶原与釉质牙本质界平行。胶原纤维为牙本质矿化提供了结构支架，还可能在牙本质矿化初期起一定作用。

（2）非胶原有机物：牙本质磷蛋白（dentin phosphoprotein，DPP；phosphophoryn）与胶原纤维关系密切，定位于原胶原（tropocollagen）分子间。在牙本质矿化前沿分布，而不存在于前期牙本质中，故一般认为 DPP 有矿化促进晶体成核的作用。DPP 具有高度重复的 Asp-Ser-Ser 模体，此区的磷酸基团和羟基阴性电荷的高度排斥性，使其成为易于和钙离子结合的部位，从而有利于钙化。牙本质涎蛋白（dentin sialoprotein，DSP）主要位于管周牙本质，可以抑制管周牙本质的沉积，防止牙本质小管的闭合。DPP 和 DSP 是来源于同一个基因的产物，分别是同一蛋白即牙本质涎磷蛋白（dentin sialophosphoproteins）N 端和 C 端剪切的产物。牙本质发育不全（遗传性乳光牙本质）的产生即为此蛋白基因突变的结果。牙本质基质蛋白 -1（dentin matrix protein-1，DMP1）分布的部位与作用类似于 DSP。

含 γ 羧基谷氨酸蛋白（Gla）因其含有独特的 γ 羧基谷氨酸而得名，具有较强的结合磷灰石晶体的能力，可能在牙本质矿化中起作用。硫酸软骨素 4、硫酸软骨素 6、核心蛋白聚糖（decorin）、双糖链蛋白聚糖（biglycan）是牙本质中的蛋白多糖，可能在胶原纤维的组装中起作用，有些可能抑制前期牙本质过早矿化，有些可能在牙本质矿化中起作用。骨连接素（osteonectin）和骨桥蛋白（osteopontin）为酸性糖蛋白，前者见于牙本质和前期牙本质，与钙及羟磷灰石表面结合能力强，可以抑制矿化。整合素是细胞表面与细胞外基质结合的受体。

转化生长因子 β、胰岛素样生长因子和成纤维细胞生长因子是牙本质中的生长因子，可能在诱导新的成牙本质细胞形成、创伤修复中起重要作用。

牙本质中脂类和血清源性蛋白含量很小。脂类可能通过形成钙 – 磷脂复合体参与矿化。

综上所述，牙本质中的非胶原有机物分布于胶原原纤维的间隙中，沿牙本质小管周围聚集，主要作用是调节矿物质沉积，可以作为矿化的抑制因子、启动因子和稳定因子。

二、组织结构

牙本质的组织结构包括牙本质小管、成牙本质细胞突起和细胞间质。

（一）牙本质小管（dentinal tubule）

牙本质中的管状细管被称为牙本质小管，贯穿于牙本质全层，自牙髓表面向釉质牙本质界呈放射状排列。牙本质小管沿途分出许多侧支，侧支数目在釉质牙本质界处最多，可能反映了成牙本质细胞刚形成时的多突起的特点。牙根部侧支比冠部多，并常呈袢状，可能与托姆斯颗粒层形成有关。许多分支与邻近小管的侧支互相吻合，形成复杂的网管结构。牙本质小管的近髓端靠近成牙本质细胞，较粗，直径 3 ～ 4μm，越向表面越细，近表面处约为 1μm，且排列疏松，因此牙本质在近髓侧和近表面每单位面积内小管数目之比约为 4 : 1。近髓处牙本质面积小于外周牙本质，牙本质小管的数目反而大于外周牙本质，因此，近髓处小管占的面积约为 22%，每平方毫米约含 5 万个小管；外周牙本质中相应的数值为 2.5% 及 2 万 /mm^2。

在横断面上，牙本质小管的形状取决于切片的平面，大致为圆形，管内充满了组织液和成牙本质细胞突起，小管的内壁衬有一层薄的有机膜，称为限制板，含有较高的糖胺聚糖，可调节和阻止牙本质小管矿化。纵断面上，根尖部、牙尖部的小管较直，牙颈部则弯曲呈“～”形，近牙髓端的突起弯向根尖方向（图 3-17）。

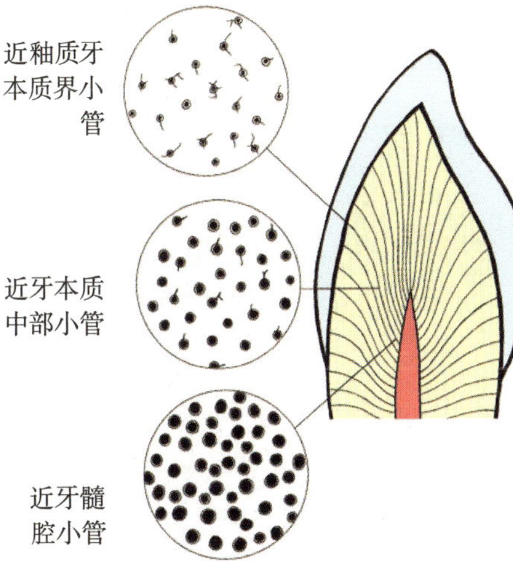

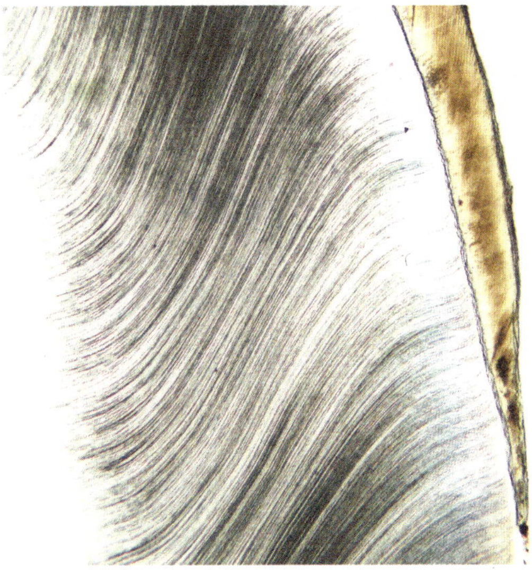

图 3-17 牙颈部牙本质小管

A. 牙本质小管模式图；B. 牙本质小管（牙纵磨片）。

（二）成牙本质细胞突起

成牙本质细胞的细胞体位于牙髓外层，近前期牙本质处，呈整齐的单层排列，前端有突起伸入牙本质小管内，即成牙本质细胞突起（odontoblastic process），大多数突起只伸到牙本质小管近髓端1/3或1/2，仅少数突起到达釉质牙本质界甚至穿过釉质牙本质界形成釉梭。成牙本质细胞突起并不充满整个牙本质小管，两者之间有一小的空隙，为成牙本质细胞突周间隙，间隙内含有组织液和少量的有机物，为牙本质物质交换的主要场所。成牙本质细胞突起在行程中分出部分细小分支，与邻近的突起分支相连接，其形态、走向等与牙本质小管主干及分支相吻合。

在牙体治疗时，窝洞或冠的制备常常破坏成牙本质细胞，因此确定成牙本质细胞突起在小管中的确切位置具有非常重要的意义，可以使临床医生针对修复手术对成牙本质细胞造成的损伤进行评估。

（三）细胞间质

细胞间质即牙本质的主体部分，成分为有机物和无机物，有机物主要由基质和胶原纤维组成。胶原纤维较细，主要为Ⅰ型胶原，大部分与牙本质小管垂直而与牙表面平行，彼此交织成网状（图3-18）。无机物为磷灰石晶体，在牙本质的细胞间质分布并不均匀，在镜下观察时因矿化程度的差异而有特定名称。

1. 管周牙本质（peritubular dentin） 为构成牙本质小管的壁（图3-19）。光镜下观察，牙本质横磨片上管周牙本质围绕成牙本质细胞突起，呈环行的透明带，与其余部分不同。管周牙本质矿化程度高，含胶原纤维极少。在球间牙本质和近釉质牙本质界处的牙本质中无管周牙本质。

2. 管间牙本质（intertubular dentin） 位于管周牙本质之间，构成牙本质的细胞间质的最大部分，是牙本质的主体。管间牙本质的矿化程度较管周牙本质低，其内胶原纤维较多，基本上为Ⅰ型胶原，与小管垂直，网状交织。

3. 球间牙本质（interglobular dentin） 前期牙本质发生球形矿化时，钙质小球之间遗留的一些未被钙化的牙本质基质，主要见于牙冠部近釉质牙本质界处，其中仍有牙本质小管通过，但没有管周牙本质。氟牙症和维生素D缺乏时，球间牙本质明显增多。在磨片上，球间牙本质易被磨去，由空气取代，故常呈黑色（图3-20）。

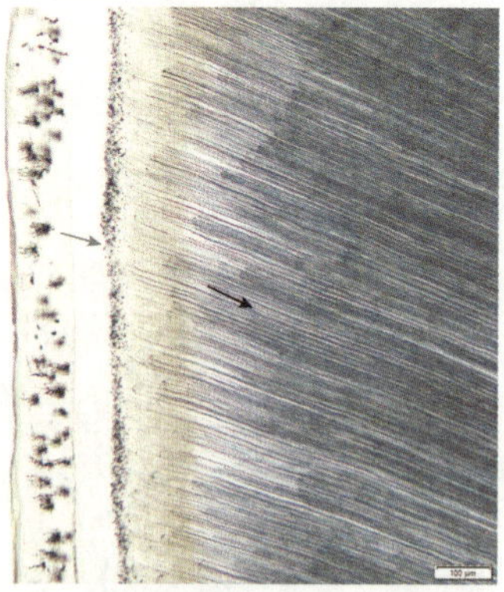

图3-18　牙本质细胞间质

注：黑色箭头为胶原纤维，灰色箭头为托姆斯颗粒。

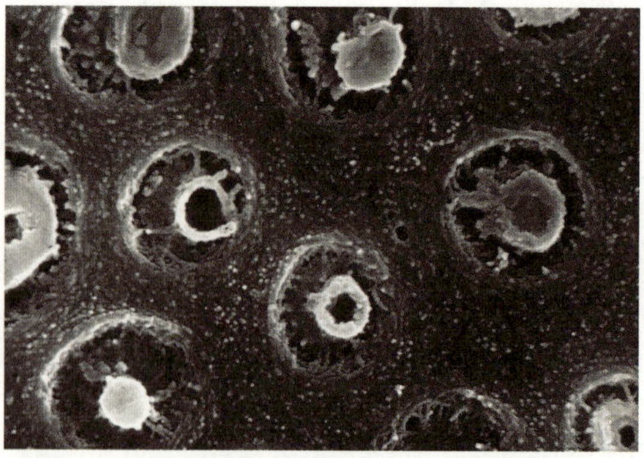

图3-19　牙本质小管横断面

4. 托姆斯颗粒层（Tomes granular layer） 光镜下观察，在牙根部纵磨片上，靠近牙骨质处，牙本质透明层内侧，存在一层黑色颗粒状的区域，称为托姆斯颗粒层（图3-20）。关于此层形成的原因，有人认为是矿化不全所致，类似于小的球间牙本质；也有人认为是成牙本质细胞突起末端分支多、扭曲成袢状，在磨片制作过程中有机物溶解使空气进入所致。

5. 生长线（incremental line） 与牙釉质生长线类似，牙本质逐层形成的过程也在组织学上留下了明显的痕迹，即牙本质生长线。与牙釉质新生线类似，乳牙和第一恒磨牙牙本质中有时也可见一条明显加重的生长线，即新生线。生长线与新生线均与牙本质小管垂直，呈平行有规律的间隔排列。生长线的间隔即为每天牙本质沉积的厚度，反映牙本质的发育和形成速率的周期性变化。

6. 前期牙本质（predentin） 光镜下观察，牙本质脱钙 HE 染色的切片上，在成牙本质细胞和矿化牙本质之间有一层尚未矿化的牙本质，呈淡红色，称为前期牙本质（图 3-21）。前期牙本质与矿化牙本质之间的界限较清楚，两者交界处可见不规则钙化小球。因为牙本质的形成过程是成牙本质细胞先合成分泌一层基质，然后钙盐沉积形成矿化的牙本质，而且牙本质一生始终在有序的形成，因此在成牙本质细胞和矿化牙本质之间总有前期牙本质存在。其厚度为 10 ～ 40μm，取决于个体牙本质形成的速度。

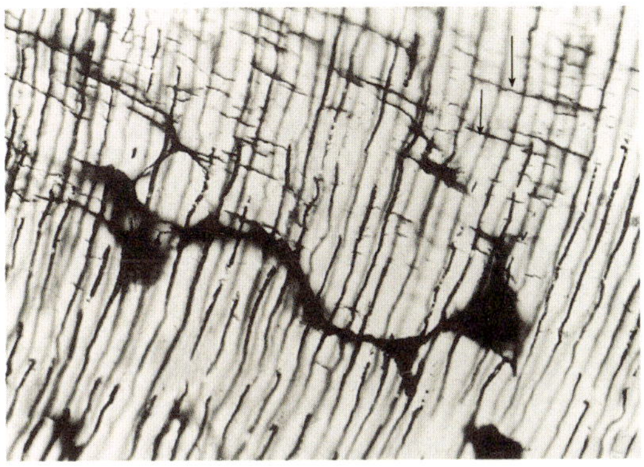

图 3-20 球间牙本质（银染色 ×400）

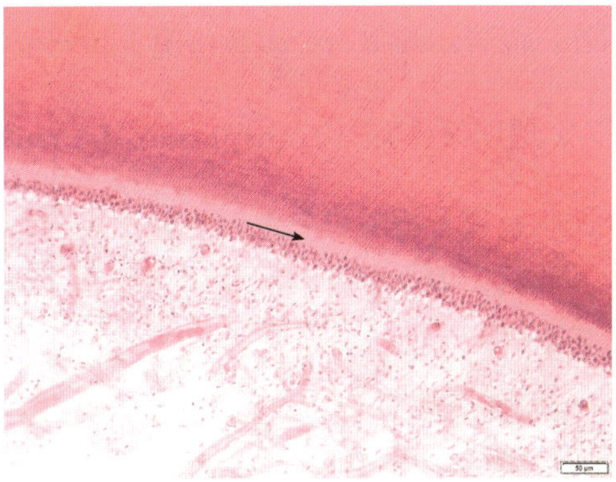

图 3-21 前期牙本质（牙切片，箭头所示）

三、牙本质的增龄性变化

牙齿发育完成、萌出之后，牙本质会发生许多与年龄相关的增龄性或与刺激相关的反应性变化。

（一）原发性牙本质

原发性牙本质（primary dentin）是指牙发育过程中形成的牙本质。其主体为包围于牙髓周围的髓周牙本质（circumpulpal dentin），髓周牙本质的外侧薄层结构，在牙冠为罩牙本质（mantel dentin），在牙根为透明层（hyaline layer），分别为牙冠和牙根最早形成的牙本质。

（二）继发性牙本质

牙本质的增龄性变化主要表现为继发性牙本质（secondary dentin）不断形成，导致牙髓腔不断缩小。牙根发育完成，建立咬合关系之后，形成的牙本质称继发性牙本质。继发性牙本质与原发性牙本质不同。继发性牙本质的小管数目较少，走行方向与原发性牙本质不同，常呈水平状，与原发性牙本质形成明显的分界线。继发性牙本质较原发性牙本质形成的速度慢，其形成速度与牙所承受的咬合力有关。一般在前磨牙和磨牙中，髓腔顶部及底部的继发性牙本质较侧壁厚。

四、牙本质的反应性改变

牙髓牙本质复合体内形成牙本质的成牙本质细胞一生存在，同时，牙齿在人的一生中经过不断地磨耗，常常造成牙本质组织的缺损。牙齿缺损到一定程度后，成牙本质细胞会发生一系列防御和/或反应性变化，主要表现为以下三种。

（一）修复性牙本质（reparative dentin）

修复性牙本质是牙髓对各种外界刺激，如龋病、磨损、窝洞制备、修复体和创伤周围的微裂等作出的防御性反应。受到刺激的成牙本质细胞发生变性，未分化细胞取代变性细胞，进一步分化为成牙本质样细胞，在相对应的髓腔壁上形成新的修复性牙本质。

由于刺激的程度、类型，牙的发育及成熟状态不同，修复性牙本质的形成过程和结构方面可能有很大的区别，表现多样，因此出现了很多的名称，如第三期牙本质、不规则继发牙本质、反应性牙本质、骨样牙本质等。修复性牙本质可以类似继发性牙本质，小管排列规则；也可以有较少的不规则小管；或者小管很少。多数情况下，修复性牙本质的小管与原有牙本质的小管间无延续性。

（二）透明牙本质（transparent dentin）

慢性刺激或者增龄可导致牙本质小管内的成牙本质细胞突起发生变性，继而发生病理性钙化封闭小管。此时，因为小管内沉积的钙和管周牙本质的折射率没有明显差异，在磨片上呈透明状，称为透明牙本质。

1. 反应性透明牙本质 在牙本质受到缓慢的刺激后，除形成修复性牙本质外，还可不断形成透明牙本质。透明牙本质的形成封闭了牙本质小管，可阻止或缓冲外界的刺激传入牙髓，可认为是机体的一种保护性反应。小管中沉积物的来源尚不明确，可能来自成牙本质细胞产生的磷灰石晶体，可能来自唾液，也可能二者兼有。

2. 增龄性透明牙本质 增龄过程中也可能出现透明牙本质，牙根部多见。此种透明牙本质的量随年龄增多，并且不受牙的功能和外界刺激的影响。此特点已被法医用于鉴定齿龄。此时牙本质小管可完全封闭，将磨片置于水中，其他牙本质小管内因有水进入而不透明，封闭小管内无水进入，反射指数与管周牙本质相似，故为透明区。

（三）死区（dead tract）

各种原因如磨损、龋病或酸蚀等刺激小管内成牙本质细胞突起时，除可能形成透明牙本质封闭小管外，还可能发生成牙本质细胞突起的变性、分解、消失，导致小管内充满空气。光镜下观察，在牙磨片上，这部分牙本质呈黑色，称为死区。因为形成透明牙本质、修复性牙本质、死区的因素基本相同，这些反应性成分可能同时出现，混杂在一起，往往在死区的周缘有透明牙本质围绕，而近髓端可见修复性牙本质。需要注意的是，在正常的牙本质磨片中，由于成牙本质细胞突起的分解，空的小管被空气所充满，也可出现死区样的变化。但前者没有相应的修复性牙本质，可以鉴别。

五、牙本质结构的临床意义

1. 牙本质的感觉

临床上，牙龈退缩、牙颈部楔状缺损或重度磨耗使牙本质暴露时，牙本质对冷热等刺激过度敏感，说明牙本质具有感觉功能。牙本质对机械、温度和化学刺激等有明显的反应，这类反应所产生的唯一感觉就是痛觉。光镜下，经特殊染色的切片上，近牙髓端 1/3 或 1/2 的牙本质小管内，可观察到来自牙髓的神经纤维，这是牙本质具有感觉功能的组织学基础。

2. 牙本质的渗透性　牙本质具有渗透性，这主要是因为牙本质小管的存在。从有利的方面说，小管是营养供应的通道，能够把成牙本质细胞突起和牙本质所需要的物质从牙髓输送到牙本质。从不利的方面说，牙本质小管也是有害物质扩散的途径。细菌及其病毒性产物可经牙本质小管进入牙髓，临床常用的牙科材料及酸蚀剂也可能通过小管杀死或损害牙髓。例如，牙髓对某些修复材料的不良反应，可能是由于材料本身的边缘封闭性不佳，牙本质表面存在微裂及细菌，填充材料或细菌毒素通过牙本质小管扩散，进而影响到牙髓。

3. 牙本质对外界刺激的反应　当受到外界刺激时，如果刺激比较缓慢，成牙本质细胞或成牙本质细胞样细胞在牙髓侧产生修复性牙本质。另外，牙根发育完成后，继发性牙本质还一直在形成。这些牙本质能够适当屏蔽外界的不良刺激，对牙髓具有一定的保护作用，构成阻止致龋菌及其毒素的屏障。

4. 牙科材料与牙本质的黏附　用牙钻切割牙本质，融化和再固化的牙本质在表面形成研磨层。研磨层封闭了牙本质小管，但也可能保留细菌并在新的牙本质表面形成难以黏结的界面。因此，用强酸去除研磨层不但可以去除细菌，而且可以重新暴露牙本质小管，以便黏结剂的充入。

5. 对牙釉质的支持　龋病治疗进行洞型制备时，一般不保留失去牙本质支持的无根基的釉柱，否则充填后，当牙受到压力时，这种薄而悬空的釉质常碎裂，使窝洞边缘产生裂缝，继而引发继发龋。

▶知识拓展

刚柔并济的牙本质

中国传统文化认为，过刚易折，过柔易屈，刚柔并济才能避免极端，实现无过无不及，符合中庸之道。牙体组织中，牙釉质过刚，牙髓过柔，只有牙本质刚柔并济。管周牙本质中沿着牙本质小管呈环状致密排列的羟磷灰石晶体赋予牙本质良好的刚性，管间牙本质中与晶体无序嵌合的大量胶原纤维赋予牙本质良好的柔性。管周与管间牙本质的有序交替排列赋予了牙本质良好的刚性与韧性，足以承担为表面的刚性牙釉质提供缓冲、为内部的柔性牙髓提供保护的重任。

第三节　牙　髓

牙髓（pulp）位于髓腔内，周围大部分包绕硬的牙本质，只通过根尖孔与外界相通。牙髓中的血管、淋巴管和神经通过根尖孔与根尖部的牙周组织相连。牙髓本质上是疏松结缔组织，但又不同于一般的结缔组织，主要的区别在于其外周在上皮的诱导下分化为牙本质形成细胞，能够形成牙本质，并可以对外界的刺激作出反应。

一、组织结构

牙髓是疏松结缔组织，主要由细胞、细胞间质、神经和血管等组成。在组织结构上从外向内牙髓可分为四层：最外侧邻近前期牙本质的成牙本质细胞层；成牙本质细胞层内侧细胞相对较少的乏细胞层；乏细胞层内侧细胞密集的多细胞层；牙髓中央的髓核（pulp core），此层大部分区域细胞分布均匀，含丰富的血管和神经。（图 3-22）。其中，乏细胞层的存在与否具有不确定性，主要取决于牙髓的功能状态，此层在牙冠部较明显，在牙本质形成较快和有修复性牙本质形成的区域可能无此层。

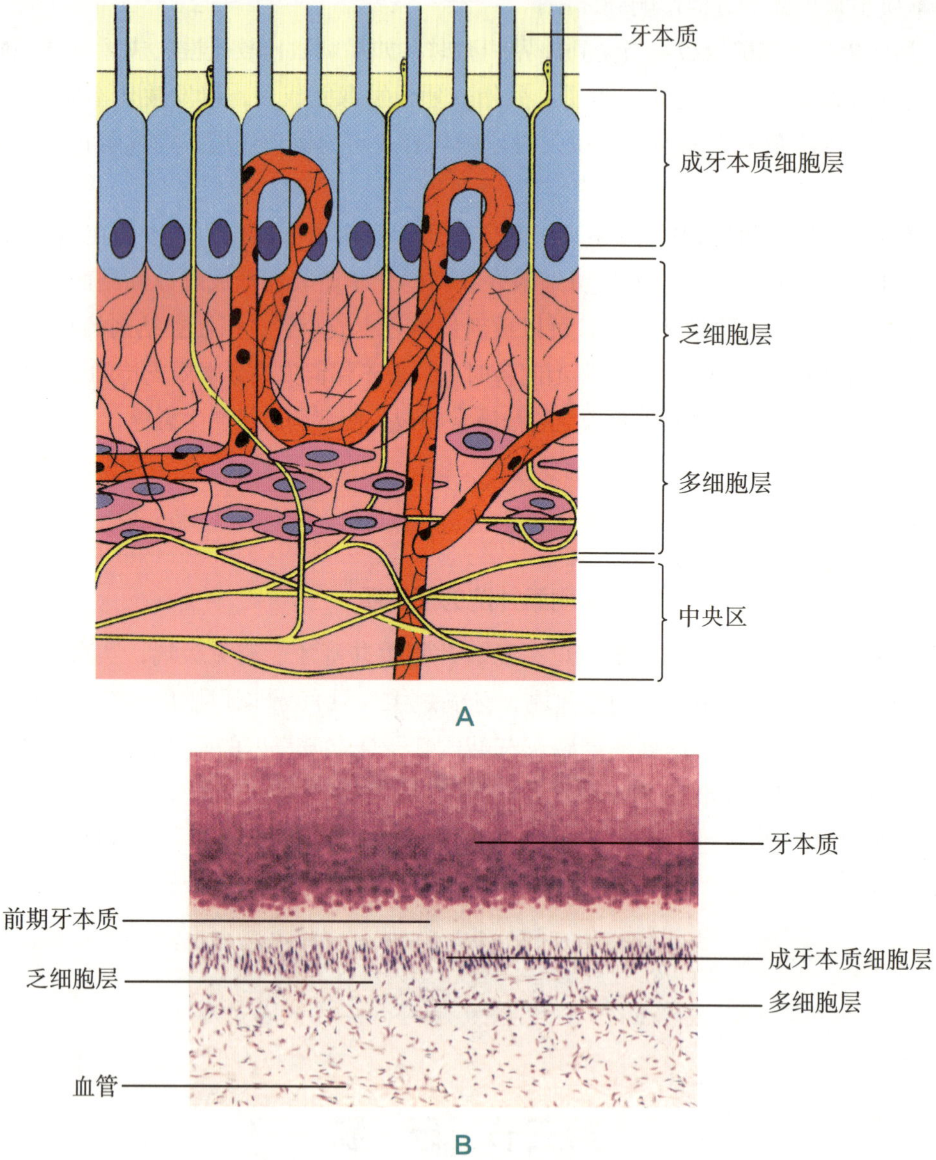

图 3-22　牙髓组织

A. 牙髓模式图；B. 牙髓光镜图。

（一）细胞

1. 成牙本质细胞（odontoblast） 其胞体构成成牙本质细胞层，细胞顶端的成牙本质细胞突起伸入牙本质小管内。光镜下，成牙本质细胞胞体在牙髓最外侧排成一层，但细胞核并不处于一个平面，故为假复层，其外侧紧邻前期牙本质。成牙本质细胞的形态取决于其功能状态，不同部位的形态不完全一致。牙冠部成牙本质细胞为高柱状，细胞活性高；到牙根部逐渐变为立方形；接近根尖部细胞呈扁平状，为相对静止状态。电镜下，成牙本质细胞的胞核位于细胞基底部，胞浆中可见粗面内质网、高尔基复合体、线粒体、溶酶体等细胞器。合成牙本质功能旺盛的成牙本质细胞，具有合成蛋白质及分泌功能的细胞特征：细胞丰满，胞浆多，嗜碱性，细胞内粗面内质网、线粒体丰富，高尔基复合体显著。处于静止状态的牙本质细胞形态特征与之相反。

2. 成纤维细胞（fibroblast） 又称牙髓细胞，是牙髓中的主要细胞。光镜下，成纤维细胞呈星形或梭形，中央有一卵圆形的核，染色深，胞浆突起可互相连接，染色淡（图 3-23）。电镜下，成纤维细胞的形态与牙髓组织的活性和功能状态密切相关。合成胶原功能活跃的成纤维细胞有丰富的粗面内质网、线粒体及发达的高尔基复合体，往往见于年轻人。在合成、分泌胶原功能下降的成纤维细胞，以上细胞器数量减少，一般见于老年人。与其他组织的损伤与修复一样，成纤维细胞在牙髓的创伤修复过程中也发挥非常重要的作用。在适当的刺激下，成纤维细胞可增生、分化为新的成牙本质细胞或成纤维细胞，参与牙本质和牙髓的修复。

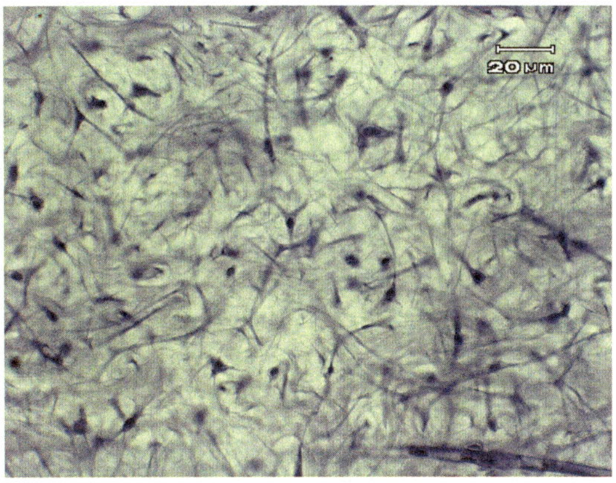

图 3-23 牙髓中的成纤维细胞

3. 巨噬细胞（macrophages cell） 巨噬细胞形态不规则，有许多突起，胞核小而圆，染色深，但静止状态下很难与成纤维细胞相鉴别。在炎症时，巨噬细胞被激活，胞体明显增大，核仁明显，特征性改变为胞浆内有染色颗粒。巨噬细胞主要位于小血管及毛细血管的周围。

4. 未分化间充质细胞（undifferentiated mesenchymal cell） 常位于血管壁处，比成纤维细胞小，但形态与成纤维细胞相似，光镜下难以鉴别。为储备细胞，具有多向分化能力，受刺激时可分化为结缔组织中的任何一种细胞。老年人牙髓中未分化间充质细胞较少，故再生能力差。

5. 树突状细胞（dendritic cells） 属于抗原呈递细胞，常含有三个以上的胞质突起，长度可达 50μm。可见于整个牙髓，但主要分布在牙髓中央区血管、牙髓外周如成牙本质细胞周围。与牙髓中的淋巴细胞一起，构成牙髓免疫防御系统中重要的组成部分。

6. 淋巴细胞 以往认为正常无炎症牙髓组织中无淋巴细胞，但研究证明 T 淋巴细胞是牙髓中的一种重要的细胞，包括 CD4 和 CD8 阳性细胞，是牙髓中主要的免疫反应细胞。

（二）细胞间质

1. 纤维 主要为胶原纤维和嗜银纤维。胶原纤维主要是由Ⅰ型和Ⅲ型纤维组成，两者大约成 55∶45 的比例。年龄增加，胶原纤维也逐渐增加，但Ⅰ型和Ⅲ型的构成比基本不变。嗜银纤维即网状纤维，常规染色不能显示，用特殊的银染色时才能显示，纤维纤细，主要构成也是Ⅲ型胶原纤维。另有少量弹力纤维，主要位于较大的血管壁上。

2. 基质 牙髓的基质为无定型的胶状粘连质，形成一个连续的分子筛，可阻挡大分子蛋白质通过，而细胞代谢产物、营养物质和水分可通过细胞和血管间的基质。基质的主要成分是蛋白多糖、糖蛋白、硫酸软骨素 A、硫酸软骨素 B 和透明质酸。其中蛋白多糖的功能是支持细胞、充盈组织、调节各种细胞的相互作用，影响细胞的黏附、活动性、生长和分化。

（三）血管、淋巴管及神经

牙髓的血管丰富，特点是管壁薄、动静脉可直接吻合、缺乏侧支循环，仅通过狭小的根尖孔与外界交通。血管来自颌骨的牙槽动脉分支，通过根尖孔进入牙髓，沿牙髓中轴前行，沿途分出小支。各小分支在成牙本质细胞层下方形成稠密的毛细血管丛，血管丛的毛细血管后静脉汇成牙髓静脉，与牙髓动脉伴行，出根尖孔转为牙槽静脉。

牙髓中最大的动脉的直径为50～100μm，小动脉直径为20～30μm，末梢动脉直径为10～15μm。毛细血管直径为8～10μm，仅见一层内皮细胞。

牙髓淋巴管起自牙髓表面的毛细淋巴管网，在光镜下不易与毛细血管网区别。淋巴管网汇合成稍大的小淋巴管，与血管伴行，出根尖孔与牙周组织淋巴管汇合。前牙的淋巴液进入颏下淋巴结，后牙的则进入下颌下和颈深部淋巴结，因此，不同牙髓出现炎症，可能会伴随不同部位的淋巴结肿大。

牙髓内神经丰富，大多数是有髓神经，系感觉神经。在受到外界刺激后，常反应为痛觉，而不能区分冷、热、压力及化学变化等不同刺激，这可能是因为牙髓缺乏对这些刺激的感受器。牙髓神经缺乏定位能力，故牙髓炎患者往往不能准确指出痛牙的部位。少数牙髓神经为无髓神经，系交感神经，调节血管的收缩和舒张。

牙槽神经的分支，自根尖进入牙髓，伴随血管走行，并伴随血管分支逐渐分支，在多细胞层附近形成神经网，称为神经壁层。神经壁层的部分纤维继续穿过成牙本质细胞层，伴随成牙本质细胞突起进入牙本质小管。

二、牙髓的反应性和增龄性变化

1. 反应性变化 牙髓凭借成牙本质细胞突起和根尖孔与外界有着密切的联系。牙本质表面的任何物理和化学的刺激，与该表面相对应的牙髓组织都可能出现反应性变化。慢性、较弱的刺激可导致成牙本质细胞增生，形成修复性牙本质，同时可造成牙髓组织的各类退行性变。强烈刺激可发生急性炎症反应，此时牙髓内的薄壁血管扩张、充血、渗出，髓腔内压力增大，因为牙髓四周被坚硬的牙本质壁所包围，增大的压力无法缓解，从而压迫牙髓神经末梢而产生剧烈疼痛。增大的压力同时压迫牙髓动脉，可导致牙髓缺血性坏死。

牙髓属于疏松结缔组织，本应具有较强的修复能力，但由于其解剖条件所限，实际上牙髓的修复再生能力有限。对于新鲜暴露的牙髓，经适当的临床治疗后，成牙本质细胞增生，可形成牙本质桥而封闭穿髓孔。对于由于感染而发生炎症的牙髓，完全的修复性再生则是困难的。

2. 增龄性变化 牙髓在牙发育完成后，随着年龄的增长不断形成继发性牙本质，可使髓腔逐渐缩小。同时，牙髓组织中的细胞成分逐渐减少，纤维成分增多，牙髓活力降低，出现退行性改变。

三、牙髓组织结构的临床意义

1. 形成功能 牙髓中的成牙本质细胞、成纤维细胞、间充质细胞具有形成功能。成牙本质细胞能终生不断形成新的牙本质，牙本质沉积导致髓腔逐渐缩小，这属于增龄反应，在做牙髓治疗时，需要充分考虑到老年人髓腔狭小的可能。成纤维细胞的主要功能是形成牙髓中的纤维和基质，是牙髓的主体细胞，但随着年龄增长，逐渐出现退行性的变化，如细胞数量减少，活性降低，同时纤维增多。间充质细胞属于干细胞，在一定的条件下，能够形成牙髓中任何一种细胞。

2. 营养功能　牙髓依靠自身丰富的血运系统，除供给自身营养外，还可通过牙本质小管、成牙本质细胞突起等给牙本质和釉质提供营养。

3. 感觉功能　牙髓内具有丰富的感觉神经，故牙髓对外界刺激敏感，但对所有刺激的感觉均为痛觉，并且定位差，故治疗牙髓炎患者时，需要通过检查仔细确定患牙，不能单凭患者自述。

4. 防御功能　同身体的其他部位一样，牙髓可对外界刺激产生防御反应，并且具有一定的再生修复能力。刺激较强时，牙髓发生急性炎症反应，表现为变质、渗出；刺激较弱时，牙髓发生慢性炎症反应，表现为增生，在受刺激相应部位形成修复性牙本质，以阻挡外界刺激的继续深入。

▶知识拓展

牙体的营养与感觉中心——牙髓

牙髓是位于牙齿中心的疏松结缔组织，含有丰富的血管和神经。它不仅能够为牙齿提供营养，还能够感受外界刺激并产生痛觉。

牙髓治疗：当牙髓发生炎症或坏死时，需要进行牙髓治疗。这包括根管治疗、牙髓再生等技术，旨在消除炎症、缓解疼痛并恢复牙齿的功能。

牙髓活力测试：在临床上，可以通过电活力测试或冷热测试等方法来评估牙髓的活力状态，从而指导治疗方案的选择。

第四节　牙骨质

牙骨质（cementum）是覆盖于牙根表面的一种硬的结缔组织，其在解剖学上属于牙体组织，在功能上属于牙周组织。牙骨质的研究是全身硬组织中研究最少的，人类对成牙骨质细胞的来源、分化及细胞动力学知之甚少，近年来，随着对牙周病的重视及技术的进步，对牙骨质的研究开始逐渐深入。

牙骨质是维系牙与牙周组织联系的重要结构，其外表面与牙周韧带相连，其内部牢固附着于牙本质。主要功能是通过附着牙周韧带的胶原纤维，建立牙和牙周组织的联系。因此牙骨质是高度反应性的矿化组织，能够维护牙根的完整性，并参与牙的修复再生。人的牙骨质限于牙根表面分布，而一些食草动物也有分布于牙冠部。

一、理化特性

1. 物理特性　牙骨质呈淡黄色，表面钝圆，无光泽，比牙本质颜色略深。其硬度低于牙本质。

渗透性较牙本质强，其渗透性随年龄的增加而降低。牙骨质在近牙颈部较薄，为 10 ～ 15μm，根尖和磨牙分叉处较厚，为 50 ～ 200μm，最厚的区域可超过 600μm。

2. 化学特性 牙骨质中无机物占总重量的 45%～ 50%，有机物和水占 50%～ 55%。不同部位的矿化程度有所差别。无机盐的含量与釉质和牙本质相同，主要是钙和磷，并以磷灰石晶体的形式存在。此外，还含有多种微量元素，其中氟的含量较其他矿化组织多，微量元素主要分布于外表面区。有机物主要是胶原和非胶原蛋白，胶原主要是Ⅰ型胶原，主要为矿化晶体提供支架，还含有少量的Ⅲ型及Ⅶ型胶原，其功能主要是参与牙骨质的矿化。非胶原蛋白与牙骨质的黏附功能有关。

二、组织结构

牙骨质的组织结构与密质骨相似，由细胞和矿化的细胞间质组成。但牙骨质无哈弗斯管，也无神经和血管。

1. 细胞 牙骨质内的细胞称为牙骨质细胞，细胞体积较小，胞体呈卵圆形，稍扁，细胞表面有许多胞浆突起，突起伸向牙周膜，可从牙周膜的血管中吸取营养。牙骨质细胞位于牙骨质基质陷窝中，陷窝之间相互吻合，陷窝内邻近的牙骨质细胞突起随之相互吻合。牙骨质有许多分类方法，最主要的是根据间质中有无牙骨质细胞，分为无细胞性牙骨质和细胞性牙骨质两种（图 3-24）。

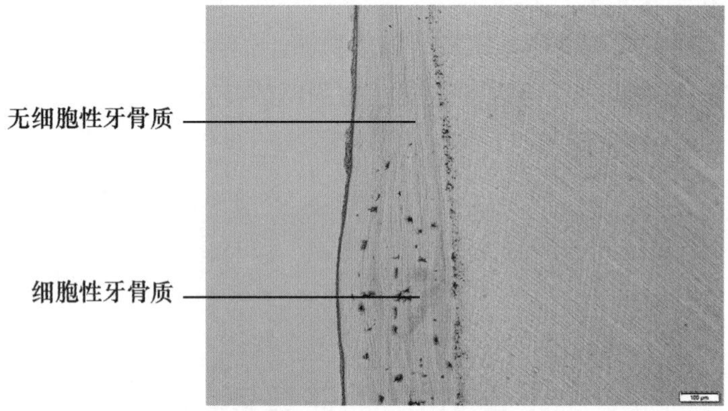

图 3-24 无细胞性牙骨质和细胞性牙骨质

（1）无细胞性牙骨质（acellular cementum）：不含牙骨质细胞，由层板状细胞间质构成。牙骨质细胞在形成牙骨质时周期性层层沉积，层和层之间、层与牙根表面之间相互平行，而牙骨质细胞并不在其中，在脱钙的 HE 切片上表现为紫蓝色间隔线，称牙骨质生长线。无细胞性牙骨质位于根部牙本质表面，多位于牙颈部到近根尖 1/3 处。

（2）细胞性牙骨质（cellular cementum）：间质中含有牙骨质细胞，常位于无细胞性牙骨质的表面，但在根尖部 1/3 可以全部为细胞性牙骨质。

2. 细胞间质 由纤维和基质组成。

（1）纤维：牙骨质间质内主要有两种胶原纤维，与牙根表面平行排列的纤维由成牙骨质细胞产生，与牙根表面垂直或斜行插入牙骨质的胶原纤维由牙周膜成纤维细胞产生。两种纤维交织在一起，前者为固有纤维；后者来自牙周膜，一端埋在牙骨质中，另一端则埋在牙槽骨内，称为穿通纤维或沙比纤维，作用是把牙齿固定在牙槽窝内。

（2）基质：基质位于纤维之间，其中的无机盐以磷灰石晶体的形式沉积在胶原纤维上，形成钙化的基质。有机质主要为蛋白多糖。

3. 釉质牙骨质界（enamelo-cemental junction） 在牙颈部，釉质和牙骨质相连，称为釉质牙骨质界。两者相互连接的情况有三种，一是少量牙骨质覆盖在釉质表面，二是釉质和牙骨质端端相接，三是釉质和牙骨质分离，该处牙本质暴露，只是为牙龈覆盖。其中第一种情况占约 60%，第二种情况占约 30%，最后一种情况占约 10%。最后一种情况下，一旦牙龈萎缩，暴露的牙本质容易发生过敏（图 3-25）。

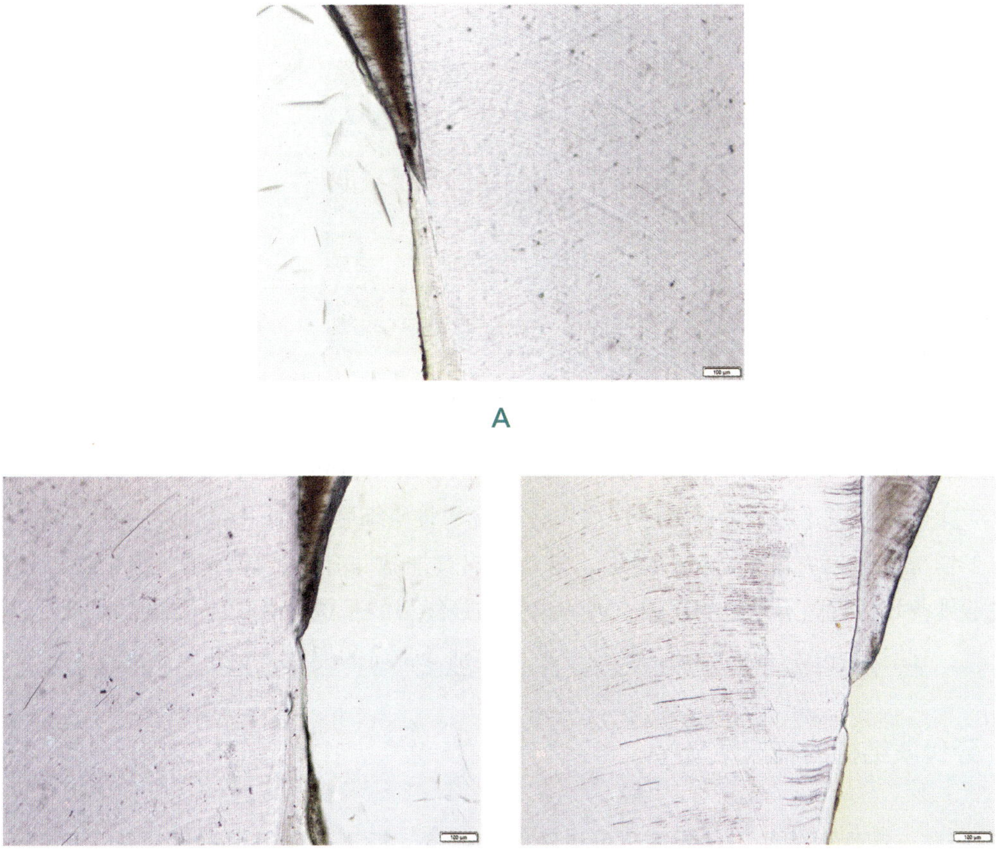

A

B　　C

图 3-25　釉质牙骨质界（磨片）

A. 牙骨质少许覆盖釉质；B. 牙骨质与釉质端端相接；C. 牙骨质与釉质不相连接。

4. 牙本质牙骨质界（dentino-cemental junction） 在牙根部，牙本质与牙骨质相互连接，称为牙本质牙骨质界。光镜观察，两者紧密结合，呈现一较平坦的界线。电镜下，可见该处牙本质和牙骨质的胶原纤维互相缠绕。

三、牙骨质的分类

牙骨质的分类较复杂，根据牙骨质中有无细胞、牙骨质中有机基质的来源大致可分为以下几种。

1. 无细胞无纤维牙骨质（acellular afibrillar cementum，AAC） 此种牙骨质比较少见，多见于成熟釉质表面。无纤维插入且不参与牙及牙周膜的附着，无功能意义。

2. 无细胞外源性纤维牙骨质（acellular extrinsic fiber cementum，AEFC） 含密集排列

的外源性胶原纤维即穿通纤维，方向与根面垂直。一般位于牙根近冠方的 1/3，有固定牙根的作用。

3. 有细胞固有纤维牙骨质（cellular intrinsic fiber cementum,CIFC） 含有成牙骨质细胞，其中只有固有纤维，不含穿通纤维，因此本身无固定牙根的作用，只能参与构成有细胞混合分层牙骨质；或者修复牙骨质吸收或缺陷区和根折区，是修复性牙骨质的一种形式。

4. 有细胞混合分层牙骨质（cellular mixed stratified cementum，CMSC） 同时含有无细胞外源性纤维牙骨质和有细胞固有纤维牙骨质，两者不规则交替沉积，形成有细胞混合分层牙骨质，通常分布于根分歧区及根尖区。因为同时含有胶原纤维和外源性穿通纤维，故有固定牙根的作用（图 3-26）。

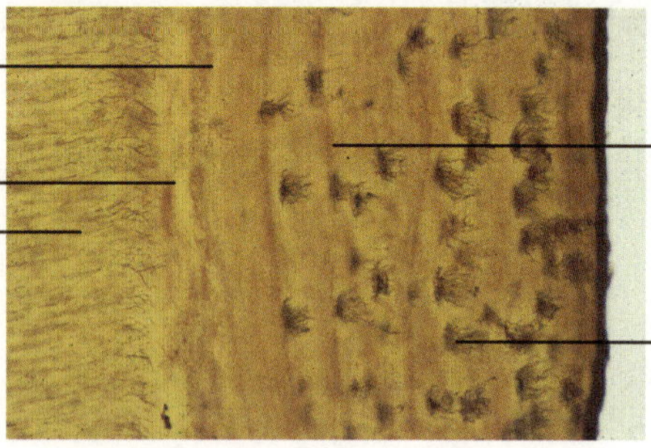

图 3-26 有细胞混合分层牙骨质

5. 无细胞固有纤维牙骨质（acellular intrinsic fiber cementum，AIFC） 是有细胞固有纤维牙骨质的变型，形成于对外力的适应性反应，不含牙骨质细胞，无固定牙根的作用。

在很多情况下，牙周再生尝试的结果，只是形成有细胞固有纤维牙骨质，由于没有外源性穿通纤维，并不具备牙骨质固定牙根的功能。因为再生的最终目的是诱导有功能牙骨质，即无细胞外源性纤维牙骨质、有细胞固有纤维牙骨质的形成。所以鉴别牙骨质的类型，对牙骨质的再生有重要意义。

四、牙骨质结构的临床意义

1. 抗吸收 在生理情况下，牙骨质可以重塑和改建，但不像骨组织那样活跃。与骨组织比较，牙骨质更加的保守，在压力作用下，较牙槽骨具有更强的抗吸收能力。这一特点，对于正畸治疗非常有意义，可以利用牙槽骨的不断改建和重塑使牙齿移动，同时不致发生牙骨质吸收。

2. 再生

（1）适度再生：在牙根形成以后，牙骨质细胞可通过不断的增生沉积牙骨质而形成继发性牙骨质，以适应牙周膜纤维因牙功能的需要所发生的改变和更替，使新的牙周膜纤维重新附着至牙根；根尖部继发性牙骨质的形成，可使牙的切缘和咬合面受到的磨损得到一定的补偿，来维持咬合高度。

（2）过度再生：如果形成的钉状不规则牙骨质深入被吸收的牙槽骨凹陷内，则形成牙根与牙槽骨相愈合，这种情况下，拔牙易造成根折或骨折。常见于牙齿受到创伤、炎症等刺激，牙骨质首先发生吸收，刺激消退后所发生的再生。

（3）再生的条件：受感染的牙骨质表面不能形成新的牙骨质，欲促进牙骨质再生，必须将感染的牙骨质剔除干净，治疗后，新生牙骨质沉积可修复创面。同时，牙周膜中新形成的纤维，借助新生牙骨质的沉积而附着于牙齿，重建牙体与牙周组织的连接关系。这种情况多见于牙周炎时，牙骨质成为牙周袋的一个袋壁，此时上端的牙骨质表面往往并发感染。

▶知识拓展

维系牙与牙周组织的重要结构——牙骨质

牙周炎是一种侵犯牙周组织的慢性炎症，它可导致牙槽骨吸收，进而出现牙齿松动、牙缝变大、牙龈萎缩等症状。在牙周炎的发病过程中，牙骨质也扮演着重要的角色。当牙周组织发炎时，致病菌产生的代谢产物会破坏牙周支持组织，包括牙骨质。牙骨质一旦受损，其附着牙周韧带的功能就会受到影响，进而加剧牙周炎的病情。

牙周炎导致的牙骨质破坏，不仅会影响牙齿的稳定性，还可能为细菌及其产物提供可乘之机，使损伤进一步扩大。这种破坏性的炎症反应，如果得不到及时有效的治疗，最终可能导致牙齿的脱落。

因此，对于牙周炎的治疗，除控制炎症的进展外，还需要关注牙骨质的保护和修复。通过专业的牙周治疗，如牙周洁治术、牙周手术等，可以去除牙结石、清除细菌，促进牙周组织的恢复。同时，患者也应加强个人口腔卫生维护，使用正确的刷牙方法和工具，如牙线、牙缝刷等，以减少牙菌斑和牙结石的形成，从而保护牙骨质和牙周组织的健康。

牙骨质作为牙齿与牙周组织之间的重要连接结构，在维护牙齿稳定性和参与牙齿修复再生过程中发挥着重要作用。而牙周炎作为一种常见的牙周疾病，其对牙骨质的破坏不容忽视。因此，我们应该加强对牙周炎的预防和治疗，以保护牙骨质和牙周组织的健康。

考试知识点总结

本章小结

协和云课堂……　拓展练习及参考答案

（姜春荣）

教学课件

第四章 牙周组织

学习目标

素质目标

树立牙周保健的意识，爱牙护牙，具备良好的口腔卫生习惯。

微课：牙周组织

知识目标

（1）掌握：牙龈的组织学结构；牙周膜纤维的分布及功能、牙周膜内细胞的种类及功能；牙槽骨的组织学结构特点及临床意义。

（2）熟悉：牙龈表面解剖结构；牙周膜的结构与功能；牙槽骨的生物学特性。

（3）了解：牙周膜的血液供给、淋巴管及神经的分布；牙周膜及牙槽骨的增龄变化。

能力目标

（1）能绘制牙周组织结构示意图、牙龈固有层纤维束分布图和牙周膜纤维的分布示意图。

（2）能运用所学知识指导牙周保健。

案例导入

【案例】

患者，女，35岁。主诉：刷牙出血持续2个月，近1周加重；出血颜色鲜红，量少，伴疼痛。查体：患者上、下前牙龈乳头鲜红色，明显肿胀，光亮、松软，触之易出血；下颌前牙区牙石明显；无显著牙周袋。X线检查牙槽骨未见明显变化。患者口腔卫生状况一般，刷牙不规律，刷牙方法不正确。

【问题】

1. 患者可能的诊断是什么？
2. 疾病发生的原因是什么？

· 核心知识拆解 ·

刷牙过程中刷毛不可避免地会触碰到牙龈，一方面具有清洁龈沟、龈谷等隐蔽部位的作用，另一方面具有按摩牙龈的作用。本章案例导入中，患者刷牙不规律，刷牙方法不正确，牙龈与牙体之间产生牙石，导致牙龈炎症，牙龈充血水肿，刷牙时在刷毛的刺激下容易出血。

牙周组织（periodontium）对牙具有支持和保护作用，包括牙龈、牙周膜、牙槽骨三部分。牙龈覆盖在牙颈部及牙槽嵴上，由游离龈、附着龈、龈乳头三部分构成。组织学上，牙龈分为上皮层、固有层。上皮层分为牙龈上皮、龈沟上皮和结合上皮。三类上皮的结构与其所处的位置及功能相适应。固有层为致密结缔组织，主要由胶原纤维构成，将牙牢固地固定在牙槽窝内。牙周膜是连接牙体组织与牙周组织的纽带，其主纤维束一端埋入牙周膜，一端埋入牙槽骨。牙周膜内含有种类丰富的细胞，既含有具备合成功能的成纤维细胞、成骨细胞，又含有具备吸收功能的破骨细胞，以及上皮剩余、淋巴细胞、未分化的间充质细胞。牙槽骨是上、下颌骨包绕牙根的部分，按其解剖部位分为固有牙槽骨、骨密质和骨松质三部分。其中固有牙槽骨衬于牙槽窝内壁，骨板的孔状结构中有牙周膜的血管和神经通过。邻近牙周膜侧的固有牙槽骨包埋了大量的穿通纤维。牙槽骨随着牙的移动而不断地改建，受压力侧被吸收，受牵引侧骨质增生，这是临床正畸治疗的基础。随着年龄的增长，牙槽骨的高度降低，骨质疏松，骨髓由红骨髓变为黄骨髓。

牙骨质在分类上属于牙体组织，但实际上它和牙龈、牙周膜、牙槽骨共同形成一个有机的功能整体，将牙齿稳固地嵌在牙槽窝之中，确保牙在口腔中保持稳定的位置。牙周组织存在的首要意义在于为牙齿提供坚实的支持，并使其免受外界各种不良因素的伤害，维持牙齿正常的生理功能和口腔的健康状态。

第一节　牙　龈

牙龈（gingiva）是包围和覆盖在牙颈部及牙槽嵴的口腔黏膜，其色泽为柔和的浅粉红色，质地坚韧且相对固定，几乎没有活动性。在口腔前庭及下颌舌侧面，牙龈与色泽鲜红的牙槽黏膜紧密相连，二者界限分明。在上颌腭侧，牙龈则与硬腭黏膜相延续，难以用肉眼确切地分辨出两者之间的明确界限。

一、表面解剖

牙龈依据其在口腔内所处解剖位置，分为三个不同的部分，分别是游离龈、附着龈及龈乳头（图 4-1）。

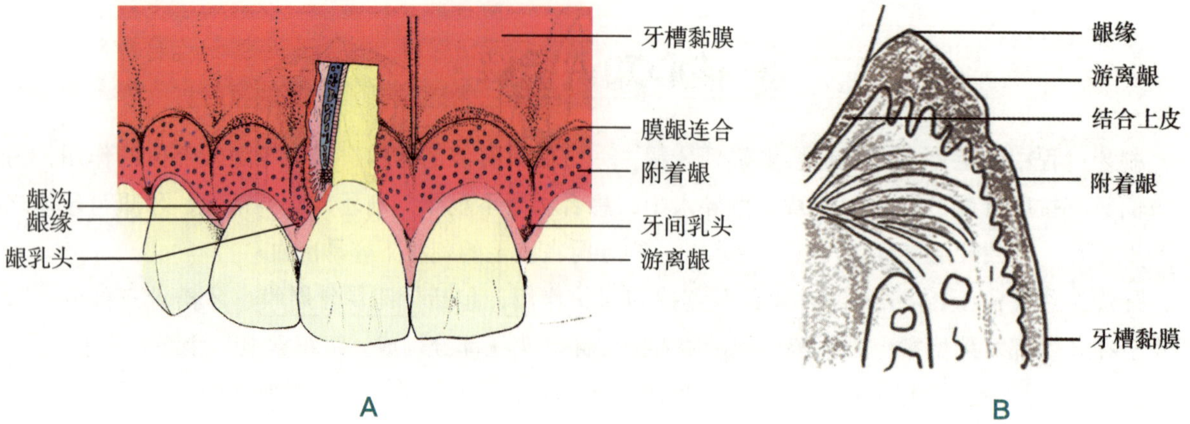

图 4-1　牙龈的各部

A. 牙龈各部唇面观；B. 牙龈颊舌面观。

（一）游离龈

游离龈（free gingiva）是指如袖口样环绕在牙颈周围且不与牙面附着的边缘部分。呈连续且形似半月的弯曲形状。相较于附着龈，游离龈更红。游离龈和牙面之间存在着一个极为狭小的环状缝隙，即为龈沟（gingival sulcus）。

一般情况下，龈沟的正常深度为 0.5 ～ 3.0mm。超出 3mm，通常被认为是病理性的，称为牙周袋。龈沟的内壁为牙面，外壁为龈沟上皮，底部是结合上皮的冠方。龈沟底的位置并非一成不变，人年轻的时候，它通常处于釉质的表面；随着年龄增长步入成年，龈沟底会逐渐移动到牙釉质牙骨质交界之处；而到了老年阶段，龈沟底最终会抵达牙骨质的表面，这种位置的变化也反映了牙齿在不同生命阶段的生理特征变化。

龈沟内存在龈沟液，成分与血清较为相似，其中包含了电解质、氨基酸、免疫球蛋白及溶菌酶等多种物质。龈沟液一方面具备诸多重要功能，如能够有效清除异物，助力上皮更好地附着于牙面，并且在抗菌及增强牙龈免疫力方面发挥积极作用，为口腔健康提供了一定保障。另一方面，龈沟液还是微生物的培养基，这种特性为菌斑和牙石的形成创造了有利条件，在牙龈炎或者牙周炎的发病过程中具有一定意义，深刻影响着口腔内的生态环境及牙周组织的健康状况。

（二）附着龈

附着龈（attached gingiva）在游离龈的根方，紧密贴附在牙槽嵴的表面。颜色粉红，质地较为坚韧，表面为橘皮状，分布着许多点状凹陷，称为点彩。当牙龈的表面处于干燥状态时，点彩会更加清晰明显，易于被观察到。点彩的存在具有重要意义，它能够有效地提升牙龈对机械摩擦力的抵御能力，从而更好地保护牙龈组织。但当牙龈出现炎症并且伴有水肿时，点彩就会减少甚至完全消失不见，此时牙龈的表面会变得较为光亮。这种变化可以作为判断牙龈是否处于健康状态的一个直观参考依据，需要及时关注，以维护牙龈及整个牙周组织的健康稳定。

（三）龈乳头

在相邻两颗牙齿的牙间隙部位，牙龈以锥体的形状填充其中，这部分牙龈称为龈乳头（interdental papilla），也叫牙间乳头。前牙区的龈乳头外形呈三角形或圆锥形。而对于后牙，无论是颊侧还是舌（腭）侧的龈乳头，其顶端所处的位置相对较高，在牙邻面接触点下方，这些龈乳头相互连接的区域则较为低平，并呈现凹陷的状态，恰似山谷一般，这一区域被称为龈谷（gingival col）（图4-2）。这种独特的牙龈结构分布，在维持牙齿的稳固及口腔的正常生理功能方面都发挥着重要作用，其形态特点也与口腔内的清洁、食物残渣的留存及细菌滋生等情况密切相关，对于口腔健康有着不可忽视的意义。

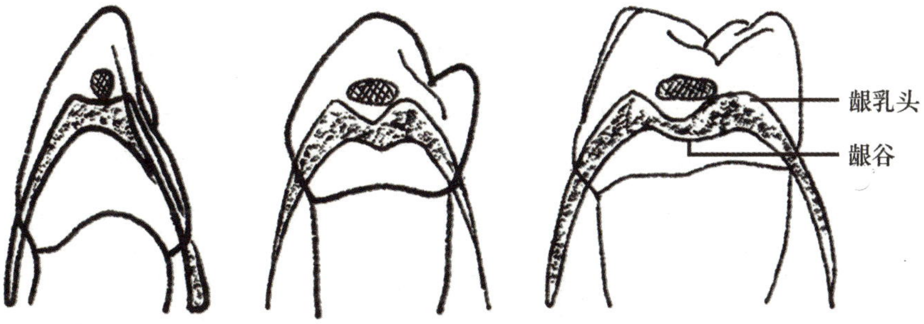

图 4-2　前牙和后牙龈谷形成的不同形态

二、组织结构

牙龈是口腔黏膜的一部分，由上皮层和固有层组成，无黏膜下层。

（一）上皮层

牙龈上皮层是指覆盖于牙龈表面、龈沟壁及附着于牙体表面的一层连续的上皮组织，按其功能和形态的不同，分为牙龈上皮、龈沟上皮和结合上皮（图4-3）。

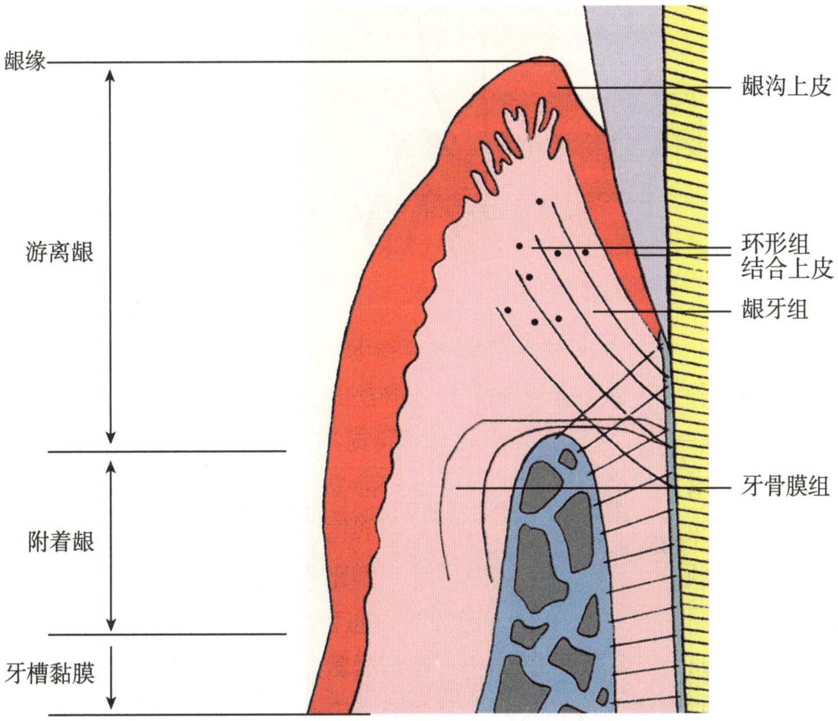

图 4-3　牙龈上皮、龈沟上皮及结合上皮

1. 牙龈上皮（gingival epithelium） 指覆盖于游离龈、附着龈及龈乳头外表面的上皮部分，属复层鳞状上皮。表层角化或不全角化，其中以不全角化上皮多见。上皮钉突多而细长，较深地插入固有层结缔组织使上皮与深部组织牢固地连接，增强抗摩擦力。上皮基底细胞生长活跃，偶能发现黑色素细胞的存在。使得牙龈在某些情况下会呈现出黑色的斑块。

2. 龈沟上皮（sulcular epithelium） 是被覆于龈沟内壁的上皮组织，从龈沟底延伸到游离龈的顶部。在龈沟底与结合上皮相连，两者的分界明显。该上皮为无角化的复层鳞状上皮，有上皮钉突，龈沟上皮组织结构相对薄弱，不能抵抗机械力，易破裂。

3. 结合上皮（junctional epithelium） 之所以被称为结合上皮，主要是因为上皮紧密附着在牙釉质或牙骨质的表面。结合上皮为复层鳞状上皮，但无角化，呈带状，从龈沟底开始，向根尖方向延续，在延伸的同时厚度也逐渐变薄。结合上皮细胞呈扁平状，其长轴与牙面长轴平行，无上皮钉突（图 4-3）。但如受到刺激，可出现增生的上皮钉突并伸入结缔组织中。

从组织发生学上看，结合上皮最初来自缩余釉上皮。在牙釉质发育完成后，缩余釉上皮就如同一层保护膜，覆盖在釉质的表面。当牙萌出而暴露于口腔时，缩余釉上皮与牙龈上皮互相融合。如果没有外界因素干扰，上皮附着于牙面，缩余釉上皮在 1 ～ 2 年内沿着根尖方向转化为结合上皮；与此同时，其附着于牙面的位置也会慢慢从牙冠部朝着牙颈部发生移动。

结合上皮在牙面上的位置因年龄而异，年轻时附着在釉质上，随年龄增长逐渐向根尖方向移动，中年以后多位于牙骨质上（图 4-4）。

4. 龈谷上皮 为覆盖在龈谷表面薄而无角化的上皮，有上皮钉突伸入结缔组织中，固有层常见炎症细胞浸润。龈谷上皮来自缩余釉上皮。由于解剖形态的关系，龈谷区易有细菌和菌斑集聚而增加了牙周病的易感性。此外，牙体修复时，充填物或不良修复体也容易损伤龈谷上皮。

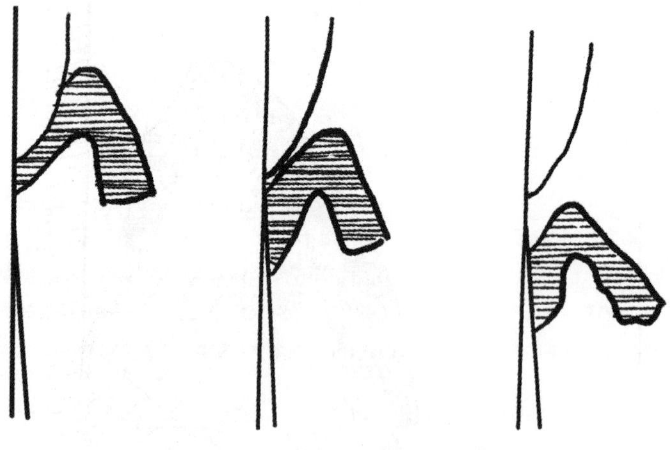

图 4-4　结合上皮随年龄增长向根方移动

A. 结合上皮主要附着于牙釉质；B. 结合上皮主要附着于釉质 - 牙骨质交界及牙骨质；C. 结合上皮附着于牙骨质。

（二）固有层

固有层由致密的结缔组织构成，含有丰富的胶原纤维，并直接附着于牙槽骨和牙颈部，使牙龈与深部组织稳固贴附，不会移动。另有少量的弹力纤维主要分布在血管壁。固有层胶原纤维束呈各种方向排列，根据排列方向及附着部位，一般将其分为 5 组（图 4-5）。

1. 龈牙组（dentogingival group） 是牙龈纤维中最多的一组。一端附着于牙颈部的牙骨质，另一端呈放射状向牙冠方向散开，附着于游离龈和附着龈的固有层。龈牙组的主要功能是牵引牙龈使其与牙紧密结合。

2. 牙槽龈组（alveologingival group） 一端附着于牙槽嵴，另一端呈放射状向牙冠方向展开，附着于游离龈和附着龈的固有层中，与龈牙组可有重叠。作用是使牙龈与牙槽骨牢固贴附。

3. 环形组（circular group） 该组纤维较细，并无起点和止点，而是呈环形排列，位于牙颈部周围的游离龈中，常与邻近的其他纤维束缠绕在一起，能够帮助游离龈与牙面贴附。

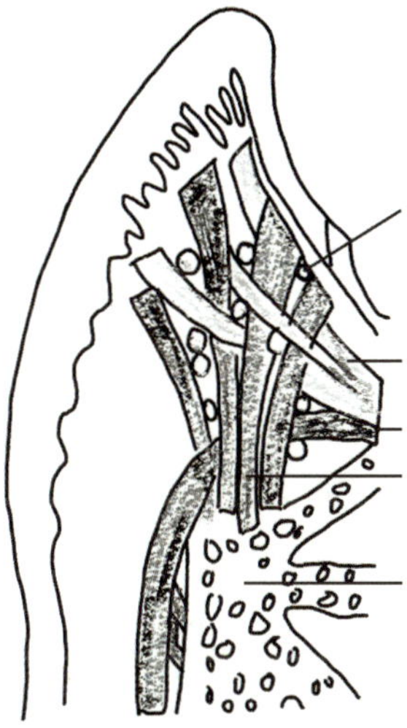

图 4-5　牙龈固有层胶原纤维束分布状况

4. 牙骨膜组（dentoperiosteal group） 一端附着于牙颈部的牙骨质，越过牙槽突外侧皮质骨骨膜，另一端附着于牙槽突、前庭肌和口底。

5. 越隔组（transseptal group） 此组纤维只存在于相邻的牙邻面之间。一端位于结合上皮根方的牙骨质，呈水平方向走行，越过牙槽中隔；另一端位于邻牙相同部位，功能是连接相邻两牙，保持牙弓上相邻牙的正常接触，防止其分离。

牙龈没有黏膜下层。固有层主要含有成纤维细胞，以及少量的淋巴细胞、浆细胞和巨噬细胞等。

牙龈中的结合上皮与牙体硬组织之间能够构建起一种良好的密封状态，为深部的牙周组织，如牙周膜和牙槽骨，设立了一道天然的生理性保护屏障，有效地阻挡了外界不良因素对牙周组织的侵害，对维持牙周组织的健康稳定发挥着关键作用。随着年龄的增长或者在炎症的影响下，牙龈会逐渐向牙根方向退缩（图 4-6）。这一过程会使得上皮附着的位置移动到牙骨质处，从而导致牙颈部暴露而引发一系列的口腔问题，其中较为常见的是牙本质过敏症，还可能导致楔状缺损及根龋的形成。牙龈炎与牙周炎之间关系密切，采取积极有效的措施预防和控制牙龈炎，就成为防治牙周炎的重要策略之一。

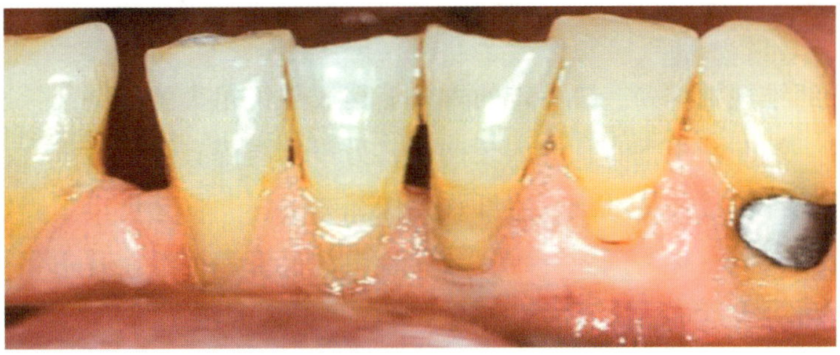
图 4-6　老年人牙颈部暴露

第二节　牙周膜

牙周膜（periodontal membrane）组织学上属于致密结缔组织，环绕牙根，连接牙根和牙槽骨，又称牙周韧带（periodontal ligament）。它在冠方与牙槽嵴表面的牙龈组织相延续，在根尖区经牙根尖孔与牙髓相连。牙周膜厚度为 0.15 ~ 0.38mm，在根中 1/3 最薄，增龄可使其厚度减小。牙周膜的主要功能是使牙牢固地悬吊在牙槽窝内，并抵抗和调节咀嚼过程中牙所承受的压力（图 4-7）。

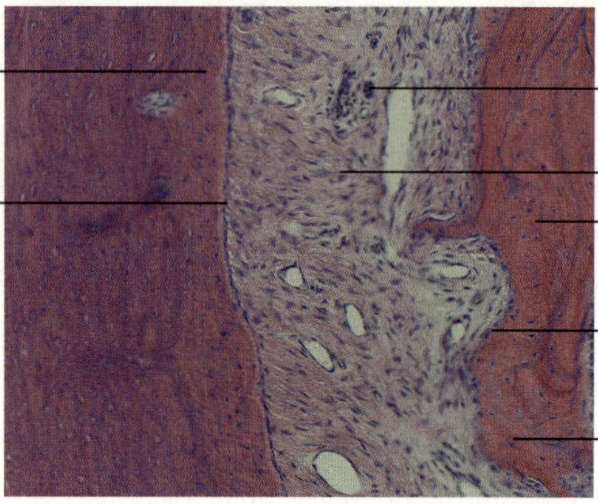

图 4-7　牙周膜

一、组织结构

牙周膜与一般的致密结缔组织相同，主要由纤维、基质和细胞构成，有丰富的血管供应和神经支配。

（一）纤维

牙周膜内的胶原纤维规则排列，按一定的方向汇聚成几组粗大的纤维束，这些纤维束称为主纤维束。这些主纤维束一端与牙根垂直，埋入牙槽骨，另一端与固有牙槽骨垂直，埋入牙骨质。被埋入的主纤维束又称穿通纤维或沙比纤维。主纤维束像绳索一样，将牙齿牢牢固定在牙槽窝内。主纤维束之间为疏松的纤维组织，称为间隙纤维，牙周膜中的血管和神经在其中穿行。主纤维束根据所在的部位、排列方向和功能不同，自牙颈部向根尖方向可分为五组（图 4-8）。

1. 牙槽嵴组（alveolar crest group） 一端固定于牙槽嵴顶，呈放射状向牙冠方向走行，另一端固定于牙颈部的牙骨质。此组纤维位于主纤维束的最上端，主要分布于唇颊侧和舌腭侧，牙的邻面无此纤维。牙槽嵴组的功能是对抗侧方力，将牙齿向牙槽窝内牵引，保持牙直立。

2. 水平组（horizontal group） 一端固定于牙槽骨，呈水平方向走行，另一端固定于牙槽嵴组根方的牙骨质。水平组与牙槽嵴组纤维共同对抗侧向力，防止牙侧方移动，是维持牙直立的主要力量。

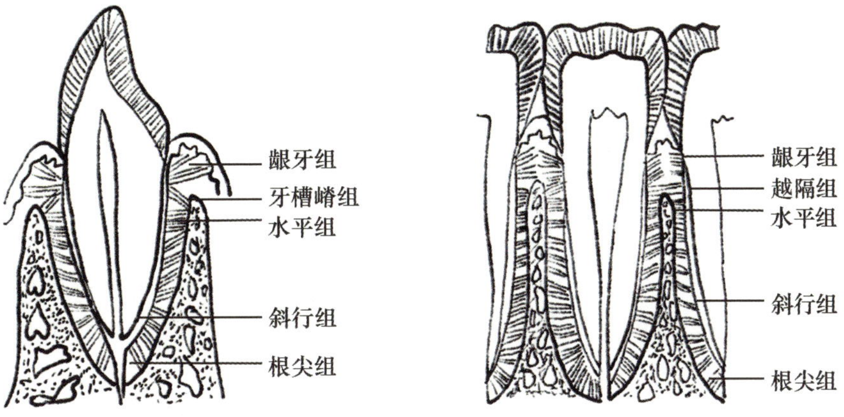

图 4-8　牙周膜主纤维束分布

A. 唇舌方向所见的主纤维束；B. 近远中方向所见的主纤维束。

3. 斜行组（oblique group） 是牙周膜中数量最多、最强有力、分布最广的一组纤维。一端固定于水平组下的牙槽骨内，向根方约呈 45°倾斜，另一端固定于水平组根方的牙骨质，功能是悬吊牙齿于牙槽窝内，将牙承受的咀嚼压力转移为牙槽骨所承受的分散均匀的牵引力。因为斜行组纤维不是平行分布的，而是呈相互交织状，因此还有限制牙转动的功能。斜行组分布于除牙颈部、根尖区及根分叉处以外的全部牙周间隙。

4. 根尖组（apical group） 一端固定于根尖区的牙骨质，另一端固定于根尖周围的牙槽骨，呈放射状分布。根尖组具有固定根尖，保护进出根尖孔的血管和神经的功能。

5. 根间组（interradicular group） 一端固定于根分叉处牙根间骨隔顶，另一端固定于根分叉处的牙骨质，呈放射状分布。仅见于多根牙各根之间，功能是固定牙根，防止其向冠方移动。

从各组主纤维束的排列方向和功能上可以看出，当牙承受垂直的咀嚼压力时，除根尖区外，其他组纤维束虽然位置不同，排列方向不同，但几乎全部呈紧张状态，并互相协调，最终将咀嚼力传递至牙槽骨，共同支持和稳固牙齿来完成咀嚼功能。当牙承受侧向力时，仅部分纤维呈紧张状态，因此，与垂直压力比较，侧向力更容易造成牙周组织的损伤。

牙周膜内还有少量氧他仑（Oxytalan）纤维和艾鲁宁（Eluanin）纤维，属于不成熟的弹力纤维。前者是一种耐酸纤维，只有通过特殊染色后才能见到。与主纤维不同，弹力纤维一端固定于牙骨质或牙槽骨，另一端固定于血管壁或淋巴管壁上。因为在血管周围，或者咀嚼压力负担较重的部位分布较多，因此推测这些纤维有调节血流及支持的功能。

（二）基质

牙周膜中基质的有机物主要为氨基葡聚糖和糖蛋白，含水量达 70%，分布于细胞、纤维、血管和神经之间，在咀嚼过程中起缓冲作用。

（三）细胞

1. 成纤维细胞 是牙周膜中数量最多、功能最重要的细胞。细胞呈星形或梭形。细胞核大，胞质弱嗜碱性，细胞排列方向通常与纤维束的长轴平行。成纤维细胞不仅能合成胶原，而且具有消化吸收胶原的功能，这在牙周膜的改建和更新过程中起重要作用。

2. 成骨细胞 静止期常为梭形，活动期细胞丰满且呈立方形，胞核大，核仁明显，胞质嗜碱性。活动期细胞能分泌含有机物的骨基质，基质矿化后成为骨质。成骨细胞开始位于牙槽骨表面，在骨形成的过程中，成骨细胞被埋入间质中，成为骨细胞。

3. 破骨细胞 是由巨噬细胞融合而成的多核巨细胞，细胞核数目不等，细胞形态、大小也有较大的差异。总体来说，细胞体积较大，直径可达50μm以上。破骨细胞只出现在牙槽骨发生吸收时的骨吸收处，表现为蚕食状的凹陷，称为Howship陷窝，破骨细胞常位于此吸收陷窝内。在骨吸收停止时，破骨细胞则同时消失。除病理状况的骨吸收外，牙齿正畸过程中，破骨细胞还常出现于牙槽骨的受压侧。牙槽骨的生理改建中，也可见到破骨细胞。

4. 成牙骨质细胞 分布于邻近牙骨质表面的牙周膜中，静止期细胞扁平，细胞核呈圆或卵圆形。主要功能是形成牙骨质，在牙骨质形成时近似立方状。

5. Malassez上皮剩余 来自牙根发育期间上皮根鞘断裂后残留的上皮细胞，主要分布在邻近牙骨质的牙周膜纤维间隙中，呈小的上皮条索状或上皮团块状，称之为Malassez上皮剩余。光镜下观察可见细胞较小，呈立方状或卵圆形，胞质少，嗜碱染色（图4-9）。平时上皮剩余细胞呈相对静止状态，当受到刺激时，可增殖成为颌骨囊肿和牙源性肿瘤的上皮来源。电镜下可见细胞质内有张力细丝，相邻细胞间有桥粒等上皮细胞特有结构。

6. 未分化间充质细胞 又称牙周膜干细胞（periodontal ligament stem cell，PDLSC），体积小，数量较少，常位于血管附近。可自我更新，并具有多向分化潜能，在牙周组织更新和再生修复中起重要作用。

7. 牙骨质小体 在牙周膜中有时可见到圆形的钙化团块，称为牙骨质小体。单个或多个同时存在，游离于牙周膜中或附着于牙骨质表面。

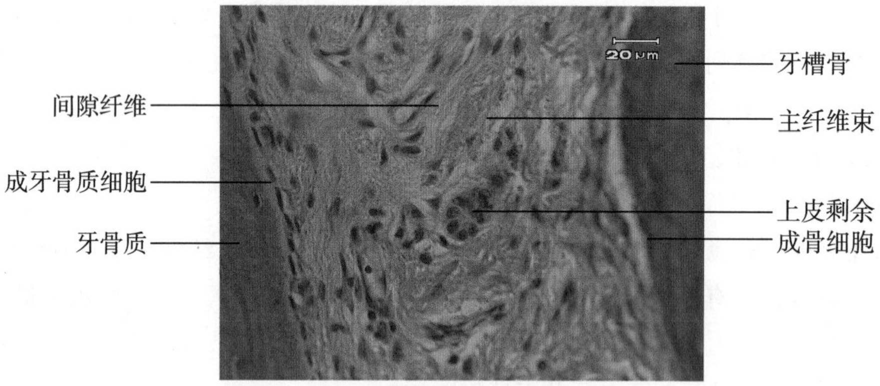

图4-9 Malassez上皮剩余

（四）血管、淋巴管和神经

1. 血管 牙周膜血液供应丰富，来自牙槽动脉的分支：①来自牙龈的血管分支，从牙齿的冠方渗透进入牙周膜。②来自上下牙槽动脉的分支会穿越筛板，从牙槽骨进入牙周膜。③上下牙槽动脉在进入根尖孔之前也会分出部分血管进入牙周膜。多方向来源的血管在牙周膜中互相交织成树枝状的血管丛，并有许多动静脉吻合，故相对于机体其他部位的结缔组织，牙周膜内的血供丰富。临床上施行手术时，如根尖切除或牙龈切除都不会对牙周膜的血液供应造成影响。

2. 淋巴管 牙周膜内的淋巴管呈网状分布，与血管同行。最后淋巴管汇集到根尖部出牙，再与牙髓和牙龈的淋巴管汇合，流入下颌下和颏下淋巴结。因此，当牙周膜发生炎症时可引起上述淋巴结肿大。

3. 神经 牙周膜中含有丰富的神经，来自根尖区的神经纤维，沿牙周膜向牙龈方向走行；来自牙槽窝骨壁的神经纤维分为两支，分别向牙龈和根尖方向走行，并与根尖来源的神经纤维合并。牙周膜内的神经大多数为感觉神经，主要感受触觉、压觉和痛觉。与牙髓内的神经不同，牙周膜内的神经定位能力强，当发生急性炎症和临床叩诊时，患者能明确指出患牙位置。

二、牙周膜的功能

（一）支持功能

牙周膜的主纤维多方向走行，一端固定在牙骨质，一端固定在牙槽骨，像绳索一样将牙牢牢固定在牙槽窝内，并行使咀嚼功能。牙周膜的主纤维一旦损伤，即使牙体保持完整，也将因失去牙槽骨的附着而松动，甚至脱落，最终导致咀嚼功能丧失。除支持功能外，牙周膜还能有效缓冲各种外力，包括咬合力的冲击，保护其中的血管、神经、牙体，特别是根尖免受外力的损害。

（二）感觉功能

牙周膜中感觉神经和末梢感受器丰富，在咀嚼时，能够敏锐感觉疼痛和压力，继而通过神经反射，调整颌骨、肌肉和关节的运动，调节和缓冲咀嚼力。

（三）营养功能

牙周膜中丰富的血供除满足自身营养外，还是牙槽骨、牙骨质和牙龈的营养来源。

（四）形成功能

牙周膜始终处于动态变化的过程中，不断发生更新和改建，以便维持牙周膜的结构平衡，使之处于良好的功能状态。其表现为，成纤维细胞不断合成新的胶原和基质，同时吸收分解旧的胶原，吞噬外来异物；与此相适应，成骨细胞不断地形成新的牙槽骨，成牙骨质细胞不断地形成新的牙骨质，新形成的牙槽骨和牙骨质包埋来自牙周膜的主纤维，以保证牙和牙周膜的正常附着关系。

三、牙周膜结构与功能的关系及意义

牙周膜的结构与其功能密切相关。在一定条件下，牙周膜可发生适应功能的改建。当功能需要增强时，牙周膜的宽度会增加，胶原纤维束也会显著增厚并呈良好的功能性排列。反之，当功能减弱时，牙周膜宽度可变窄，胶原纤维束的数量和厚度也相应减少。如埋伏牙或长时间不用的牙，牙周膜缩窄，主纤维失去功能性排列，牙骨质和牙槽骨中的穿通纤维也减少或缺如。这种结构上的变化提示在临床上做矫形修复治疗时必须有一个过渡适应期，避免在牙上突然增加过重的负荷，从而使牙周组织通过改建，逐渐适应新的功能需要。

临床正畸治疗时，正畸力可使牙周膜发生明显的变化。在受牵拉侧，牙周膜增宽，胶原纤维束伸展，牙槽骨受牵引可出现新生。在受压侧，牙周间隙变窄，位于牙移动方向的牙槽骨吸收。适当的正畸力，可通过牙周组织的适应性改建，在牙齿的移动过程中保持牙体牙周组织的正常附着联系，如果用力不当，则会引起牙周组织创伤，甚至坏死。当牙周膜受到异常咬合力作用时，会引起咬合创伤，此时要及时进行治疗，让受伤的牙周组织充分休息，使其恢复正常状态，否则会加重创伤导致不可逆转的病理改变。

牙周组织在正常情况下具有较强的修复能力，当发生牙周疾病，牙周组织破坏、吸收时，其修复能力随之增强，表现为病变组织被吸收，新结缔组织形成，新骨和新牙骨质沉积，最终使已丧失的牙周支持组织再生，重建和恢复牙体与牙周的附着关系。

四、牙周膜的增龄变化

1. 结合上皮附着下移 正常的结合上皮通过半桥粒附着于牙骨质釉质结合处，但随着年龄增加，或者牙周疾病时炎症的刺激，结合上皮的附着位置缓慢向根方移动，最后常与牙釉质脱离，只附着于根部牙骨质表面，这一过程，又称为被动萌出。此时，除牙龈、牙槽骨外，牙周膜也发生萎缩。

2. 牙周膜萎缩 随着年龄的增长，牙的咀嚼功能降低，牙周膜厚度变薄。年轻人牙周膜厚度约为0.21mm，成人厚度为0.18mm，到51～67岁时厚度减少到0.15mm。厚度减少的同时，牙周膜萎缩，表现为胶原纤维增多，基质减少，细胞成分减少，成纤维细胞形态不规则，变得更像是瘢痕组织。

第三节　牙槽骨

牙槽骨（alveolar bone）又名牙槽突（alveolar process），指包围和支持牙根、向咬合方向突出的那部分上、下颌骨。牙槽骨的生长发育与牙的正常功能息息相关，当牙齿缺失或丧失功能时，相应的牙槽骨也会随之发生萎缩。牙槽骨的特殊结构包括牙槽窝、牙槽嵴和牙槽中隔，前者容纳牙根，中间者为牙槽窝在冠方的游离端，后者为两牙之间的牙槽突部分。

一、组织结构

牙槽骨属于骨组织，包含骨细胞和矿化的骨基质。骨细胞位于骨组织内的骨陷窝中，在新生骨组织的边缘可见到成骨细胞，在被吸收的骨组织边缘可见到破骨细胞。牙槽骨按其解剖部位可分为固有牙槽骨、骨密质和骨松质。

（一）固有牙槽骨

固有牙槽骨构成牙槽窝的内壁，包绕牙根，为牙周膜的附着处。固有牙槽骨又称为束骨、硬骨板、筛板。束骨是组织学上的名称，仅指邻近牙周膜侧的固有牙槽骨，这部分固有牙槽骨由平行排列的薄层骨板构成，骨板与牙槽窝壁平行，层板中包埋了大量来自牙周膜的穿通纤维，穿通纤维与骨板垂直，相互束缚，故称为束骨。邻近骨髓侧的固有牙槽骨则不然，主要由哈弗斯系统构成，其外层骨板呈同心圆状排列，中央形成的小管内有神经和血管通过。硬骨板，又名“白线”，是影像学的称谓，X线片上表现为围绕牙周膜外侧的一条白色阻射线，这是由于固有牙槽骨致密且薄，内部无骨小梁结构。硬骨板是临床检查牙周组织健康与否的重要标志，当牙周膜发生炎症和外伤时，硬骨板首先发生吸收而消失。所谓筛板，是因为众多的牙周膜血管和神经纤维通过固有牙槽骨上的小孔进入牙槽骨的骨髓腔，造成一种多孔的状态，故有此名称。

（二）骨密质

骨密质又称皮质骨，是上、下颌骨的内、外骨板延伸至牙槽骨的外表面部分，其表层为多层与表面平行排列的骨板，称外骨板，深部由哈弗斯系统及间骨板组成。在不同部位，上、下颌骨中的骨密质厚度有很大的不同。一般来说，上、下颌骨的骨密质均在舌侧增厚，而颊侧较薄。但在前磨牙和磨牙区，颊侧骨板也增厚，这是由于担负较大的咀嚼力所致。另外，上颌牙槽骨骨密质颊侧的厚度比下颌更薄，而且有许多血管和神经穿过的滋养管，这一特点在上颌牙槽骨的唇面尤其明显。所以在施行局部麻醉时，在上颌前牙用局部浸润麻醉的效果比下颌好。

（三）骨松质

牙槽骨和骨密质之间为骨松质，含骨髓和骨小梁。骨小梁由平行骨板组成，常伴有哈弗斯系统，呈索状并相互连接形成多孔的网架。不同部位的骨小梁粗细和数量有很大的差异，与牙的功能状态密切相关。一般情况下，牙咀嚼功能强大，则支持骨量增多，表现为骨小梁粗大致密，而骨髓间隙小；反之，牙咀嚼力小或无功能，对应的骨小梁细而疏，骨髓间隙大。另外，骨小梁的排列方向也取决于牙的咬合力状态，以帮助牙最有效地抵抗外来咀嚼压力。根尖尤其是下颌磨牙根尖部周围的骨小梁，常为放射状排列，两牙间的骨小梁呈水平排列，与咬合力相适应。而无咀嚼功能的牙齿，骨小梁常呈无规则排列。骨小梁间隙中充满骨髓，年轻时为红骨髓，内含造血干细胞、骨髓基质干细胞，有造血功能，成年后为黄骨髓，脂肪增多，造血功能逐渐降低。

二、生物学特性及临床意义

显微镜下观察，能看到牙槽骨的新生和吸收。新生的牙槽骨四周能看到成骨细胞分布，而吸收的牙槽骨四周能够发现多核巨细胞也就是破骨细胞的存在。最新生成的牙槽骨分布在最表面，为尚未钙化的骨基质，称为类骨质。吸收的牙槽骨表面可见吸收陷窝，其内含有破骨细胞。骨吸收之后出现的骨缺失部分能够被新生骨填补修复。

牙槽骨的新生和吸收处于动态平衡。影响新生和吸收的因素很多，主要包括牙齿的生长发育、牙的移动、脱落替换、咀嚼压力、年龄等。因为这些因素的持续存在，牙槽骨成为人体骨骼里极为活跃的部分，具有高度可塑性，可持续进行改建。

牙的生理性移动是影响牙槽骨功能状态的重要因素。咬合向的移动属于增龄性变化，为了补偿牙齿咬合面的磨损，牙持续朝着咬合方向移动。移动呈现周期性，移动的幅度小且速度缓慢，不易觉察。但如果缺失了对侧牙，现存牙常常会出现较为明显的咬合向移动。经过一段时间后，这颗牙可能会比相邻的牙伸长许多。同时，现存牙的牙槽突发生萎缩，甚至会引发牙周病，这是因为对侧牙丧失，缺少功能刺激所致。所以，一旦有牙缺失，应该及时进行修补，以避免出现对侧牙伸长的情况。

牙的近中移动是为了补偿牙冠邻面的磨损，朝着近中方向发生的移动。此时牙槽骨的新生和吸收取决于所受到的力，受到压力时会被吸收，受到牵引力时则会增生。因此，近中面的固有牙槽骨受到牙向近中移动产生的压力，出现吸收；同时，牙向近中移动所产生的牵引通过牙周膜传递至牙根远中面的固有牙槽骨，出现增生形成新骨。如此一来，牙就会连同牙槽窝一同逐渐向近中移动。

临床中的正畸治疗实际上是模仿了牙的生理性近中移动。治疗中，对欲让牙齿移动的方向施加特定强度的压力，经过一段时间，随着骨质被吸收，牙齿逐渐向此方向移动；与之相对应的一侧牙槽骨，因为受到牙移动的牵引，骨质会增生，正好填补牙齿移动后空出的位置，从而达到矫正牙位不整的目的。

年龄也是影响牙槽骨新生与吸收的重要因素。随着年龄递增，骨吸收的速度超过骨新生的速度，骨密度逐渐降低，出现生理性的骨质疏松现象，同时牙槽嵴的高度会逐渐降低。光镜下观察，牙槽窝骨壁上的成骨细胞数量减少，成骨能力也有所下降，埋入其中的穿通纤维呈现不规则的状态。

▶知识拓展

牙齿矫正的秘密

你是否好奇牙齿矫正背后的神奇力量？其实，这一切都与牙槽骨高度可塑性这一特性紧密相连。

牙槽骨，堪称人体骨骼中的“变形金刚”，它时刻根据牙齿的状况进行着动态调整。在牙齿矫正过程中，牙套对牙齿施加温和而持续的力量。当牙齿受到压力时，牙槽骨相应受压侧会启动吸收机制，使得这一侧的牙槽骨逐渐减少，为牙齿的移动腾出空间；而在牙齿的牵引侧，牙槽骨则会积极地进行骨形成，新的骨质不断生成，推动牙齿朝着预定的方向缓缓移动。

这种精妙的改建过程并非一蹴而就，而是一个循序渐进的过程。成骨细胞和破骨细胞如同训练有素的施工队，有条不紊地进行着“拆除”与“重建”工作。正是因为牙槽骨具有这样独特的可塑性，正畸医生们才能巧妙地利用力学原理，引导牙齿逐步归位，重塑整齐美观的牙列。

牙齿矫正不仅仅是外在的美观改变，更是牙槽骨与牙齿协同配合的一场精彩“舞蹈”，让我们在追求美丽笑容的道路上，见证生命科学的奇妙与伟大。

考试知识点总结　　本章小结

协和云课堂…… 拓展练习及参考答案

（杨美静）

第五章　口腔黏膜

教学课件

微课：
口腔黏膜

学习目标

素质目标

（1）具备一定的逻辑思维，从结构与功能相适应、一般与特殊相关联的角度认识与理解口腔黏膜。

（2）树立中、西医相结合的意识，从舌背特殊黏膜的角度认识和理解中医学的舌苔。

知识目标

（1）掌握：口腔黏膜的组织结构；口腔黏膜的分类及其组织结构特点。

（2）熟悉：口腔黏膜的功能。

（3）了解：口腔黏膜的增龄性变化。

能力目标

（1）能以思维导图的方式呈现口腔黏膜的基本组织结构、口腔黏膜的分类及组织结构的特点。

（2）能学以致用，以本章知识解释常见的口腔黏膜病变。

案例导入

【案例】

患者，男，57岁。主诉：口底黏膜发白伴粗糙感1年，时常破溃、疼痛、出血1个月。查体：见左侧口底黏膜约2cm×1cm大小的白色斑块，内含少量红斑、溃疡区域，质地稍硬，触痛，边界不甚清晰。钳取部分病变组织活检。病理报告：（口底黏膜）上皮轻度异常增生，角化过度、棘层增厚、上皮钉突伸长并增宽、固有层少量淋巴细胞浸润，符合黏膜白斑。患者吸烟20余年，4～5支/日。

【问题】

1. 正常口底黏膜的组织结构特点是怎样的？
2. 该病例中的黏膜白斑对患者有何危害？

· 核心知识拆解 ·

本章案例导入中口底黏膜上皮轻度异常增生，非常类似于皮肤、子宫颈等处的上皮内低级别瘤变。实际上，作为全身表面 / 内表面屏障的一部分，口腔黏膜与皮肤一样来源于胚胎外胚层，因此两者的组织结构非常类似。但由于口腔特殊的环境和功能，口腔黏膜也具有自己的一些特点。

口腔黏膜由表面到深层一般可分为上皮层、固有层和黏膜下层。上皮层为复层鳞状上皮，主要由角质细胞构成，还含有少数非角质细胞，主要是黑色素细胞、朗格汉斯细胞和梅克尔细胞。根据上皮表面是否发生角化，复层鳞状上皮可分为角化上皮或非角化上皮。角化上皮从深层至表层依次分为基底层、棘层、颗粒层和角化层。基底层有增殖活力，棘层有细胞间桥即桥粒结构，颗粒层越明显，角化层越明显。非角化上皮从深层至表层依次为：基底层、棘层、中间层、表层。上皮与固有层之间为基底膜，基底膜由透明板、密板、网板三部分组成，借半桥粒与上皮基底层相连。固有层为致密结缔组织，由乳头层和网状层构成，包含血管、神经与各种细胞。此外，部分口腔黏膜深部有黏膜下层，由疏松结缔组织构成。

口腔黏膜的鳞状上皮层长期受到如槟榔、烟草等刺激，会出现过度增生、角化，表现为局部增厚、变白。本章案例导入中患者口底出现白色斑块 1 年，可能属于此类情况。刺激持续存在，正常的增生可能演化为轻度异型增生，本案例斑块时常破溃、出血、疼痛，可能就是这种情况。轻度异型增生可能继续发展为重度异型增生、原位癌，甚至浸润癌，故应及早进行治疗。

口腔黏膜依据所在部位、结构和功能不同，可分为咀嚼黏膜、被覆黏膜和特殊黏膜三类。咀嚼黏膜包括牙龈黏膜和硬腭黏膜，其特点是上皮有角化，棘层细胞间桥明显、上皮钉突多且长，与固有层乳头呈指状镶嵌。固有层胶原纤维粗大且排列紧密，不易活动。被覆黏膜包括唇、颊、口底、舌腹和软腭黏膜，其特点是无角化，上皮与固有层交界比较平坦，固有层胶原纤维不如咀嚼黏膜粗大，有疏松的黏膜下层，有弹性，可承受张力。特殊黏膜即舌背黏膜，其有许多小突起，即舌乳头，包括丝状乳头、菌状乳头、轮廓乳头和叶状乳头。后三种乳头还含有味觉感受器，即味蕾，它由亮细胞和暗细胞构成，味孔处有味毛伸出。

口腔黏膜具有保护功能，可抵抗机械性刺激，限制微生物和毒性物质的侵入；具有感觉功能，能感受疼痛、触动、温度变化和味觉等；还有分泌功能，某些部位的黏膜可分泌唾液。随着年龄增长，口腔黏膜组织结构会发生变化，如上皮变薄、钉突变短、舌乳头萎缩、味蕾数量减少等。这些变化可能导致口腔黏膜功能下降，如老年人易出现口干、黏膜烧灼感和味觉异常等现象。

微课：
牙磨片的
制作

第一节　口腔黏膜的组织结构

黏膜是与外界相通的体腔表面衬覆的组织。口腔黏膜（oral mucosa；oral mucous membrane）覆盖于口腔表面，前借唇红与唇部皮肤相连，后与咽部黏膜相延续，在牙周以结合上皮与牙体组织相接，是一层完整的屏障结构（图 5-1）。口腔黏膜肉眼观呈粉红色，光滑而湿润。镜下组织结构同其他部位黏膜一样，从表面到深层一般可分为三层：上皮层、固有层和黏膜下层（图 5-2）。由于其上皮衬附复层鳞状上皮，其组织结构与皮肤也很相似，上皮层相当于皮肤的表皮，固有层相当于皮肤的真皮，不同的是口腔黏膜无皮肤附属器，上皮无透明层。

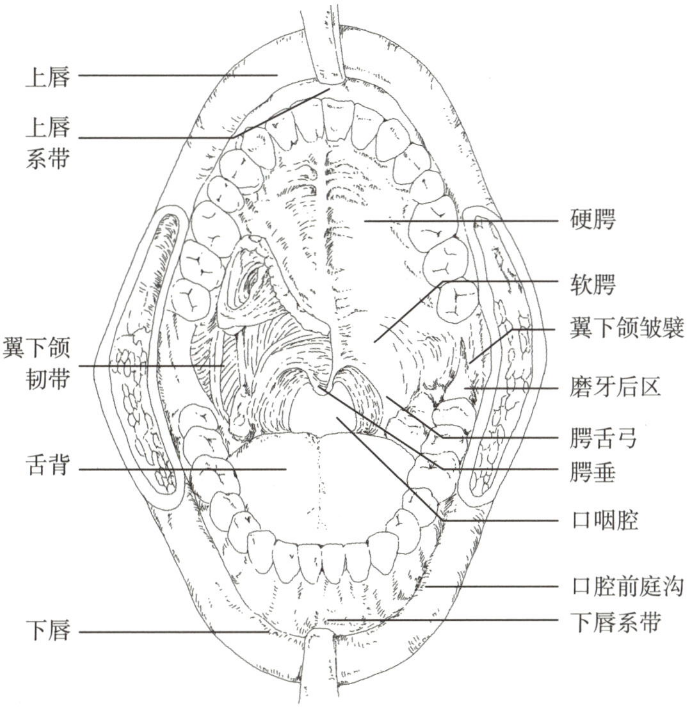

图 5-1　口腔表面解剖

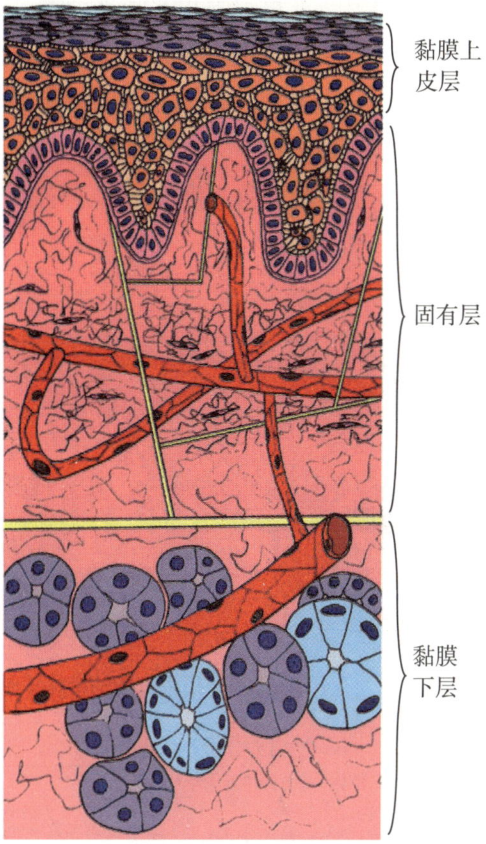

5-2　口腔黏膜的结构

一、上皮层

口腔黏膜上皮层为复层鳞状上皮，主要由角质细胞（keratiocyte）构成，还含有少数非角质细胞。

（一）角质细胞

口腔黏膜复层鳞状上皮主要由不同成熟阶段的角质细胞构成，角质细胞由基底向口腔表面不断增殖分化成熟，最后形成角化物脱落至口腔，也可不形成。根据上皮表面是否发生角化，复层鳞状上皮可分为角化上皮或非角化上皮。角化上皮从基底至表面可分为四层：基底层、棘层、颗粒层和角化层（图 5-3）。

1. 基底层（stratum basale） 位于上皮的最深层，由立方形或矮柱状细胞紧密排列而成，细胞的长轴与基底膜垂直，细胞核呈圆形或卵圆形，染色较深。基底细胞与邻近的棘层细胞具有干细胞特征，有极强的增殖能力，二者共同称为生发层（stratum germinativum）。生发层新生细胞的数量与表面脱落细胞的数量基本持平，如果失衡将引发上皮增生或萎缩性病变。不同部位的上皮更新速度存在明显差异，如牙龈的更新时间在 41 ～ 57 天，颊黏膜仅需 25 天。

2. 棘层（stratum spinosum） 位于基底层表面，是上皮中层次最多的区域。棘层细胞呈体积较大的多边形细胞，越靠近上皮表面越趋于扁平，细胞核呈圆形或卵圆形，位于细胞中央，内含有 1 ～ 2 个核仁（图 5-4）。细胞质向外伸出众多棘状突起，即细胞间桥，使相邻细胞紧密相连。电镜下，细胞间桥的突起连接处为桥粒（图 5-5）。桥粒靠细胞外侧为跨膜蛋白，包括桥粒黏蛋白和桥粒胶蛋白，使上皮细胞相互紧密黏着。桥粒靠细胞内侧有附着斑蛋白，主要有桥粒斑珠蛋白和桥粒斑蛋白，其功能在于连接跨膜蛋白与细胞内角蛋白丝。这种牢固的细胞连接，对维持上皮的完整性与连贯性至关重要，如由于牙龈和硬腭上皮承受更大的压力和摩擦，其细胞间桥的特征更为显著。而在某些病理情况下，如寻常型天疱疮，桥粒黏蛋白 3 成为自身抗原，诱发产生自身抗体，桥粒结构被破坏，细胞间的连接被破坏，导致上皮内疱的形成。

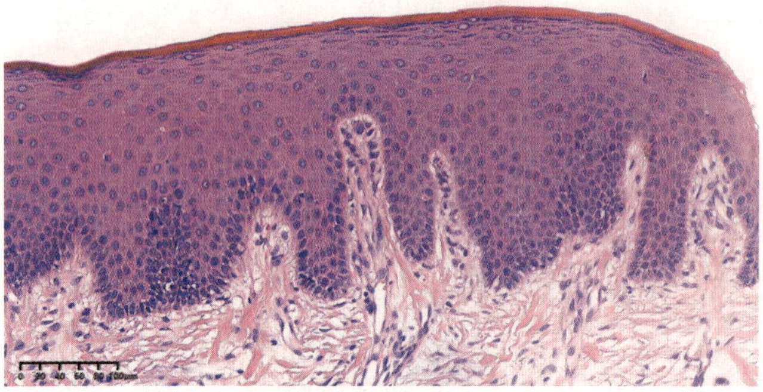

图 5-3　口腔上皮的结构（硬腭黏膜）

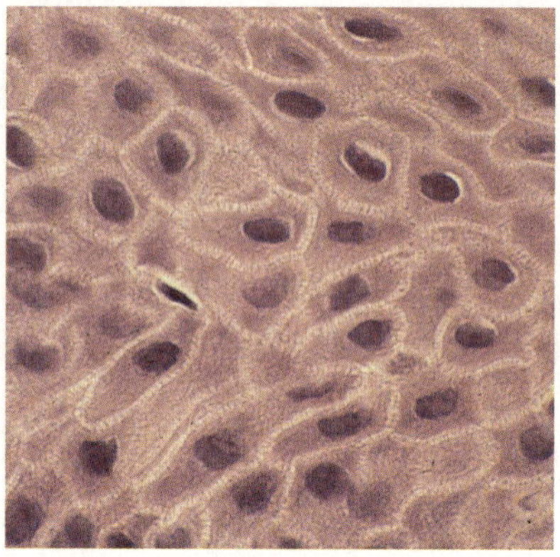

图 5-4　棘层

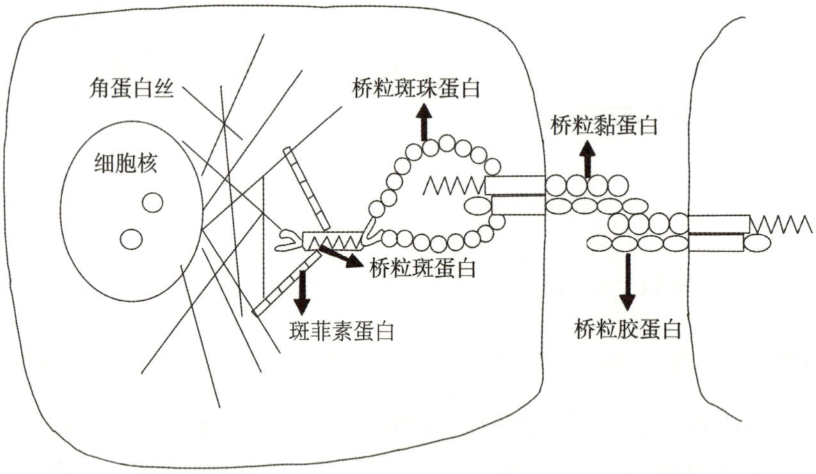

图 5-5　桥粒

3. 颗粒层（stratum granulosum） 位于棘层细胞表面，一般由 2～3 层扁平状细胞组成，细胞核浓缩，胞质内含许多嗜碱性透明角质颗粒，这些颗粒的主要成分是富含组氨酸的蛋白质，如丝聚蛋白。这种蛋白能与角蛋白丝结合，促进角蛋白的聚集。颗粒层的存在标志着上皮转向角化，颗粒层越明显，角化层越良好。

4. 角化层（stratum corneum） 位于上皮的最表层，由数层排列紧密的扁平细胞构成，细胞界限不清，细胞间桥消失。若细胞核及细胞器完全消失，细胞质内充满角蛋白，呈均质红色嗜酸性，此为正角化（图 5-6），如硬腭黏膜；若细胞核浓缩但未消失，则称为不全角化（图 5-7），如牙龈黏膜。角化层有较强的柔韧性，越厚抗摩擦力、抗化学物和微生物侵袭的能力越强。

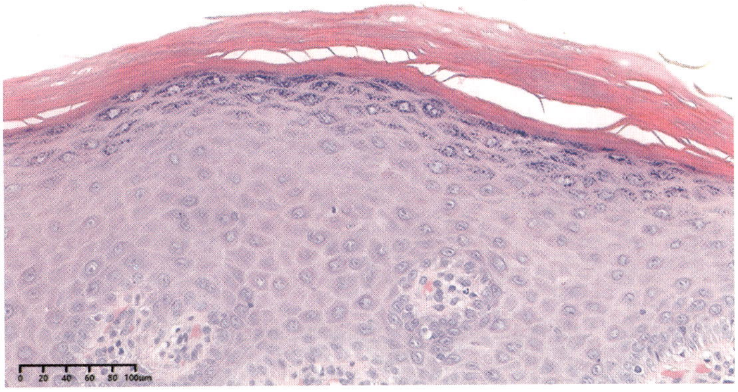

图 5-6 上皮的正角化

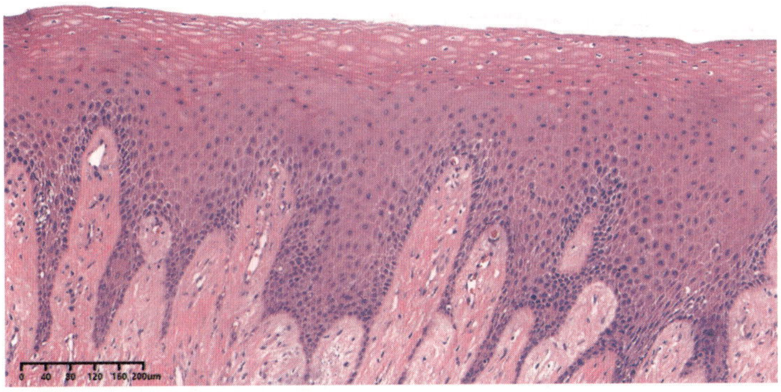

图 5-7 上皮的不全角化

口腔非角化上皮从深层至表面分别为基底层、棘层、中间层和表层。基底层细胞形态与角化上皮类似。棘层细胞体积大，细胞间桥不明显。中间层细胞为多边形，在棘层和表层之间起过渡作用。表层无角化，细胞扁平，有细胞核，细胞质染色浅，细胞器少，细胞间连接较疏松，该层细胞不断脱落，可以清除口腔内表面吸附的微生物、食物残渣等异物，保持口腔黏膜的清洁。

（二）非角质细胞

口腔黏膜上皮内存在黑色素细胞、朗格汉斯细胞和梅克尔细胞等非角质细胞，它们分布于上皮深层，在普通 HE 染色切片中胞质不着色，被称为透明细胞。

1. 黑色素细胞（melanocyte） 位于口腔黏膜上皮的基底层，起源于神经嵴细胞，约在胚胎第 11 周迁移至此并进行分裂繁殖。光镜下观察，黑色素细胞相对较小，胞核呈圆形或卵圆形，胞质呈现透明状（图 5-8）。电镜下观察，胞质内含有大量的粗面内质网和高尔基复合体，黑色素在此由酪氨酸在酪氨酸酶的催化下转化而来。还可见特有的黑色素小体，它负责合成并储存黑色素。黑色素细胞具有树枝状突起，黑色素颗粒可通过这些突起进入邻近的角质细胞内。临床上，牙龈、硬腭、颊及舌等部位是黑色素沉着的常见区域，同时也是黑色素性病变的好发部位，S-100、HMB-45 等免疫组化染色有助于鉴别黑色素细胞来源病变。

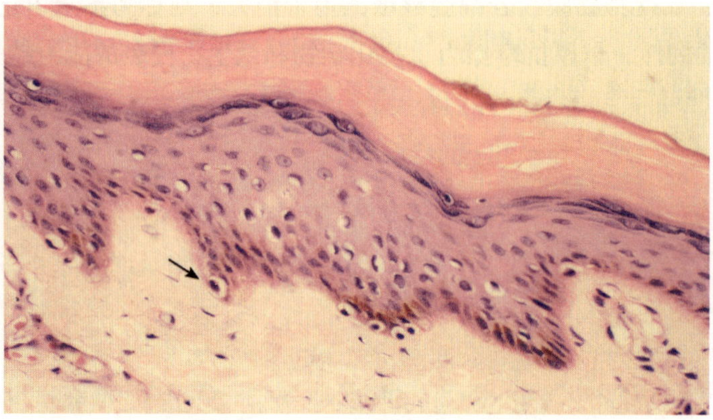

图 5-8　口腔黏膜上皮中位于基底层的黑色素细胞（箭头示）

2. 朗格汉斯细胞（Langerhans cell） 主要分布于棘层，在基底层也有出现，来源于造血组织。光镜下观察，其细胞核深染，细胞质透明。电镜下观察，胞质内有特殊的棒状或球拍样颗粒，即朗格汉斯颗粒或 Birbeck 颗粒。朗格汉斯细胞具有树枝状突起，细胞突起能自由伸展和收缩，具有运动能力，有活跃的吞噬活性及胞饮能力，是一种强大的抗原呈递细胞，将抗原呈递给 T 淋巴细胞以启动免疫应答，是口腔黏膜免疫防御的重要环节。CD1a、S-100、Langerin 等免疫组化染色有助于鉴别朗格汉斯细胞来源。

▶知识拓展

口腔黏膜免疫功能的细胞基础

口腔黏膜是人体免疫系统对食物的第一道防线。其中朗格汉斯细胞发挥着关键免疫作用。朗格汉斯细胞起源于骨髓中的造血干细胞，这些干细胞分化后，通过血液循环迁移并定居于皮肤和口腔黏膜等处。它能够识别、摄取和处理外来抗原，如细菌、病毒等病原体。在抗原被摄取后，朗格汉斯细胞迁移至局部淋巴结，将抗原信息呈递给 T 淋巴细胞，激活特异性免疫应答。此外，口腔黏膜固有层中的淋巴细胞、巨噬细胞等也参与免疫防御。例如，在口腔感染时，固有层中的淋巴细胞会被激活，增殖分化为效应细胞，分泌免疫球蛋白等抗体来清除病原体。同时，口腔黏膜的免疫功能与全身免疫相互协调，在某些全身性免疫疾病中，口腔黏膜也会出现相应病变，如在系统性红斑狼疮患者中，口腔黏膜可出现溃疡等症状，这也反映了口腔黏膜免疫在全身免疫网络中的重要地位。

3. 梅克尔细胞（Merkel cell） 位于基底层，常成群分布，其来源可能是神经嵴或者上皮细胞。光镜下，梅克尔细胞染色较浅。电镜下，胞质内可见发达的高尔基复合体及电子致密性膜被小泡，这些小泡内含有神经递质。梅克尔细胞底部与神经末梢形成突触样连接，可释放神经递质引发神经冲动，被认为与压力或触觉感受相关。

（三）基底膜

口腔黏膜上皮与固有层结缔组织紧密结合，其交界面并非呈一条直线，而是上皮向固有层形成许多突起，称上皮嵴（epithelial ridges）或上皮钉突（epithelial pegs）；固有层向上皮形成很多突起，称乳头层，二者紧密镶嵌使上皮和固有层牢固相连，这种镶嵌结构也大大增加了上皮与结缔组织的接触面积，有利于物质交换、信息传递及机械力的分散与缓冲。

光镜下，上皮和固有层之间靠一膜状结构相连，即基底膜（basement membrane）。基底膜呈淡红色，厚度为 1 ～ 4μm，经 PAS 染色呈阳性。电镜下，基底膜结构清晰，由透明板、密板、网板三部分组成，透明板和密板合称为基板，主要成分有层粘连蛋白和Ⅳ型胶原。上皮基底细胞借助半桥粒紧密附着于透明板上。半桥粒的主要成分是跨膜蛋白 BP180、整合素 α6、整合素 β4、附着斑蛋白 BP230、网蛋白。它不仅存在于上皮与固有层结缔组织的结合部位，也是结合上皮与牙表面结合的关键结构。网板则含有众多两端埋入密板的半环形纤维，此纤维称锚纤维，主要成分是Ⅶ型胶原。固有层的胶原纤维穿过锚纤维的环状空隙与密板紧密相连（图 5-9）。而在某些病理情况下，如大疱性类天疱疮，跨膜蛋白 BP180 和附着斑蛋白 BP230 成为自身抗原，诱发产生自身抗体，半桥粒结构被破坏，导致基底细胞与基底膜分离，从而形成上皮下疱。在交界型大疱性表皮松解症中存在层粘连蛋白 5 基因的突变，在发育不良型中存在Ⅶ型胶原的突变。在癌前病变时，Ⅳ型胶原等成分发生改变，有助于癌变细胞向固有层浸润。

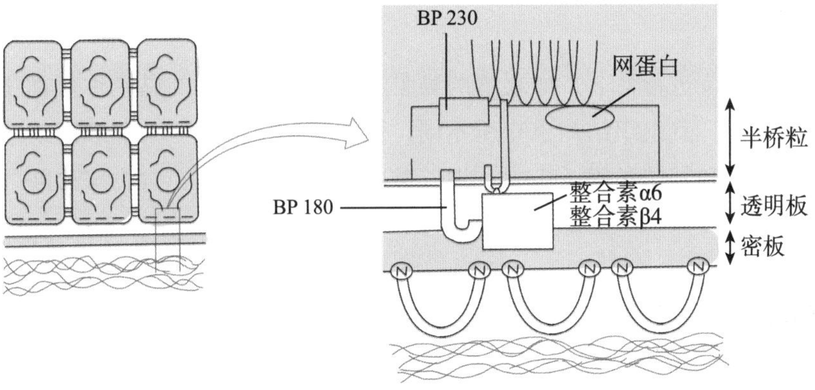

图 5-9　基底膜结构

二、固有层

固有层（lamina propria）是上皮下致密结缔组织，对上皮起到支持、营养、感觉和调控作用等。固有层由凸向上皮的乳头层和网状层构成。乳头层胶原纤维细且排列疏松，弹力纤维较少，这些细纤维主要帮助乳头层与上皮紧密相连，疏松的排列有利于为上皮提供营养支持。乳头层的长短因所在部位而异，如硬腭处较长，软腭处较短。网状层胶原纤维粗大，弹力纤维较多，两者相互交织成网，使黏膜具有更大的弹性和韧性。血管与神经经网状层进入乳头层，形成毛细血管网和神经末梢，部分神经末梢还可进入上皮。

固有层内基本细胞成分有成纤维细胞，还有组织细胞、未分化的间充质细胞、肥大细胞等。在某些情况下，如应用苯妥英钠、钙通道阻滞药（如硝苯地平）、免疫抑制剂（如环孢素），成纤维细胞会被激活，进而导致牙龈增生。成纤维细胞不仅能合成和更新纤维及基质，在创伤愈合时其数量会增加且肌动蛋白含量上升，具备收缩功能，促进伤口愈合。肉芽肿性唇炎时，固有层内淋巴细胞、浆细胞、巨噬细胞及肥大细胞等会明显增多。

固有层内基质主要成分是透明质酸、硫酸肝素等蛋白多糖和糖蛋白，对保持水分、调节渗透压、信息传递等发挥重要作用。

三、黏膜下层

黏膜下层（submucosa）是疏松结缔组织，其中含有口腔特有的小唾液腺，开口于口腔黏膜表面。还有血管、淋巴管、神经及脂肪组织等，主要功能是为固有层提供营养及支持。黏膜下层并非所有口腔黏膜都有，它主要分布于唇、颊、软腭、口底和口腹黏膜处。在舌背、牙龈及硬腭的大部分区域并没有黏膜下层，固有层直接附着于肌肉或骨膜之上，便于舌的灵活运动及承受咀嚼压力。

第二节　口腔黏膜的分类及结构特点

口腔黏膜通常按部位进行命名，如唇部的黏膜称唇黏膜，颊部的黏膜称颊黏膜。不同部位的口腔黏膜具有不同的功能，其组织结构也有所不同，依据其所在部位、功能和组织结构的不同，可分为咀嚼黏膜、被覆黏膜和特殊黏膜。正确认识口腔各部位黏膜特点，对临床诊断、治疗和预后评估等方面均有重要意义。

一、咀嚼黏膜

咀嚼黏膜（masticatory mucosa）包括牙龈和硬腭黏膜，主要承受咀嚼过程中的摩擦力、压力和剪切力。与此功能相适应，咀嚼黏膜表层上皮角化，抗摩擦能力强；棘层细胞间桥连接紧密。固有层厚，为致密结缔组织，内含大量胶原纤维束并附着于骨膜，排列紧密；钉突与固有层紧密交织，上皮与结缔组织的接触面积大大增加，有效增加了抗摩擦能力。因此，咀嚼黏膜与深部组织附着牢固，不能移动。具有较强的耐磨性和抗损伤能力。

1. 硬腭　腭黏膜分为前2/3的硬腭和后1/3的软腭。硬腭黏膜呈浅粉红色。表面角化层较厚，以正角化为主。固有层具上述咀嚼黏膜特征（图5-10）。硬腭包括牙龈区、中间区、脂肪区和腺区四部分（图5-11）。牙龈区为与上颌附着龈相延续的带状区域，中间区为硬腭中央纵行的带状区域，两者均无黏膜下层，固有层与骨膜紧密相连。脂肪区、腺区均介于牙龈区、中间区之间，左右各一，前者居前，后者居后与软腭相连接，两者固有层下均还有黏膜下层，其中的胶原纤维将脂肪、腺体分成许多小区，小区大小不一、形状各异。腺区内的腺体与软腭的腺体均为腭腺，属纯黏液腺。

硬腭前部正中有切牙乳头，是一个小而圆的隆起。其中有退化的鼻腭管，其开口很小，一般口腔检查很难直接观察到。如果鼻腭管没有完全退化，易形成鼻腭管囊肿。切牙乳头覆盖的上皮较薄，下方有鼻腭神经分支穿出，因此，切牙乳头是临床鼻腭神经阻滞麻醉的表面标志。硬腭前方自腭中缝向两侧略呈辐射状的软组织嵴，为固有层致密结缔组织隆起形成的黏膜皱襞，称为腭皱襞。硬腭黏膜与软腭黏膜相延续，两者有明显的分界。

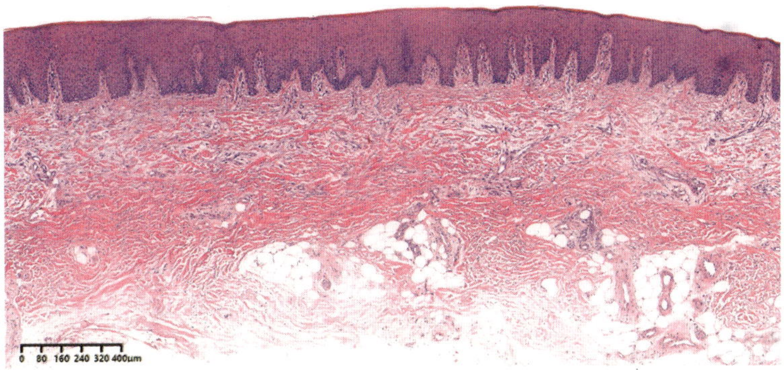

图 5-10　硬腭黏膜

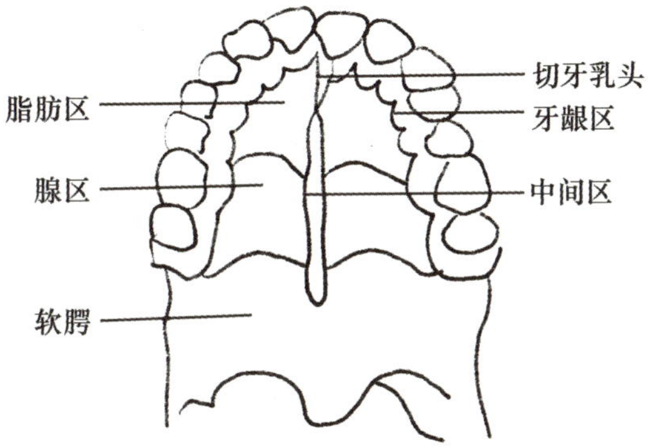

图 5-11　硬腭分区

2. 牙龈　详见第四章第一节。

二、被覆黏膜

被覆黏膜（lining mucosa）覆盖于口腔内除咀嚼黏膜和特殊黏膜之外的大部分区域，包括唇黏膜、颊黏膜、口底黏膜、舌腹黏膜及软腭黏膜。被覆黏膜表面平滑且呈粉红色。显微镜下，和咀嚼黏膜相比，被覆黏膜上皮无角化，棘细胞之间的细胞间桥不明显。上皮钉突短而平，固有层乳头短而粗，上皮与固有层接触面较平坦。固有层的胶原纤维束较细小，弹力纤维、网状纤维较多，黏膜下层较为疏松，因此被覆黏膜富有弹性，并具有一定的活动度。

1. 唇　以中间的唇红（red lip; vermilion）为界，分为外侧的皮肤、中间的唇红和内侧的唇黏膜（图 5-12）。前者为皮肤组织，表皮有角化，上皮下含有皮肤附属器，如皮脂腺、汗腺、毛囊。后者为无角化复层鳞状上皮，中间层和棘层较厚，固有层下方为黏膜下层，含小唾液腺和脂肪，其中的小唾液腺称为唇腺，以黏液性腺泡为主，可作为腺体活检的部位，黏膜下层的深部为口轮匝肌。中间的唇红呈朱红色，其原因是唇红上皮较薄，而固有层乳头中含大量的毛细血管袢，直抵薄层上皮的基底部，透过上皮层清晰可见（图 5-13）。贫血时，含氧血红蛋白减少，唇红苍白缺氧时，脱氧血红蛋白增多，唇红发绀。与唇部皮肤、唇黏膜不同，唇红黏膜下层既无小唾液腺也无皮脂腺，因此唇红部易干裂。

2. 颊黏膜 与唇黏膜相延续，两者的上皮、固有层、黏膜下层均比较相似。不同的是，颊黏膜黏膜下层中的腺体称为颊腺，黏膜下层附着于张力比较大的颊肌，使颊黏膜具有一定张力，防止咀嚼时出现皱褶而咬伤。正常人口角后方咬合线区的颊黏膜可见线状的轻微角化，称白线（linea alba），有时还能见到粟粒状小颗粒，呈淡黄色，称福代斯斑（Fordyce spot），实则为异位的皮脂腺。

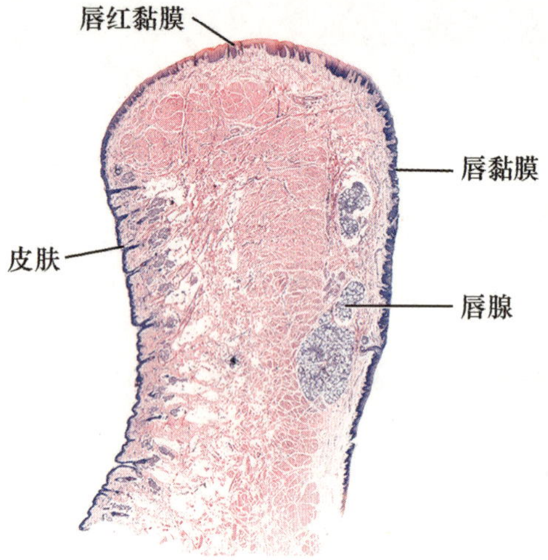

图 5-12　唇

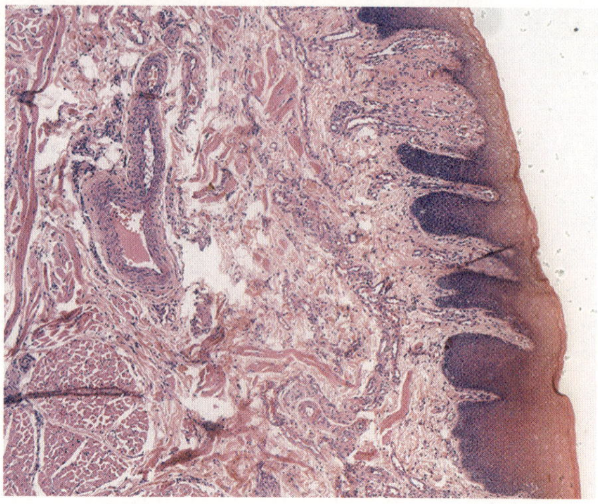

图 5-13　唇红

3. 口底和舌腹黏膜 口底黏膜较薄，与深部组织附着松弛，利于舌的灵活运动。固有层乳头短，黏膜下层含脂肪组织，舌下腺及导管开口于口底舌下皱襞处。口底黏膜与下颌舌侧牙龈界限明显，向后与舌腹黏膜延续。舌腹黏膜光滑且薄，上皮无角化，结缔组织乳头多而短，黏膜下层不明显，紧密连接舌肌周围的结缔组织。

4. 软腭黏膜 向前与硬腭黏膜延续但颜色更深且分界明显，上皮无角化，固有层乳头少而短、血管多，固有层与黏膜下层间有弹力纤维分隔，黏膜下层含黏液腺（腭腺）。

三、特殊黏膜

舌以界沟为界，分为舌体和舌根。在界沟顶点与舌背正中沟汇合点稍后方，有一凹陷即舌盲孔，它是胚胎时期甲状舌管始端的遗迹，如果甲状舌管退化不完全，就会在颈部正中形成甲状舌管囊肿。舌身为肌性器官，由纵横交织的舌肌组成，其表面被覆着舌背黏膜，因其具有特殊结构与功能，又称特殊黏膜（specialized mucosa）。特殊黏膜的上皮是复层鳞状上皮，固有层内除有丰富的血管、胶原纤维和弹力纤维外，众多舌肌纤维也直接分布于固有层内，与特殊黏膜紧密附着不易滑动。特殊黏膜并无黏膜下层。在舌体部，特殊黏膜固有层向上皮侧突出，形成中间为固有层轴心，外周覆盖鳞状上皮细胞的舌乳头。最初的固有层突起形成的乳头称为初级乳头，初级乳头的轴心继续向上皮层深入，层层发出分支，形成更多的次级乳头，次级乳头大小各异、数量不定。舌乳头可分为丝状、菌状、轮廓、叶状四种类型（图 5-14）。

1. 丝状乳头（filiform papilla） 集中分布在舌尖部，遍布舌背，是数量最多的舌乳头。丝状乳头是舌乳头中最小的类型，呈白色丝绒状，体积较小，高 1 ～ 3mm，近似锥体。其尖端朝向舌根，末端呈细刺样突起，形似倒刺（图 5-15）。丝状乳头表面为正角化鳞状上皮，浅表层可自然脱落，在其脱落之前，常与食物残渣、唾液、细菌等口腔内容物混合，暂时附着于乳头表面，称为舌苔。观察舌苔变化是中医临床辨证施治的重要内容，病理情况下，当丝状乳头萎缩时，舌面会变得光秃，常见于营养不良、贫血等情况。若舌苔呈现不规则剥脱，致使舌背出现地图样外观，称为地图舌，常见于儿童营养不良、情绪波动、过敏体质等情况。正常情况下，青年丝状乳头发达，老年时萎缩渐变平滑。

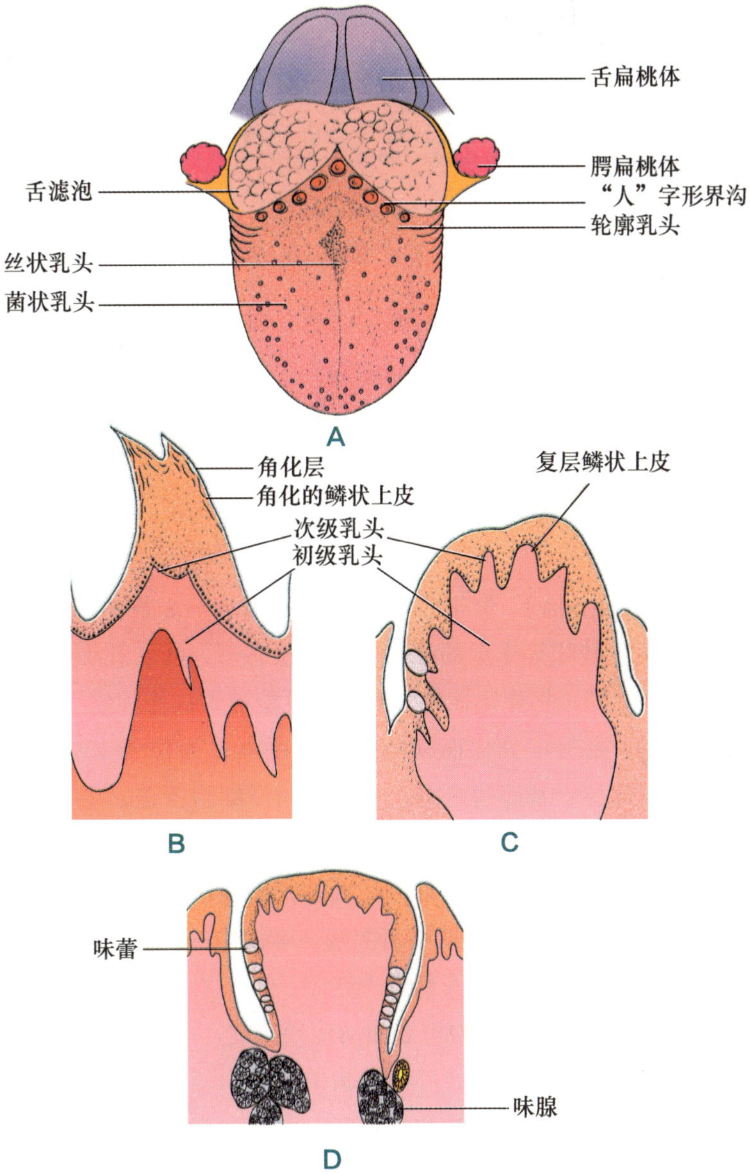

图 5-14 舌乳头

A. 整体观；B. 丝状乳头；C. 菌状乳头；D. 轮廓乳头。

2. 菌状乳头（fungiform papilla） 数目相对较少，散布于舌尖和舌侧缘的丝状乳头之间。菌状乳头呈圆形头大颈细，类似蘑菇，高 0.7 ～ 1.5mm，直径 0.4 ～ 1.0mm。菌状乳头呈红色，原因为固有层毛细血管丰富而上皮薄无角化，血液的红色易于透过上皮。如果出现增生、肿胀、充血，舌面菌状乳头增大、变红，舌面呈草莓状，即草莓舌。反之，如果菌状乳头、丝状乳头萎缩，舌面光滑如镜面，称光滑舌或镜面舌。另外，部分菌状乳头上皮层内含有少数味蕾，具备味觉感受功能（图 5-16）。

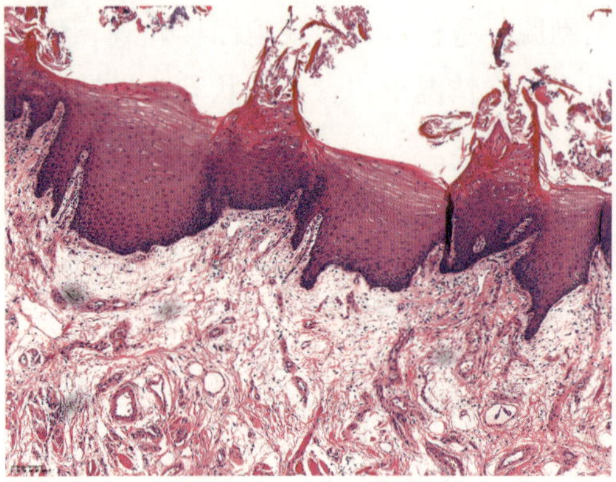

图 5-15　丝状乳头

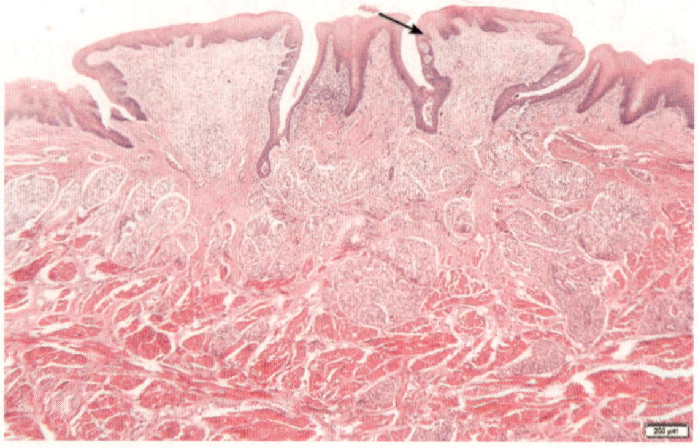

图 5-16　菌状乳头（上皮内偶见味蕾分布，箭头所示）

3. 轮廓乳头（vallate papilla） 体积最大，四周有深沟环绕，沟外侧的舌黏膜稍隆起，形成轮廓结构，故称轮廓乳头。四周环绕的深沟又叫轮廓沟，沟底有味腺导管开口。味腺又称冯·埃布纳腺（von Ebner gland），分布于沟底附近的舌肌纤维束间，为纯浆液腺。轮廓乳头表面的上皮有角化，而轮廓沟壁的上皮无角化，其内近沟底有许多卵圆形小体，染色浅，称味蕾。轮廓乳头仅 8 ～ 12 个，位于界沟前方的舌体一侧，排成一列，呈矮柱状，高 1.0 ～ 1.5mm，直径 1 ～ 3mm，若出现异常可能引起疼痛和味觉障碍。

4. 叶状乳头（foliate papilla） 位于舌侧缘后部，为 5 ～ 8 条平行排列的皱襞，呈叶片状。上皮内分布有味蕾，主要负责酸味等味觉的感知。正常状态下，叶状乳头并不显著，然而一旦发生炎症，便会充血发红，出现红肿、疼痛等症状，有时还可能被误认作肿瘤。

5. 味蕾（taste bud） 是上皮分化而来的味觉感受器，为位于上皮内的卵圆形小体，长约 80μm，厚约 40μm，其基底部位于基底膜之上，表面由角质细胞覆盖，中央形成圆孔即味孔通于口腔，与周围上皮细胞间由连接复合体封闭。其细胞成分由亮细胞和暗细胞两种细胞构成，前者较粗，后者较细，细胞长轴与上皮表面垂直，近味孔处的细胞顶端有指状的细胞质突起，称味毛（图 5-17）。味毛是味觉感受的关键部位，味毛能够与溶解在唾液中的化学物质相互作用，引发一系列生理反应产生化学信号。神经末梢从味蕾基底部进入味蕾，可一直分布到近味孔处，与含味毛的味细胞形成突触连接，由此可将化学信号转换为神经冲动传导味觉。

味蕾主要分布在菌状乳头、轮廓乳头、叶状乳头的上皮内，也分布于软腭、会厌等处，不同部位的味蕾感受不同味觉，菌状乳头主要感受甜、咸味，叶状乳头主要感受酸味，轮廓乳头主要感受苦味，但各味觉间有一定交叉感受（图 5-18）。

舌根部的特殊结构为舌滤泡（lingual follicle），在黏膜表面呈圆形或卵圆形隆起，隆起的中心多有一个小凹陷，称舌隐窝（lingual crypt）。光镜下，隐窝内衬复层鳞状上皮，内含小唾液腺的开口。每个舌滤泡包含一个或多个淋巴小结，故舌根部的舌滤泡也被称为舌扁桃体，与腭扁桃体、咽扁桃体一起形成口咽部的淋巴环，为机体的重要免疫屏障之一。

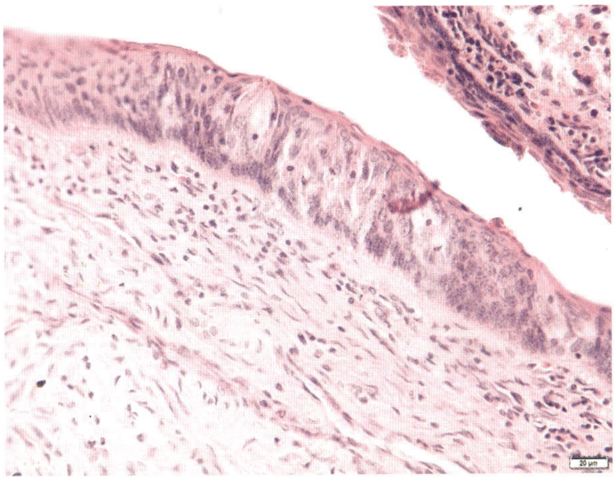

图 5-17 味蕾的镜下结构

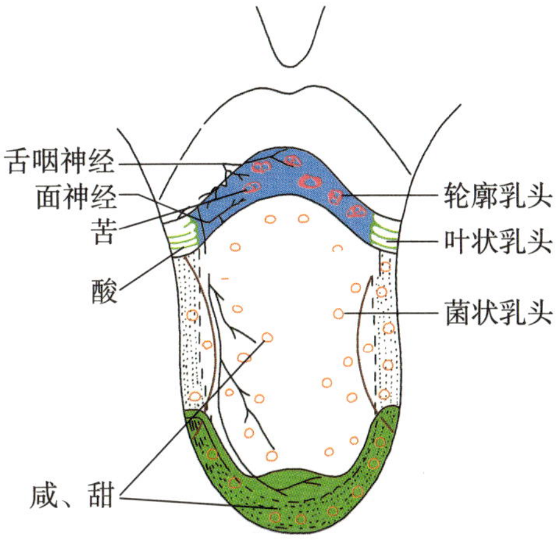

图 5-18 味觉分区

第三节 口腔黏膜的功能和增龄性变化

一、口腔黏膜的功能

口腔黏膜具有保护功能，可抵抗机械刺激，如咀嚼时承受的摩擦力、切力、压力、牵拉力等，咀嚼黏膜的角化层可抵抗摩擦力，固有层紧密附着于骨组织可抵抗切力与压力，被覆黏膜的黏膜下层疏松有弹性，有利于缓解牵拉力。口腔黏膜可限制微生物和毒性物质入侵，口腔黏膜上皮是保护机体免受侵袭的主要屏障，能保护机体免受口腔内大量致病菌及其毒性产物的危害。口腔黏膜感觉神经末梢丰富，而味腺更是特化的感觉神经末梢，故口腔黏膜能对多种刺激，如疼痛、触动、温度、味觉等作出反应，并产生吞咽、恶心、流涎等神经反射。口腔黏膜能够吸收某些药物，影响血药浓度。口腔黏膜中的小唾液腺参与唾液分泌。

二、口腔黏膜的增龄性变化

随着年龄增长，口腔黏膜的组织结构会发生多方面变化。绝经后女性常出现口干，是因为小唾液腺发生明显萎缩，被增生的纤维组织取代，唾液分泌减少。老年人黏膜烧灼感及味觉异常，与舌乳头味蕾数量减少、口腔黏膜神经末梢密度降低有关。另外，上皮萎缩、舌乳头数量减少、固有层成纤维细胞减少、胶原纤维变性退化，都是老年人常见的改变。若饮食缺乏 B 族维生素等营养成分，这些变化会更显著。一些老年人唇及颊可出现血管痣，舌腹可出现静脉曲张性小结，但这些变化为局部改变，与心血管状态并无关系。

▶**知识拓展**

口腔黏膜与口腔微生态平衡

口腔黏膜与口腔内的微生物共同构成了口腔微生态系统。口腔黏膜表面存在着大量的细菌、真菌等微生物，正常情况下它们与口腔黏膜处于平衡状态。例如，某些共生菌能通过竞争营养物质、分泌抗菌物质等方式抑制致病菌的生长，对口腔黏膜起到保护作用。然而，当这种平衡被打破，如口腔卫生不良、机体免疫力下降时，致病菌就会大量繁殖，引发口腔黏膜疾病。如在婴儿的免疫系统尚未完全发育成熟、长期使用抗生素导致菌群失调、患有某些全身性疾病使身体抵抗力下降等情况下，白念珠菌就会大量繁殖，侵犯口腔黏膜，从而引起鹅口疮。患者常表现为疼痛、灼热感等症状。口腔黏膜表面出现白色斑膜，周围无炎症反应，形似奶块，不容易擦去，若强行擦去斑膜，下方可见不出血的红色创面。研究口腔黏膜与微生态的关系有助于开发新的口腔疾病预防和治疗策略，如通过调节口腔微生态来防治口腔黏膜病变。

—• 考试知识点总结 •—

—• 本章小结 •—

—• 协和云课堂……　拓展练习及参考答案 •—

（牟东云）

第六章 唾 液 腺

教学课件

学习目标

素质目标

树立知识迁移的学习意识，把“组织学与胚胎学”课程中关于腺体的内容作为本章学习基础，具备结构与功能相适应的辩证思维，进一步深化对唾液腺功能与结构的理解。

知识目标

（1）掌握：唾液腺的一般组织结构；三对大唾液腺的组织学特点及分泌物性质。

（2）熟悉：唾液腺间质和小唾液腺。

（3）了解：唾液腺的功能和增龄性变化。

能力目标

（1）能在光镜下辨认三种腺泡、三种导管、三种大唾液腺。

（2）能绘制唾液腺分泌单位模式图。

案例导入

【案例】

患儿，男，10 岁。近期有流行性腮腺炎患儿接触史。主诉：双侧耳前腮腺区域肿胀、疼痛 2 天，进食时疼痛加剧，伴轻微头痛、呕吐。查体：体温 38℃，双侧耳前腮腺区域压痛，口腔两侧腮腺导管开口红肿。实验室检查：血淀粉酶水平升高。

【问题】

1. 患儿可能的诊断是什么？
2. 如何解释患儿血中淀粉酶水平升高？

微课：
唾液腺

·核心知识拆解·

本章案例导入中涉及的腮腺，位于面颊两侧深面，为人体最大的一对唾液腺。唾液腺（salivary glands）为人体内重要的外分泌腺体。除腮腺、下颌下腺、舌下腺三大主要唾液腺外，口腔内还散布着众多微小而重要的小唾液腺。三大唾液腺中，除腮腺外，下颌下腺位于下颌骨下方，是唾液分泌量最大的腺体；舌下腺隐藏于舌根底部，其分泌的唾液具有独特的抗菌性质。小唾液腺隐匿于口腔黏膜的固有层、黏膜下层或肌层之中，如唇腺、颊腺、腭腺、舌腺及磨牙后腺等，这些腺体虽小，却同样对口腔环境的维护起着至关重要的作用。

组织学方面，唾液腺分为实质和间质。实质是唾液腺功能的主要部分，为基本分泌单位，由三种腺泡及三种导管组成。浆液细胞、黏液细胞组成浆液性、黏液性及混合性三种腺泡，三种导管为闰管、分泌管（亦称纹管）和排泄管。腺泡产生唾液，导管主要作为唾液的排出通道，并对唾液的质和量进行一定的调节。除作为分泌单位，实质还包括肌上皮细胞、皮脂腺等，肌上皮细胞的收缩有利于促进唾液的排出。

唾液腺间质构成大唾液腺的被膜并分割唾液腺形成腺叶和腺小叶，其内含血管、神经。唾液腺在维持口腔健康、促进食物消化及支持全身生理平衡方面扮演着不可或缺的角色，为日常的咀嚼、吞咽及言语功能提供了必要的润滑与保护。随着年龄增长，唾液腺实质减少、间质增多，还可出现鳞状细胞、黏液细胞化生，唾液腺量少而黏稠，功能逐渐下降。

本章案例导入中，患儿接触流行性腮腺炎患者，感染副黏病毒。病毒侵入腮腺的腺泡、导管细胞，导致部分细胞坏死、导管阻塞、腮腺充血及水肿，故双侧腮腺肿大、疼痛。进食时唾液分泌增多，但因导管受阻难以排出，故加重腮腺肿胀，疼痛加剧。

第一节　唾液腺的一般组织结构

唾液腺主要由两大基本组成部分构成：实质与间质。这两部分相互依存，共同协作，以执行其多样化的生理功能。实质作为基本分泌单位是一个高度集成的系统，由多种细胞与组织结构组成，其核心是腺泡，是唾液生成的起始点。腺泡细胞通过复杂的生物化学过程，将水分、电解质、酶类及其他生物活性物质转化为具有润滑、消化及抗菌等多种功能的唾液。与腺泡紧密相连的是导管系统，将分泌的唾液导向口腔。

唾液腺实质中的肌上皮细胞以其独特的收缩能力，参与调节唾液的排放过程，确保在需要时能够迅速响应。

间质部分则是唾液腺结构中的支撑框架与后勤保障，由纤维结缔组织形成包裹整个腺体的被膜及分隔小叶的小叶间隔。

综上所述，唾液腺的实质与间质两部分紧密合作，共同构建了一个高效、灵活的唾液分泌系统，为人体健康与日常生活提供了不可或缺的支持。

一、实质

（一）腺泡

腺泡（acinus）是唾液腺的分泌部，大部分闭合，一端与导管末端相连接。腺泡的腔面是单层腺上皮细胞，外周与结缔组织之间为一层薄的基膜，腺细胞和基膜之间还有肌上皮细胞。肌上皮细胞能够收缩，增加腺泡内的压力，有助于腺泡分泌物的排出。作为唾液腺中至关重要的功能单位，腺泡以其独特的形态结构与复杂的生理机制支撑起其高效、精准的分泌功能。根据形态、结构和分泌物性质不同，腺泡又分为浆液性、黏液性和混合性三种类型（图 6-1）。

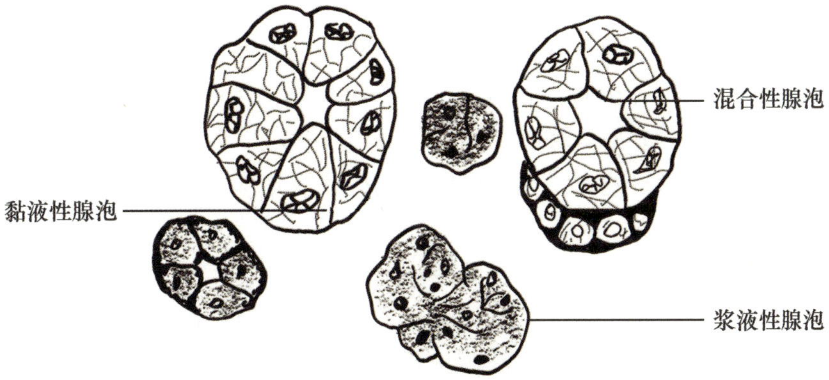

图 6-1 腺泡的三种类型

1. 浆液性腺泡（serous acinus） 呈规则的球形排列，由浆液细胞组成（图 6-2、图 6-3）。光镜下，可以清晰地看到浆液细胞独特的锥体形态，基底部宽广且稳固地附着于基膜之上，顶端则朝向腺腔。细胞核为圆形，位于细胞的基底部，占据约 1/3 的空间。胞浆作为细胞的主体部分，呈现嗜碱性的特征，其中密布着 PAS 阳性的分泌颗粒，即常说的酶原颗粒。这些颗粒直径约为 1μm，蕴含着唾液淀粉酶等消化酶类的前体物质。分泌颗粒在细胞内经历从形成到储存再到释放的全过程。一旦接收到分泌的信号，这些颗粒便会被迅速动员起来，经历一系列复杂的生物化学反应，转化为具有强大消化能力的酶类，通过细胞顶端的微绒毛和细胞间小管等结构输送，最终通过胞吐的方式被释放到腺泡腔内，成为唾液的重要组成部分。

电镜下，浆液细胞的粗面内质网平行排列于细胞核的底部和侧面，不断合成着各种蛋白质分子；而线粒体则以棒状形态穿插其间，为整个过程提供能量支持。高尔基复合体位于细胞核的上方和侧方，负责将合成的蛋白质进行进一步的加工、修饰和分类包装，最终形成成熟的分泌颗粒。细胞间的紧密连接通过细胞膜的折叠和凹凸镶嵌得到了进一步加强，这不仅增大了细胞间的接触面积，也提高了细胞间物质交换的效率，为唾液的高效分泌提供了有力的保障。

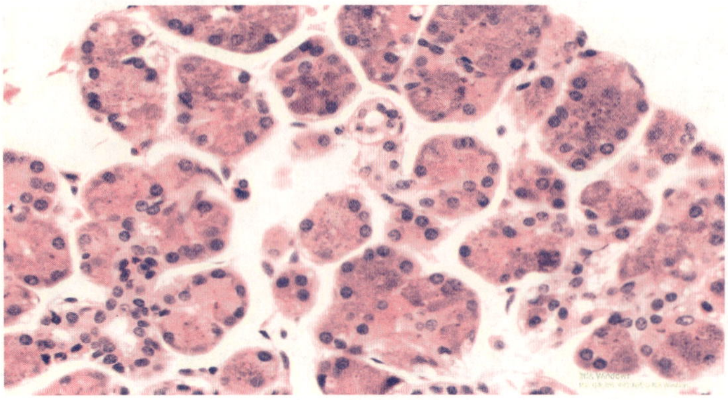

图 6-2　浆液性腺泡

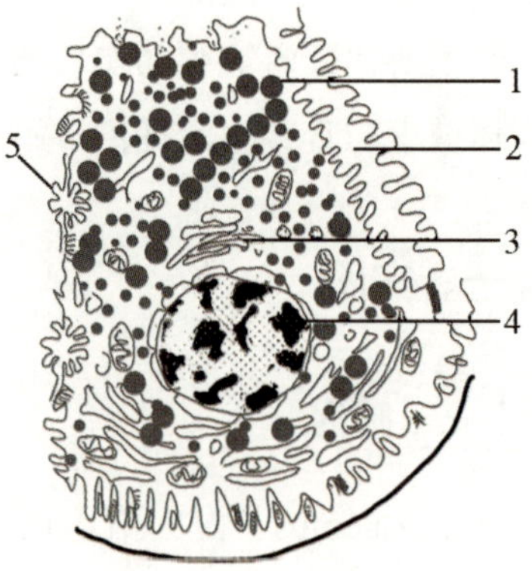

图 6-3　浆液细胞超微结构

注：1. 酶原颗粒；2. 细胞间小管；3. 高尔基复合体；4. 细胞核；5. 细胞间小管横断面。

2. 黏液性腺泡（mucous acinus） 作为唾液腺中的另一重要功能单位，其管状形态与黏液细胞的特定构成，赋予了黏液性腺泡产生黏稠分泌物的独特能力。管状结构不仅优化了黏液的分泌路径，还确保了黏液在生成与释放过程中的流畅与高效。光镜下，黏液细胞呈现三角形或锥形的独特形态，这种形态不仅增加了细胞的表面积，还为其内部复杂的生理活动提供了充足的空间（图 6-4）。当黏液细胞处于非活跃分泌状态时，其细胞核相对较大，染色较浅，显得较为突出；而当分泌活动加剧，细胞内充满黏液产物时，细胞核则会变得扁平并移至细胞底部，染色也随之加深，这一变化直观地反映了细胞分泌活动的活跃程度。

黏液细胞的胞浆内富含黏原颗粒，这是黏液分泌的关键物质。然而，在常规的固定及染色过程中，这些黏原颗粒往往难以保持完整，导致胞浆在显微镜下呈现一种透明的网状结构。这一网状结构由胞浆中的纤维状物质与沉淀的黏原共同构成，它们相互交织，形成了一个复杂而稳定的支撑体系。网状结构具有一定的嗜碱性，经过淡蓝染色后更加清晰可见，展现了其独特的化学性质。化学分析显示，网状结构主要由数量不等的酸性黏多糖和中性黏多糖组成，这些多糖物质在唾液中发挥着重要的润滑、保护及抗菌作用。通过特定的染色方法，如阿尔辛蓝、黏液卡红和 PAS 染色等，可以清晰地观察到黏液中的这些多糖成分，能够进一步验证其化学组成与功能特性。

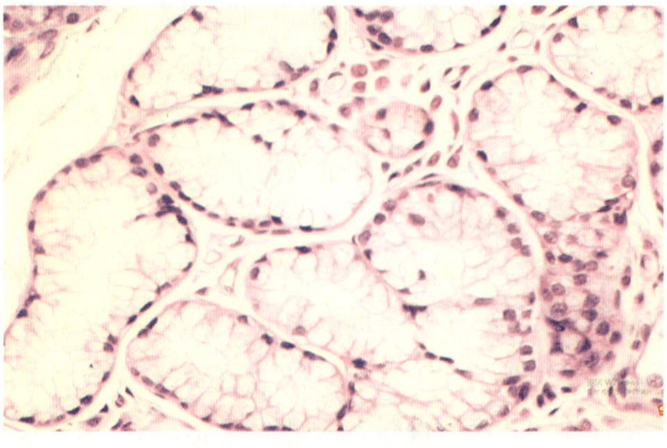

图 6-4　黏液性腺泡

电镜下，黏液细胞内充满透明的分泌颗粒，主要聚集在细胞的顶端。分泌颗粒内含黏原，主要成分为黏多糖，为碳水化合物，细胞通过胞吐方式释放到细胞外排入腺泡腔内。相对于浆液细胞颗粒，黏液细胞内的颗粒大且不规则。与浆液细胞比较，黏液细胞内的粗面内质网及线粒体等细胞器较少，但含有较多的高尔基复合体，这表明碳水化合物的合成比较旺盛（图 6-5）。

3. 混合性腺泡（mixed acinus） 由黏液细胞和浆液细胞两种不同类型的细胞共同组成，不仅丰富了唾液腺的分泌产物，也使其在功能上更加全面和灵活（图 6-6）。

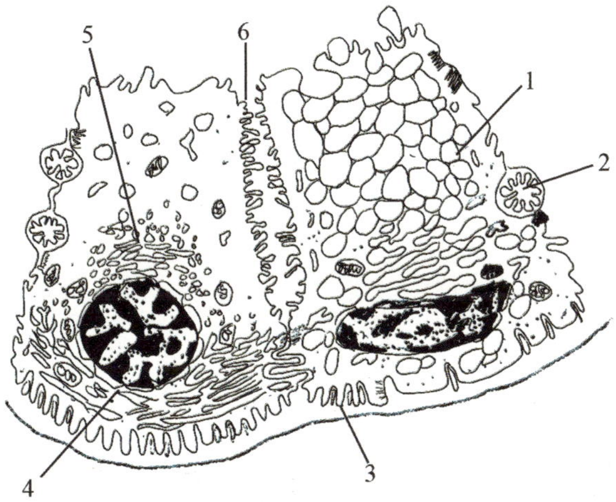

图 6-5 黏液细胞超微结构

注：1. 黏液小滴；2. 细胞间小管横断面；3. 基底膜折叠；4. 粗面内质网；5. 高尔基复合体；6. 细胞间小管。

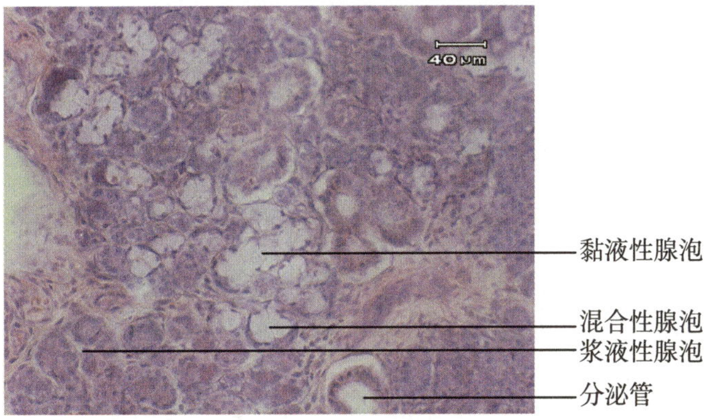

图 6-6 混合性腺泡

黏液细胞紧密地排列在一起，占据了腺泡的大部分区域，使得腺泡能够产生大量的黏液，这些黏液在口腔中起着润滑、保护和抗菌的重要作用。而浆液细胞则以一种特殊的新月状或半月板形状（demilune）镶嵌在腺泡的盲端表面，这种布局既保证了浆液细胞能够充分接触到腺泡腔内的环境，又使得其分泌物能够高效地通过细胞间小管流入腺泡腔中。这些细胞间小管不仅为分泌物的流通提供了通道，还确保了分泌物在输送过程中的稳定性和连续性。当浆液细胞受到刺激并开始分泌时，其内部储存的酶原颗粒会被迅速动员起来，经过一系列的生物化学反应后转化为具有活性的酶类，这些酶类随后通过细胞间小管被输送到腺泡腔内，与黏液细胞产生的黏液混合在一起，最终形成唾液。

混合性腺泡的结构不仅提高了唾液腺的分泌效率，还使得唾液在成分上更加多样化和复杂化。黏液和酶类的混合不仅增强了唾液的润滑和消化作用，还赋予了其更强的抗菌能力。此外，混合性腺泡在生理和病理条件下也表现出一定的适应性和可塑性。在口腔受到刺激或感染时，混合性腺泡能够迅速调整其分泌产物的种类和数量，以应对外界环境的变化。而在某些病理条件下，如发生唾液腺炎症或肿瘤等，混合性腺泡的结构和功能也可能发生异常变化，这些变化对于疾病的诊断和治疗具有重要的参考价值。

（二）导管

唾液腺导管，作为唾液分泌系统中不可或缺的组成部分，其复杂的分枝状结构不仅展示了生物体内精巧的管道网络设计，也深刻体现了其在调节口腔微环境和维护生理平衡中的关键作用（图 6-7）。这一系统从微小的腺泡出发，经过多层次的导管逐级汇聚，最终将宝贵的唾液输送至口腔，为口腔健康、食物消化乃至全身的水电解质平衡提供了重要支持。

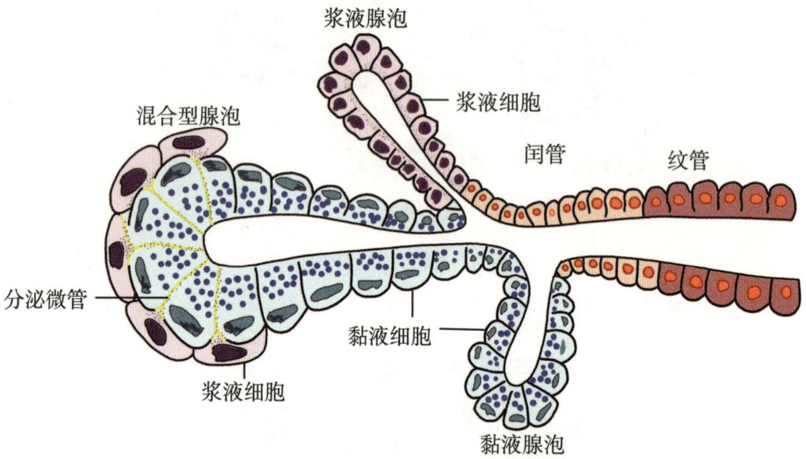

图 6-7　唾液腺导管系统分枝状结构

闰管与分泌管位于腺小叶内部，又称为小叶内导管，它们的发育程度直接受到腺泡分泌物性质的影响。这一特性不仅体现了生物体在结构与功能上的高度适应性，也揭示了不同唾液腺在分泌物成分和分泌模式上的差异性。闰管作为连接腺泡与分泌管的桥梁，其细长的形态和单层立方上皮的构成，为分泌物的初步收集和传输提供了便利；而分泌管则通过其管壁的纹状缘和发达的线粒体进一步对分泌物进行加工和转运，确保其顺利进入下一阶段的输送流程。

排泄管穿行于小叶间结缔组织中，通过其汇聚和排空能力，将来自不同腺小叶的分泌物高效地整合并输送至口腔，形成唾液，为口腔的湿润、清洁、消化及抗菌提供了全方位的保障。

无论是干燥还是湿润的环境条件，唾液腺导管都能通过调整其分泌量和分泌物成分来维持口腔的生理平衡。同时，这一系统还与其他生理系统（如神经系统、内分泌系统等）紧密相连，共同构成了生物体内一个高度协调、相互依存的生理网络。

1. 闰管（intercalated duct） 一端与腺泡连接，另一端与分泌管连接，是导管系统中的最末端部分。闰管主要分布于浆液性腺泡为主的唾液腺，黏液性腺泡为主的唾液腺含闰管较少。腮腺为纯浆液性腺，故含有长且多的闰管；舌下腺以黏液性腺泡为主，故其中的闰管短且少；腭腺为纯黏液腺，其内无闰管。

光镜下，闰管上皮细胞呈立方形、矮柱状，胞核大而圆，位于细胞中央，胞浆较少，HE 染色呈较淡的红色。电镜下，闰管细胞的管腔一侧有微绒毛凸入，细胞侧面有指状突起互相交错，但与腺泡细胞比较，突起相对较少。相邻细胞的指状突之间相互连接，近腔面有连接复合体，深部有桥粒结构。在细胞底部，基底膜与闰管细胞之间有肌上皮细胞（图 6-8）。闰管细胞胞浆内有少量粗面内质网，顶部胞浆内有中等大小的高尔基复合体，在靠近腺泡端的细胞内可见少数分泌颗粒。

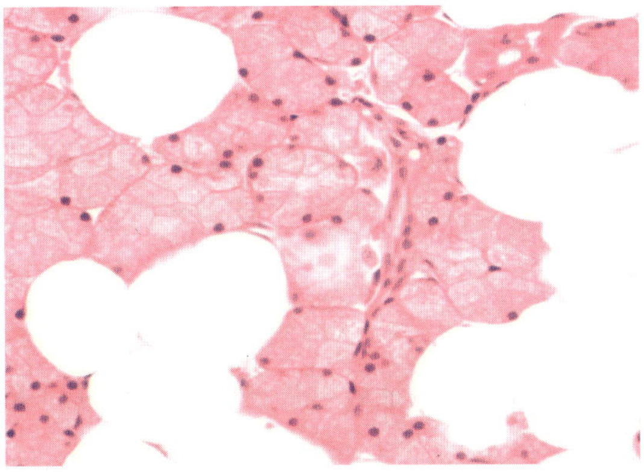

图 6-8　闰管

2. 分泌管（secretory duct） 又称纹管（striated duct），较闰管粗，与闰管相延续，由单层立方上皮逐渐转变成柱状细胞。光镜下，上皮细胞的基底部有大量的纵纹，与细胞基底面垂直，类似于近曲肾小管上皮细胞，细胞核为圆形，位于细胞中央或近基底部，胞浆丰富，HE 切片上呈强嗜伊红染色。电镜下，纵纹为上皮细胞基底面的细胞膜不连续内折所形成，其间的胞质内夹有纵形排列的线粒体，说明分泌管转运水和电解质的功能旺盛（图 6-9）。分泌管上皮细胞腔面有短的微绒毛，相邻面有指状突，与闰管比较，微绒毛、指状突进一步减少。相邻细胞之间也存在连接复合体、桥粒等结构。胞浆内，细胞顶部有滑面内质网、游离核糖体、溶酶体，胞核周围有少量粗面内质网和高尔基复合体。

3. 排泄管（excretory duct） 与分泌管相延续，管腔面一侧的细胞类似分泌管的柱状细胞，基底一侧的细胞小，类似基底细胞，具有干细胞的特点，也称储备细胞（reserve cells），故排泄管的上皮层开始为双层细胞，随着排泄管越来越粗，最后与口腔黏膜上皮融合，上皮层也逐渐演变为复层鳞状上皮。排泄管在小叶内的部分管径较粗，出小叶后，继续穿行于小叶间结缔组织中，管径进一步增粗。最后，各小叶间导管汇集成更大的总排泄管，开口于口腔（图 6-10）。

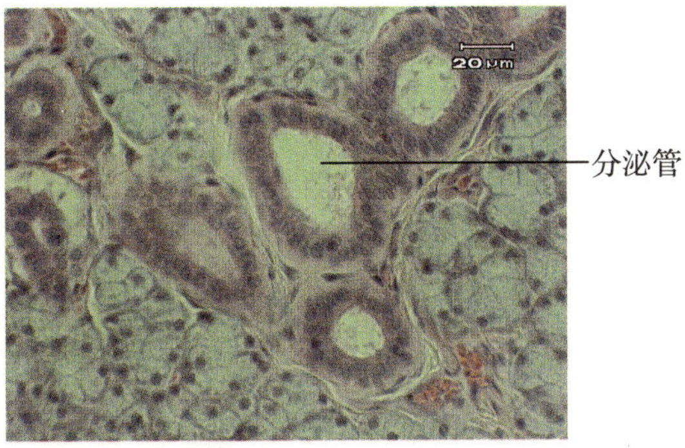

图 6-9　分泌管

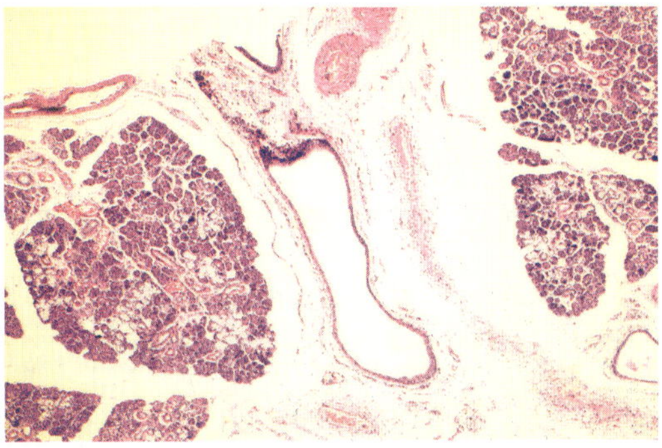

图 6-10　排泄管

从闰管、分泌管到排泄管，随着管径的逐步增粗，细胞形态经历了从立方到柱状、从单层到复层的显著变化。这一过程不仅增强了导管的输送能力，也提高了其对外界刺激的耐受性和适应性。

（三）肌上皮细胞

肌上皮细胞（myoepithelial cell）主要位于腺泡及闰管的上皮与基膜之间。因为同时具有上皮细胞和肌细胞的特点，故称为肌上皮细胞。肌上皮细胞有收缩功能，可协助腺泡或导管排出分泌物。光镜下，肌上皮细胞体小，形态扁平，由胞体发出多支突起包围腺泡，形似篮子，故又称篮细胞（basket cell）。肌上皮细胞内含角蛋白等上皮细胞的特征性蛋白，免疫组织化学检查角蛋白呈阳性，具有上皮细胞特点；胞核较大呈扁圆形，几乎占据整个细胞，4～8 支分枝状突起围绕细胞核呈放射状分布，细胞突起内充满纵行排列的细丝，与平滑肌细胞内的肌丝相似，称肌微丝，肌动蛋白（actin）和肌球蛋白（myosin）免疫荧光、免疫组织化学检查均为阳性，具有肌细胞特点（图 6-11）。肌上皮细胞可能来源于原始多潜能唾液腺导管细胞，故同时具备上皮与肌细胞的特点。

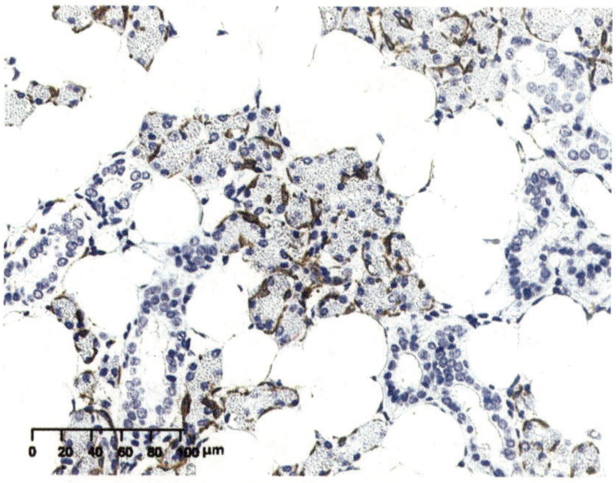

图 6-11　肌上皮细胞免疫组化染色

通常每个腺泡有一个肌上皮细胞，也可以有两三个，位于腺泡上皮细胞与基底膜之间，借桥粒与腺上皮细胞连接，借半桥粒与基底膜相连。除腺泡和闰管外，通常近闰管侧的分泌管，也存在肌上皮细胞。光镜下，HE 染色的常规切片中，肌上皮细胞难以辨认。如果取材后的新鲜腺组织经过锇酸（osmic acid）固定，则变得清晰可见。电镜下，肌上皮细胞内可见散在的线粒体、粗面内质网、位于核周部分的高尔基复合体、胞膜内侧的微吞噬小泡，有时还可见脂滴。

二、间质

唾液腺间质属于纤维结缔组织，内含血管、淋巴管及神经。在大唾液腺，其间质来源于腺体表面的被膜，被膜携带血管、淋巴管及神经伸入腺体内，将腺体分隔成许多腺叶和腺小叶，形成叶间或小叶间结缔组织间质。小唾液腺没有被膜，其间质来源于周围的结缔组织（图 6-12）。

间质不仅为唾液腺实质提供了坚实的物理支撑，还为其代谢活动提供了必要的血管、淋巴管及神经网络。血管负责输送氧气与营养物质，促进细胞的生长与修复；淋巴管则负责回收废弃物与免疫监视，维护腺体的健康状态；而神经网络则是调控唾液分泌的重要信使，确保在进食、口渴或面对其他刺激时，能够迅速启动或调整唾液腺的活动。

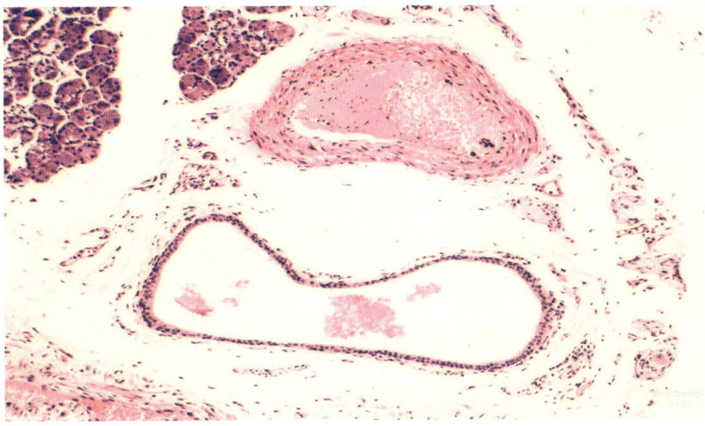

图 6-12 间质

自主神经控制唾液腺分泌，此外，雌激素、糖皮质激素、肽类激素等也可在某种程度上发挥调节作用，影响唾液腺的分泌功能，改变唾液成分。交感神经纤维兴奋时蛋白分泌增多，此时唾液分泌量少而黏稠，有机成分较多。副交感神经纤维兴奋时，水和电解质的分泌增多，此时唾液分泌量多而稀薄，富含水分和盐类，但缺少有机成分。

第二节 唾液腺的分布及组织学特点

一、腮腺

组织学上，腮腺（parotid gland）全部由浆液性腺泡组成，属纯浆液腺。腮腺闰管长，有分支；分泌管多，染色较浅，与深色的腺泡形成鲜明的对照（图 6-13）。腮腺分泌物的排出管称腮腺导管（parotid duct）。在成年人，此导管开口于上颌第二磨牙相对应的颊黏膜上，开口处呈乳头状。解剖学上，腮腺是唾液腺中最大者，分深、浅两叶，其间有面神经穿过，腮腺的炎症或肿瘤可损伤面神经。浅叶位于皮下、外耳前方，深叶位于下颌后凹，沿腮腺导管有时还可见副腮腺。腮腺分泌的唾液富含多种酶类，如淀粉酶，有助于初步分解食物中的淀粉，是启动消化过程的第一步。

本章案例导入中，患儿血中淀粉酶升高，是因为病毒感染腮腺浆液性腺泡细胞，部分细胞坏死，内含的淀粉酶释放入血所致。另外，患儿腮腺导管阻塞，富含淀粉酶的唾液进入淋巴管，经淋巴管进入血液，也是患儿血中淀粉酶水平升高的原因。

正常腮腺组织内常见大量脂肪组织及小的淋巴结，这是腮腺的特征之一。淋巴结结构正常，髓质内可出现导管和腺泡样结构。可能与胚胎期唾液腺围绕颈静脉淋巴囊发育有关，是唾液腺发生良性淋巴上皮病变、沃辛瘤和恶性淋巴瘤的组织学基础。

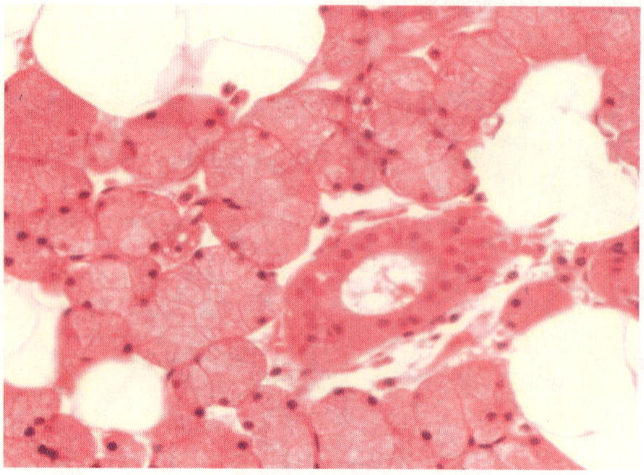

图 6-13 腮腺

二、下颌下腺

下颌下腺（submandibular gland）是以浆液性腺泡为主的混合腺，也含有少数黏液性腺泡、混合性腺泡。混合性腺泡以黏液细胞为主，浆液细胞少而小，覆盖于外周形成新月形，即所谓［浆］半月（图 6-14）。下颌下腺的闰管仍然可见，但比腮腺的短，难以辨认，分泌管则比腮腺的长，清晰可见。导管系统汇集为下颌下腺管，呈乳头状开口于舌系带两侧的肉阜，导管周围常伴有弥散淋巴组织。解剖上，腺体大部分位于下颌骨内侧的颏下三角内，部分位于下颌舌骨肌游离缘的后上方。下颌下腺分泌物不仅含有丰富的电解质和水分，还包含有助于润滑口腔、保持口腔微环境稳定的多种成分。

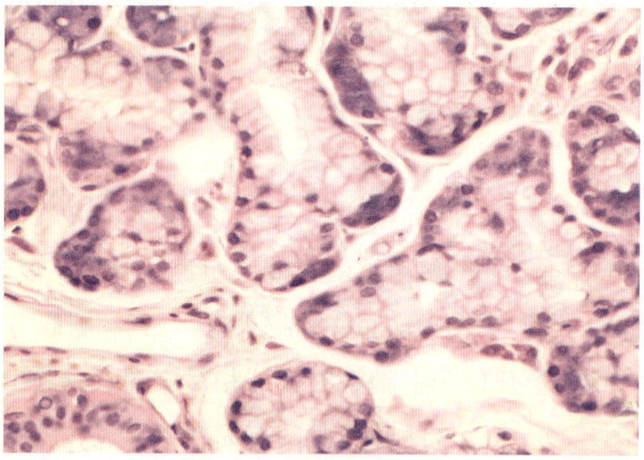

图 6-14 下颌下腺

电镜下，下颌下腺浆液细胞含有酶原颗粒，颗粒内有核形成，与腮腺和舌下腺内的核相似，但比后两者大。颗粒内还有新月形结构形成，位于颗粒周边并紧贴于颗粒膜。底部和侧面的细胞膜形成许多折叠，与相邻细胞的折叠呈指状交叉。

三、舌下腺

舌下腺（sublingual gland）是三大唾液腺中最小的，其上为口底黏膜，其下为下颌舌骨肌，呈杏仁状，包含一个较大的主体和一些较小的腺叶。舌下腺也是一种混合腺，其中黏液性腺泡占主要部分，纯浆液细胞很稀少，只见于混合性腺泡的新月形细胞群中（6-4）。闰管和分泌管发育不良，腺泡可直接连接于排泄管的远侧小管。主体腺叶的导管系统汇集成舌下腺主导管，一般开口于下颌下腺导管，与后者分泌物混合排进口腔。较小的腺叶导管可能与舌下腺、下颌下腺导管联合，也可能直接开口在舌下皱襞处。

四、小唾液腺

除三大唾液腺外，口腔还有唇腺、颊腺、舌腺、腭腺、舌腭腺和磨牙后腺等小唾液腺（minor salivary gland）。小唾液腺也是由基本分泌单位组成，但是没有包膜，散在分布于黏膜固有层和黏膜下层。其中唇、颊、磨牙后区、腭、舌黏膜，是小唾液腺主要的分布部位。因此，是黏液囊肿和唾液腺肿瘤的好发部位。

按照分泌物的性质，小唾液腺可以分为以下几种。①纯黏液腺：包括舌腭腺、腭腺、舌后腺，前两者位于口腔偏后侧，舌后腺位于舌根部和舌边缘区。舌腭腺在舌腭皱襞的口咽一侧，也能超出舌腭皱襞，从舌下腺后部沿舌腭皱襞一直延伸至软腭，腭腺在口顶部，分布于硬腭的腺区、软腭和腭垂（又称悬雍垂）。②纯浆液腺：包括味腺，亦称 von Ebner 腺，位于轮廓乳头的轮廓沟下方的舌肌纤维之间，开口在轮廓乳头沟内，其分泌的唾液冲刷味蕾表面，增强味觉的敏感性。③混合性腺：包括唇腺（图 6-15）、颊腺、磨牙后腺、舌前腺等，均以黏液性腺泡为主，仅有少数混合腺泡。唇腺分泌的唾液中含大量分泌型 IgA，抗体浓度比腮腺分泌物高 4 倍，是口腔分泌型 IgA 的主要来源，具有特异性免疫作用。舍格伦综合征的诊断一般需要取唇腺进行活检。

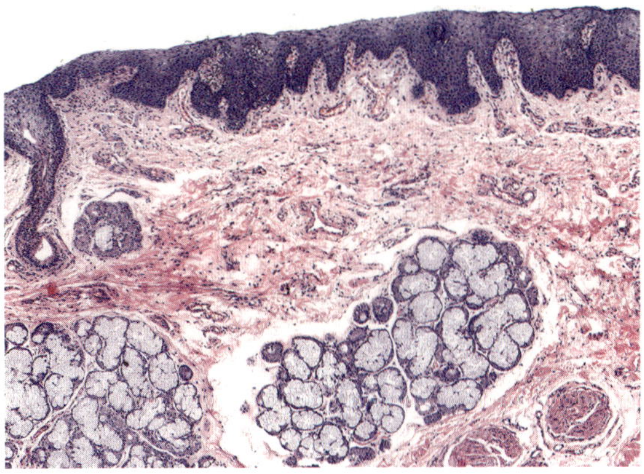

图 6-15 唇腺

小唾液腺分布广泛，虽然唾液分泌量仅占总量的 5% ～ 10%，但能够迅速对口腔内的各种刺激作出反应，为口腔黏膜提供即时的保护与滋养。

第三节　唾液腺的功能和增龄性变化

一、唾液腺的功能

唾液腺最主要的功能是产生和分泌唾液。唾液的分泌量为 1000 ～ 1500ml/d，与其他消化腺比较，单位重量唾液腺的分泌量要大得多，约为其他消化腺的 40 倍。唾液腺成分丰富，99% 以上为水分，有机物主要包括糖蛋白、酶等，无机物主要包括钠、钾、氯、钙、氟、硫氰酸、磷酸根和碳酸氢根等无机离子。有机物中，糖蛋白包括富脯氨酸蛋白（proline-rich protein）、富酪氨酸蛋白（tyrosine-rich protein）、富组氨酸酸性多肽、味多肽（gustin）等；酶包括淀粉酶、核糖核酸酶、脱氧核糖核酸酶、过氧化酶和溶菌酶、酸性磷酸酶等。除此之外，唾液中还含有凝血因子、血浆白蛋白、免疫球蛋白（如 IgA、IgG、IgM）等，以及葡萄糖、氨基酸、枸橼酸、乳酸、尿素、尿酸、肌酸苷、脂肪酸、皮质类固醇等（图 6-16）。

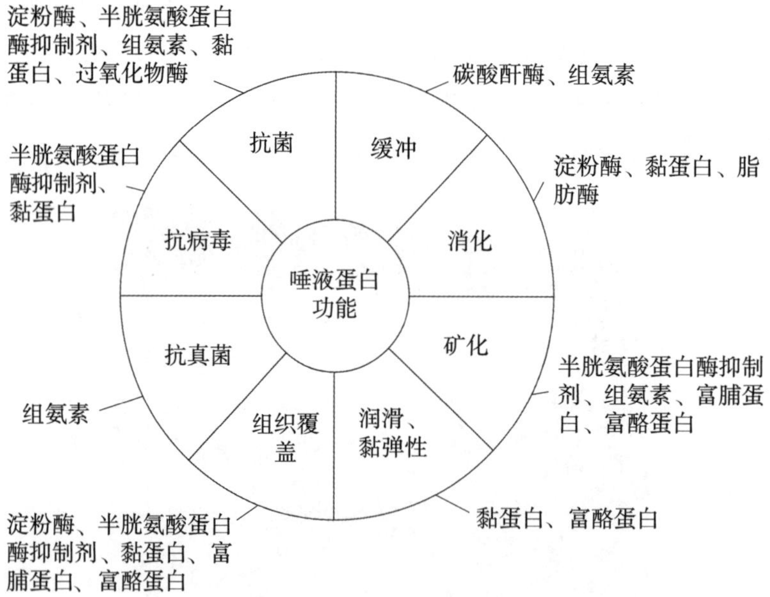

图 6-16　唾液腺的有机成分

正常情况下，受食物性质、饮水量、情绪波动、睡眠的影响，唾液的量和成分在一定范围内变化，某些药物、疾病等可影响唾液的量及其成分。唾液 pH 总体为 6.7 ～ 7.4，但腮腺所分泌的唾液 pH 为 6.0 ～ 7.8，波动范围更大一些。

（一）消化功能

唾液中的酶对初步溶解、消化食物具有重要作用。α- 淀粉酶是唾液中的主要消化酶，来自浆液细胞的酶原颗粒，能够将食物中的碳水化合物在口腔中分解为仅含 1 ～ 4 个糖苷键的寡糖，有利于在食管和胃中继续消化、分解为单糖。脂肪溶解酶是唾液中的另一种消化酶，由舌下腺的浆液细胞产生和分泌，其功能是与胃液中的脂肪酶协同作用，将甘油三酯分解为甘油二酯和脂肪酸。

唾液对于味觉功能的维持也具有重要作用。唾液中的味多肽对味蕾的发育和成熟至关重要，另外，口腔通过咀嚼活动，对食物进行机械性加工，而唾液通过将食物湿润、乳化、溶解，为有效刺激味蕾产生味觉提供了必要的条件。

（二）润滑、保护和防御功能

唾液中的黏蛋白和富脯氨酸蛋白具有润滑性，有助于减少咀嚼、吞咽、发音时组织间的摩擦力，避免损伤，保持口腔各部分的自由活动。黏蛋白和富脯氨酸蛋白还具有高黏性，可被吸附于口腔黏膜、牙釉质的表面，形成润滑性保护屏障，抵御外来的毒性刺激。唾液中的水分，一方面可以湿润口腔黏膜，防止口腔干燥；另一方面，流动的水产生一定的液体张力，冲刷口腔黏膜，发挥机械清洗作用，清除口腔中残留的糖，从而减少菌斑对糖的利用，减少酸的产生，有效降低龋病的发生率。唾液中低浓度的上皮生长因子，能够促进口腔、上消化道黏膜的修复。

（三）缓冲中和、抗菌抑菌功能

唾液含有溶菌酶、过氧化酶、乳铁蛋白和免疫球蛋白，均可抑制口腔微生物生长，预防感染。α- 淀粉酶除消化作用外，还具有抑制淋病奈瑟球菌的作用。众所周知，艾滋病一般不会经口腔传播，其原因就是唾液的因子能够有效阻断人类免疫缺陷病毒溢出感染的细胞。但事物总是一分为二，唾液在抑菌的同时，也是细菌的良好培养基。细菌主要以菌斑的形式聚集在口腔内，宿主抵抗力低下时，就可能引起口腔疾病。循环血中的乙型肝炎病毒可进入唾液，继而导致唾液传播。

唾液中的无机物，包括碳酸根、磷酸根、钙离子等，对于龋病具有重要的预防作用。前两者经渗透进入菌斑后，菌斑内的 pH 升高，与菌斑接触的牙体组织脱矿减少，龋病的发生减少；唾液中钙离子浓度如果高于菌斑和牙表面，则向牙体方向流动，有效促进病损区域的再矿化，防止或减缓龋病的发生。

（四）内分泌功能

唾液中含有一种称为腮腺素（parotin）的蛋白类激素，由腮腺的分泌管上皮细胞产生，具有多方面的功能，如促进间质生长，降低血钙，促进骨、软骨、牙齿等正常发育和钙化，提高骨髓温度，促进造血等。

二、唾液腺的增龄性变化

随着年龄的增长，腺泡细胞变性、萎缩，导管细胞扩张、增生，腺实质被纤维结缔组织和脂肪组织取代，间质出现纤维性变及炎症细胞浸润等。到中年，脂肪细胞可多达腺体体积的 25%，一般认为它与机体的脂肪无关，而是腺泡萎缩后的一种替代现象。与实质的退化相对应，唾液流量及成分出现明显变化，唾液量少而黏稠。此外，唾液腺增龄性变化还表现为导管上皮的鳞状上皮化生、黏液细胞化生和大嗜酸性粒细胞化生等。

▶**知识拓展**

了解唾液腺，守护口腔健康

如果口腔里总是感觉干燥，吃东西也失去了往日的味道，尝试了各种方法，但症状始终没有缓解，那可能是由于唾液腺功能减退导致的。唾液腺又称涎腺，分为腮腺、下颌下腺、舌下腺及小唾液腺。舌下腺藏身在口底舌下，虽然体积小，但它可是分泌黏液的高手！通过 8 ~ 20 条短而细的舌下腺小管，直接把黏液送到舌下襞的黏膜上。还有一条大管，直接开口于舌下阜。唾液不仅可以消化食物，还能保持口腔的湿润，防止细菌滋生。当唾液腺功能减退时，就会出现口腔干燥、味觉减退等症状。

如何调理涎腺？

1. 避免频繁说话，给唾液腺充足的休息时间，让它好好恢复。

2. 调理饮食。选择清淡易消化的食物，多吃水果和蔬菜，告别油腻和辛辣食品。

3. 药物治疗。如果为病毒感染，可以使用利巴韦林胶囊、阿昔洛韦胶囊等药物来辅助治疗。

最后想对大家说，健康是我们最宝贵的财富。无论是唾液腺还是其他身体部位，我们都应该珍惜并呵护它们。愿我们都能拥有健康的身体，享受美好的生活。

—• **考试知识点总结** •—

—• **本章小结** •—

—• **协和云课堂…… 拓展练习及参考答案** •—

（李　哲　牟东云）

第二篇

口腔病理学

第七章　牙发育异常

教学课件

学习目标

素质目标

（1）具备较强的逻辑思维，从产生原因、发展过程和可能的影响，对种类繁多的牙发育异常形成系统的认识。

（2）具备严谨扎实的工作态度和不断探索的科学精神，用牙发育的生物学、解剖学和生理学知识，正确诊断牙发育异常，正确指导患者进行治疗。

微课：牙发育异常

知识目标

（1）掌握：釉质、牙本质结构异常的定义和临床表现。

（2）熟悉：牙齿数目、大小、形态异常。

（3）了解：牙齿的其他异常。

能力目标

（1）能对患者的临床表现、病史和检查结果进行综合分析，确定牙发育异常的诊断，并评估其潜在的健康风险。

（2）能通过临床检查和病史采集，识别患者牙齿存在的一些问题。

案例导入

【案例】

患者，男，20 岁。主诉：上前牙区疼痛 3 个月。查体：上颌右侧第一前磨牙咬合面正中可见一牙尖样突起，尖端已经磨损，周围牙体组织正常，无龋坏。患者自诉突起自 12 岁左右换牙后即存在，近期在咀嚼硬物时感到疼痛，尤其在冷热刺激时疼痛加剧。

【问题】

1. 为了明确诊断，还需要何种检查？
2. 疾病预防和治疗策略是什么？

·核心知识拆解·

本章案例导入中患者上颌右侧第一前磨牙咬合面正中的突起自恒牙萌出即存在，故考虑为牙发育异常。在牙齿的生长和发育阶段，若遭遇全身性、局部性或外界环境中的不利因素，牙齿的发育过程可能会受到影响，进而导致发育异常的出现。牙齿发育的异常可能始于胎儿期，也可能在出生后发生，其成因既可能是遗传因素，也可能是后天因素。

牙齿发育异常主要分为两大类：一类是由于牙板和牙胚的分化异常所引起的牙齿数量、大小和形态的异常（即形态分化异常）；另一类则是由于牙硬组织的形成异常所导致的牙齿结构问题（即组织分化异常）。本章案例牙冠咬合面的突起属于形态分化异常，突起内含有牙髓，刚萌出时突起尚有一定厚度，故饮食不会对牙髓产生刺激。但突起处磨损较大，故其厚度逐渐变薄，咀嚼及冷热酸甜逐渐对牙髓产生刺激，导致疼痛。

本章案例中，为排除其他疾病如龋病导致的疼痛，患者需要拍摄 X 片，以确定牙体硬组织有无龋病导致的脱矿。应根据牙髓的受累程度、有无根尖周炎等制订治疗策略，与相应部位龋病的治疗大致相似。

第一节　牙数目和大小异常

一、牙数目异常

（一）少牙症

少牙症（hypodontia）指的是单个或多个牙齿的缺失（图 7-1）。而无牙症（anodontia）则是指一个或两个牙弓上的牙齿完全缺失，这两种情况可能是全身性疾病在口腔中的体现，也可能是独立存在的病变。

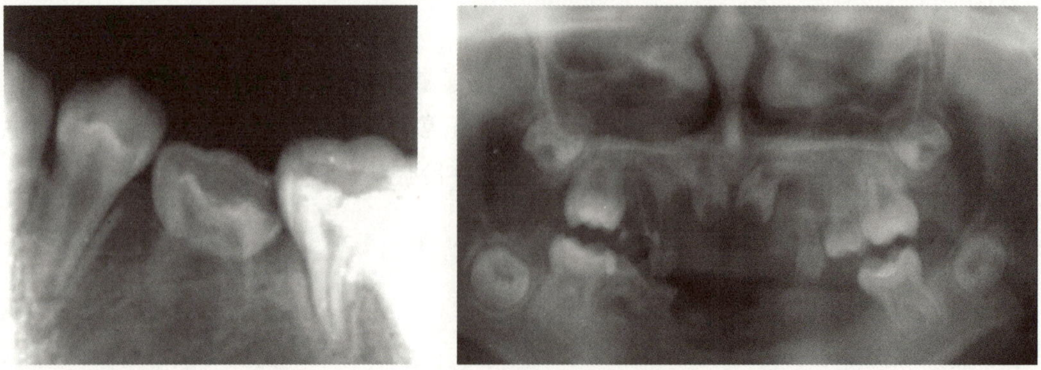

图 7-1　少牙症

（二）多生牙

多生牙（supernumerary teeth）亦称作额外牙，指的是超出正常牙列数量的牙齿。这种情况在恒牙列中较为常见，而在乳牙列中则相对罕见。多生牙的形成原因多样，可能是由于牙板过长或断裂后残留的部分发育而成，也可能是由于牙胚在分化过程中发生分裂所致。

二、牙大小异常

巨牙（macrodontia）和小牙（microdontia）分别描述了牙齿相较于正常尺寸的增大或缩小（图7-2）。然而，界定牙齿正常尺寸的具体界限并不清晰，牙齿及其所在颌骨的大小，主要受遗传因素的影响。

牙齿与颌骨的比例在不同种族和性别之间存在显著差异，且这一比例在不同个体之间也有所变化。此外，牙齿的大小还受到基因和环境因素的共同作用。

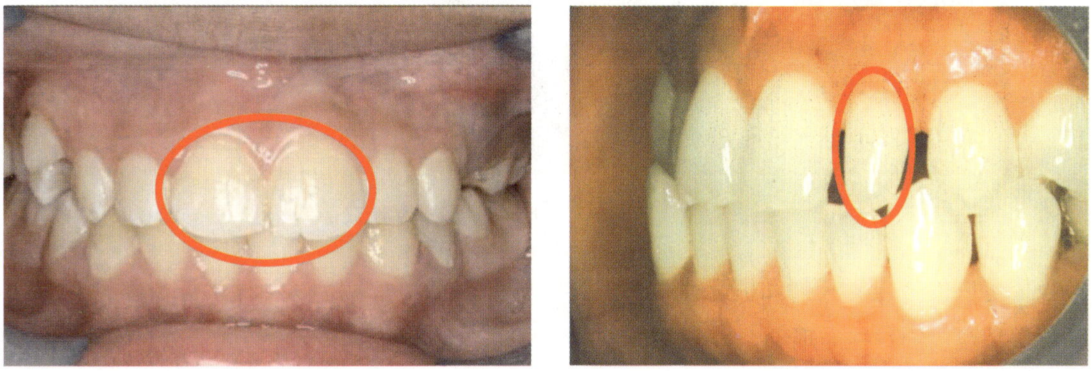

图 7-2　巨牙和小牙

第二节　牙形态异常

一、双生牙、融合牙和结合牙

在牙胚发育的过程中，由于多种因素的干扰，可能导致牙齿融合形成形态异常。这些异常根据牙齿结合的程度和具体的病因，可以进一步分为以下几种类型。

（一）双生牙

双生牙（geminated tooth）的形成，起因于牙胚不完全分裂，造就了具备两个牙冠却共用一个牙根和根管的特殊牙齿形态。在正常的牙列排列中，牙齿的数量一般保持不变，但双生牙偶尔会导致牙列出现拥挤或错位现象。双生牙可分为完全型，即牙冠与牙根完全分离，以及不完全型，即牙冠分离但牙根有部分融合。双生牙的出现可能与遗传因素有关，同时也可能受到局部发育环境的影响，这些环境因素在牙齿发育过程中扮演着关键角色。

（二）融合牙

融合牙（fused tooth），也称为联体牙，是指原本各自独立发育的两个牙胚在某个阶段发生了联合，最终导致两颗牙齿融合在一起（图7-3）。融合的程度决定了融合的部位，可能是牙冠、牙根，或者两者都融合。在融合处，牙本质相连，这一特征有助于与双生牙相区分。融合牙的出现会导致牙列中牙齿数量的减少。

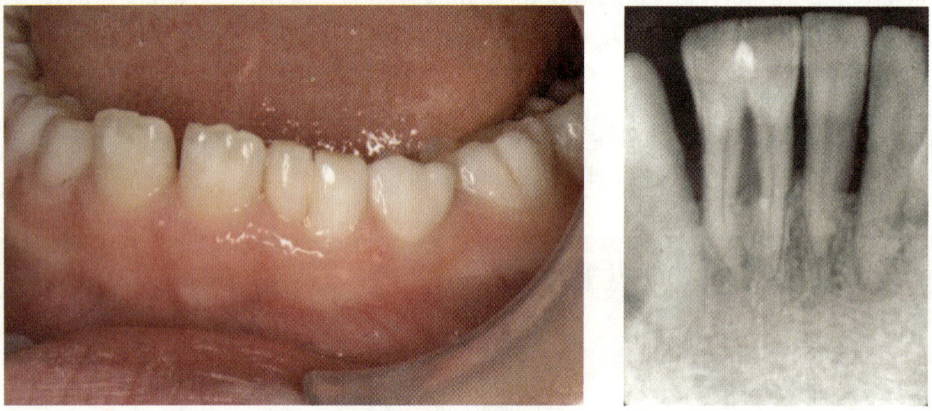

图7-3　融合牙

融合牙可以发生在乳牙列和恒牙列中，但在乳牙列中更为常见。这种异常牙齿多见于切牙和尖牙，且常常呈现双侧对称的现象。

（三）结合牙

结合牙指的是两颗牙齿通过牙骨质在根面处相互连接，而牙本质之间并未融合。这类牙齿的结合可能源于发育过程，即两颗邻近牙齿在成长期间过于接近，进而引发牙骨质的结合；亦可能由于炎症引起，当牙根因炎症而受损时，修复性的牙骨质沉积，使得原本分开的牙齿通过新生的牙骨质相互连接。发育性的结合牙多见于第二磨牙与尚未萌出的第三磨牙之间，但是炎症性的结合牙则更常见于已经损坏的磨牙。

二、畸形舌侧尖

畸形舌侧尖，亦称为鹰爪尖，是一种位于前牙牙面上的明显副牙尖，它从釉质牙骨质界延伸至切缘，至少达到一半的距离。这类畸形尖在恒牙列中较为常见，主要出现在上颌侧切牙和中切牙，而下颌切牙和尖牙则较为罕见。在舌侧尖的下方，与牙面融合的区域存在一条深陷的发育沟。畸形舌侧尖由牙釉质和牙本质构成，其中含有延伸的牙髓组织，形成了细长的牙髓角。由于其易于磨损，畸形舌侧尖可能导致牙髓病和根尖周病的发生。

三、畸形中央尖

畸形中央尖，指在恒前磨牙的中央沟或颊尖舌侧嵴上的牙尖样突起，形态呈圆锥形、圆柱形或半球形等（图 7-4）。最常见于前磨牙，常为双侧性，下颌多见。此突起结节多由牙釉质、牙本质、牙髓构成。在牙萌出后不久，畸形中央尖常被咀嚼磨平或折断，导致牙髓暴露、牙髓炎或牙髓坏死，影响牙根的发育。本章案例导入中的患者即属于此类畸形，其疼痛由牙髓受冷热刺激所致。

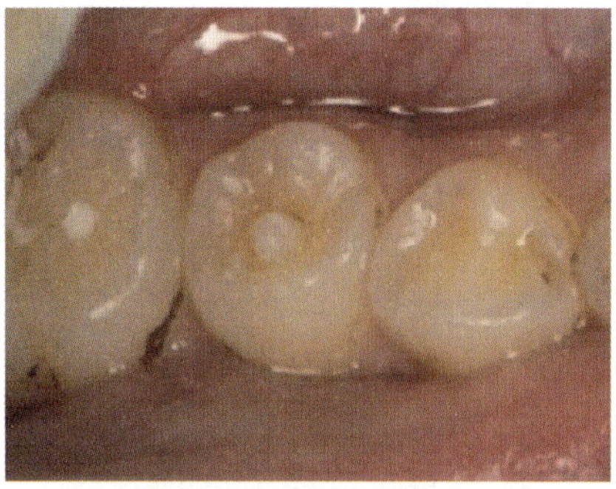

图 7-4　畸形中央尖

四、牙内陷

牙内陷（dens invaginatus）是指牙冠或牙根的表面出现被釉质覆盖的深凹陷现象，根据其发生的部位，可分为牙冠牙内陷和牙根牙内陷。其中，牙冠牙内陷较为常见，也被称为畸形舌侧窝（invaginated lingual fossa），通常出现在上颌侧切牙，表现为牙齿舌侧窝处的囊状深陷（图 7-5）。在少数情况下，舌侧窝处可能形成一条纵向的沟裂，延伸至舌侧根部的降突。在极端情况下，牙内陷可能非常严重，以至于在牙齿中形成另一个小的牙，这种现象被称为牙中牙（dens in dente）。

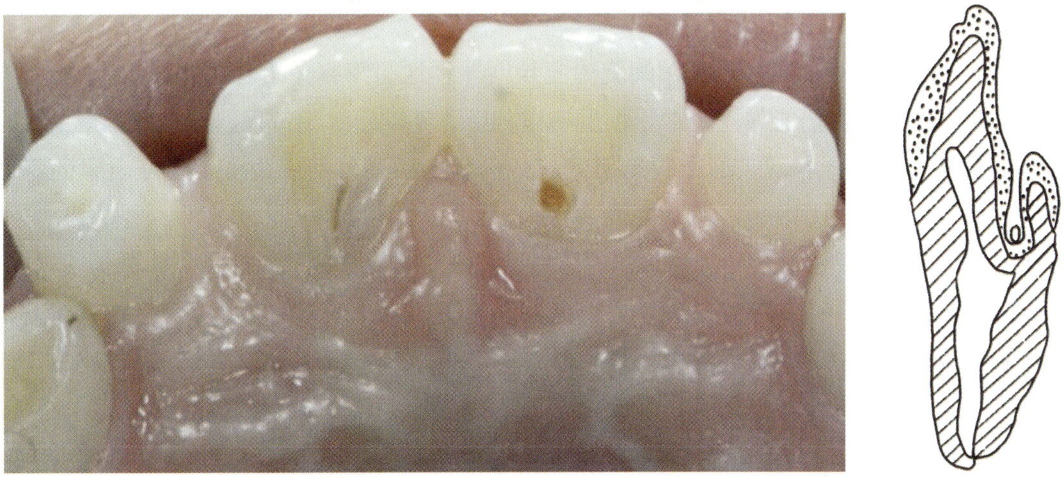

A　　B

图 7-5　牙内陷

A. 牙冠牙内陷；B. 牙冠牙内陷模式图。

五、异位牙釉质

异位牙釉质是指釉质出现在本不应有的位置，这种情况主要发生在牙根部分。主要包括两种形式，釉珠和颈部釉质延伸。釉珠（enamel pearl），作为异位釉质的一种常见形式，通常出现在磨牙根部分叉处的牙骨质表面，靠近釉质牙骨质界。这种病变最常见于上颌磨牙，其次是下颌磨牙。大多数情况下，病变表现为单个釉珠，但也有多发性釉珠的情况。颈部釉质延伸（cervical enamel extension），指的是釉质从釉质牙骨质界向牙根分叉处的延伸，通常位于磨牙的颊侧，形态呈三角形，其尖端指向颌面。这种釉质向根方的延伸可能导致根分叉处局部牙周附着丧失，并且与牙周炎症性脓肿的发生有一定的关联。

第三节　牙结构异常

一、牙釉质形成缺陷症

牙釉质的发育分为两个关键阶段：初期的分泌期和后期的成熟期。在分泌期，成釉细胞承担着至关重要的双重任务，一边合成牙釉质基质，一边对其进行初步的矿化。到了成熟期，即在牙齿即将萌出之际，牙釉质中的水分和蛋白质含量经历重吸收过程而有所下降，而矿物质的含量则逐渐升高。

针对牙釉质形成疾病的分类，通常依据其影响的是分泌期还是成熟期来进行区分。那些影响分泌期的病变可能会造成牙釉质基质形成不足，进而导致牙釉质层变薄或形成不全。相反，影响成熟期的病变则可能导致矿化过程的缺陷，使得牙釉质质地变软或矿化不全。虽然存在一些疾病同时影响两个阶段，使得分类变得复杂，但这种基于牙釉质发育阶段的分类方法依旧是一个实用的临床工具，有助于医生给出更准确的诊断和治疗决策。

牙釉质形成不全，其根源在于成釉细胞的变异，导致这些细胞无法合成正常水平的釉质基质。尽管如此，所形成的基质仍能如同正常牙釉质一样，经历完整的矿化过程。在临床观察中，牙釉质形成不全的症状表现为牙釉质表面出现类似窝状或沟状的凹陷，抑或是整个牙釉质层的厚度有所减少。

牙釉质矿化不全，是由于成釉细胞未能充分使形成的基质完全钙化，又进一步分为成熟不全型、钙化不全型。在临床上，这种牙釉质表现为白色且不透明。随着牙齿的萌出，由于色素沉着，牙釉质可能会变为浅黄色、橘黄色或棕色，并且牙釉质层可能会迅速剥落。形成不全和矿化不全的牙釉质问题可能影响单个牙齿、一组牙齿甚至所有牙齿，其发生可能与以下因素相关。①全身性因素：如婴儿期的肺炎、麻疹、猩红热等疾病；或严重的营养障碍，如维生素 A、维生素 D 和钙磷缺乏，以及消化不良、佝偻病等；母亲在孕期感染风疹、毒血症等。②局部性因素：如乳牙根尖感染、乳牙外伤等，这些因素可能直接影响到其下方恒牙牙胚的发育。③遗传性因素：通常表现为常染色体显性遗传，可能在同一家族中连续几代人出现患者，且性别之间无显著差异（图 7-6）。

1. 形成不全型　基本病变为釉质基质沉积量减少，但已形成的基质矿化正常。

2. 成熟不全型　釉质基质正常形成并开始矿化，但是釉质晶体结构出现成熟障碍。病变牙形态正常，但是釉质较软，易磨耗，易从牙本质脱落。因为部分矿化，故较钙化不全型轻。

3. 钙化不全型　为釉质形成缺陷中最常见类型，表现为釉质基质形成正常但没有明显钙化，导致釉质很快被磨耗，牙本质暴露（图 7-7）。本型无矿化，故较成熟不全型为重。

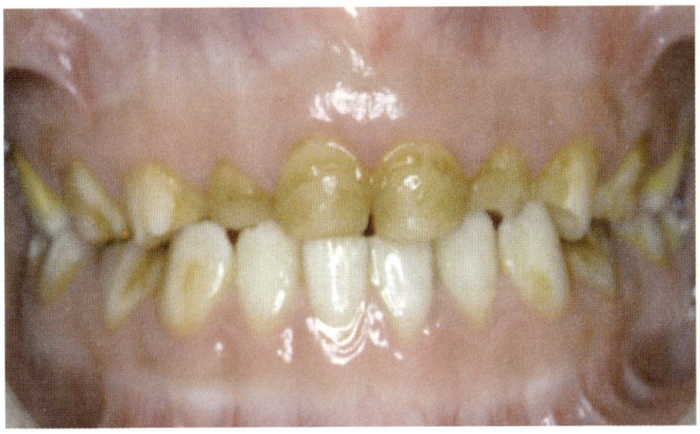

图 7-6　遗传性牙釉质发育不全

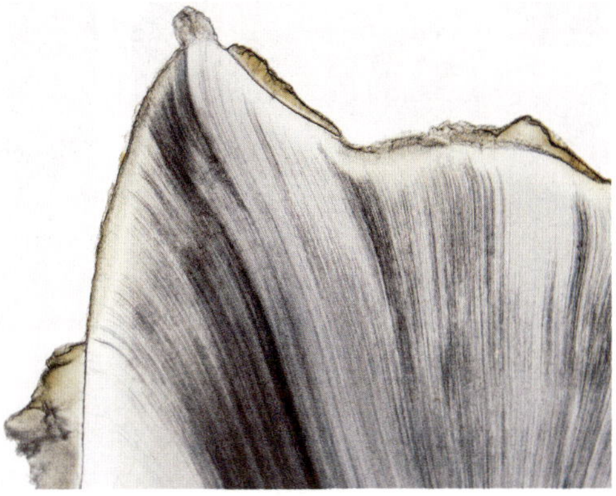

图 7-7　牙釉质形成缺陷症（钙化不全型）

4. 成熟不全 / 形成不全型　主要表现为釉质形成不全伴成熟不全，乳牙、恒牙均可累及。

二、氟牙症

（一）病因

氟牙症（dental fluorosis），亦称斑釉（mottled enamel）或氟斑牙，是一种由于在牙齿发育期间长期摄入氟含量超过百万分之一（1ppm）的饮用水或食物而引起的疾病。氟离子会干扰牙釉质的正常形成和钙化。该病症具有一定的地域性，但全球各地均有报道。

氟是人体必需的微量元素之一，对于牙齿和骨骼的正常发育至关重要，同时也被广泛用于预防龋齿。然而，氟摄入过量可能导致氟中毒，其病变的严重程度与摄入的氟剂量和持续时间成正比。在牙齿发育的关键时期，尤其是牙釉质成熟早期摄入高剂量氟，更容易引发严重的氟牙症。通常情况下，氟牙症仅发生在恒牙上，除非在高氟地区，乳牙也可能会受到影响。由于乳牙的釉质形成主要发生在胎儿期，而母体摄入的氟难以通过胎盘传递给胎儿，因此乳牙几乎不会发生氟牙症。

（二）病理变化

根据病损的程度，氟牙症可分为三个等级。从外观上观察，轻度氟牙症表现为牙面上出现白色斑点，主要集中在上前牙；中度氟牙症则表现为牙面广泛出现白色斑块，这些斑块容易磨损，部分牙齿可能出现黄褐色斑纹；而重度氟牙症则表现为牙面广泛出现黄褐色斑块，并伴有牙面的实质性缺损，如釉质表面的不规则凹陷，甚至牙齿的正常形态可能消失（图 7-8）。在形态学观察中，氟牙症的发育不全表现为釉面横纹的中断，发育缺陷区域的牙面上可见清晰的釉柱末端。在显微镜下观察，可以看到釉质的矿化不良和矿化过度现象同时存在。病变区域的牙柱间质可能发育不全或完全消失，重症患者除间质消失外，还可能出现凹陷缺损和棕色色素沉着。尽管如此，表层釉质可能存在过度矿化。

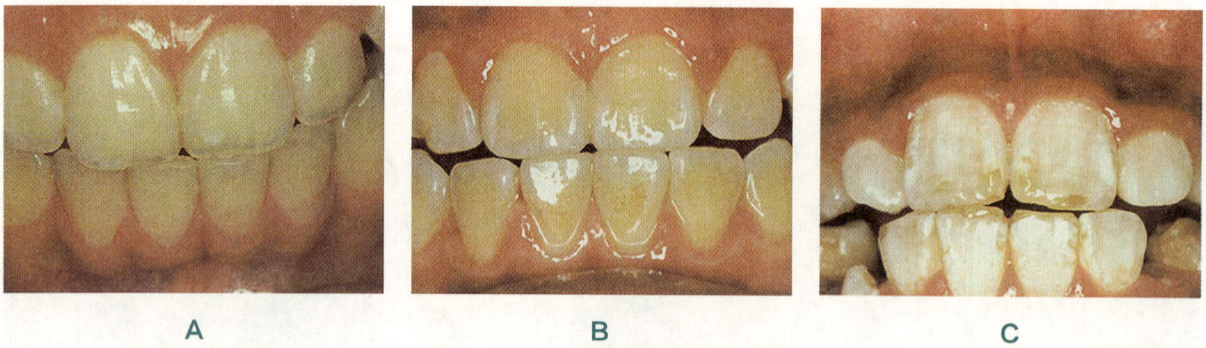

图 7-8　氟牙症

A. 轻度氟牙症；B. 中度氟牙症；C. 重度氟牙症。

▶知识拓展

如何平衡氟化物的防龋效果和风险

为了平衡氟化物的防龋效果与风险，我们需要从多个角度进行综合考量。首先，我们需要适量使用氟化物，如在饮用水氟化方面，将社区水氟化的浓度控制在 0.7 ~ 1.2mg/L，这是被认为既安全又有效的防龋水平。在牙膏使用上，成人牙膏的氟含量通常在 1000 ~ 1500ppm，儿童则建议使用含氟量较低的牙膏，并且要注意控制使用量。

同时，我们还要考虑个体差异，对于居住在高氟地区的人群或有氟牙症风险的人群，应减少氟化物的摄入量。对于患有特定疾病，如肾脏疾病的人群，可能也需要对氟化物的使用量进行调整。

监测和控制同样重要，包括定期进行口腔检查，以监测氟化物的使用效果和可能的副作用，以及定期监测社区水氟化中的氟含量，确保其处于安全范围内。

教育和宣传也是关键，需要提高公众对氟化物防龋效果及其潜在风险的认识，并教育他们如何正确使用含氟产品。

科学研究也在不断推进，包括研究新的防龋方法，开发风险评估模型，以及探索其他可能具有防龋效果的成分作为氟化物的替代品。

具体措施包括对儿童特别是在牙齿形成期（出生至 8 岁）者的氟化物使用进行密切监控，避免过量；对于生活在高氟地区的人群，采取措施减少氟化物的摄入，如使用反渗透水系统；同时鼓励健康的生活方式，如保持良好的口腔卫生习惯和定期进行口腔检查，以减少对氟化物的依赖。

三、先天性梅毒牙

（一）病因

在 1856 年，哈钦森（Hutchinson）首次描述了由母婴传播的先天性梅毒（congenital syphilis）所引起的典型牙缺陷。先天性梅毒牙，作为一种釉质发育不全的表现，是由梅毒螺旋体的感染所引发的。这种病变通常发生在牙冠的形成阶段，最常影响恒切牙和第一恒磨牙。梅毒螺旋体侵入牙囊，引发慢性炎症和纤维化，导致发育中的牙胚受到压迫。成釉细胞增殖进而凸入牙乳头，形成了牙冠的形态异常。

（二）病理变化

在临床上，受影响的切牙被称为哈钦森牙（Hutchinson tooth），其特征是切缘狭窄，中央呈现半月形的凹陷，两端的切角圆润。第一恒磨牙的病变则被称为桑葚牙，表现为牙尖缩窄，咬合面的直径小于牙颈部的直径。咬合面及牙冠近咬合面 1/3 的区域覆盖着许多颗粒状、细小的釉质团，呈现类似桑葚的形态。在显微镜下观察，除釉质发育不全外，还可见到球间牙本质增多和生长线变明显，这些都是牙本质发育不良的标志。

▶知识拓展

青少年应如何预防梅毒

青少年要预防梅毒，首先需要增强自我保护意识，进行安全性行为，并掌握梅毒的传播和预防知识。他们应积极参与性教育课程，了解性传播疾病的相关信息。同时，避免高风险的性行为，如拥有多个性伴侣或进行匿名性行为。此外，保持个人卫生，不共用可能被污染的物品，慎重选择尊重性健康的伴侣，并了解药物预防措施，如暴露前预防和暴露后预防。在性行为中坚持使用避孕套，定期进行性病检测，并在发现症状时及时就医。若确诊梅毒，青少年应通知所有近期的性伴侣进行检查和治疗。

青少年还应在需要时寻求家长、老师、卫生保健提供者或青少年健康组织的帮助。保持与父母或其他信任成年人的开放沟通，讨论性健康问题。通过这些措施，青少年能够有效降低感染梅毒的风险，保护自己的性健康。

第四节　牙萌出及脱落异常

一、牙萌出异常

（一）早萌

早萌现象多发生在下颌乳中切牙上。婴儿一出生就已经萌出的牙齿被称为胎生牙（natal tooth），而出生后 30 天内萌出的牙齿则称为新生牙（neonatal tooth）。这些牙齿虽然已经具备了某种程度的发育，但牙根尚未完全形成，或仅形成了很小的一部分，因此由于缺乏牙槽骨的支撑，这些牙齿通常较为松动。胎生牙可能是正常牙列中的牙齿，也可能是额外的牙齿。个别恒牙的早萌现象，通常与乳牙的过早脱落有关。而多数或全部恒牙的早萌现象极为罕见，这种情况可能与生长激素过度分泌、甲状腺功能亢进等内分泌异常疾病有关。

（二）迟萌

牙齿迟萌，无论是多数牙齿还是全口牙齿的迟萌，通常由系统性疾病、营养不足（如维生素 D 缺乏）、内分泌疾病（如甲状腺功能减退）或遗传因素所引起。而个别牙齿的迟萌可能与某些局部因素相关，如牙源纤维瘤病、牙阻生、囊肿、外伤或感染。恒牙的迟萌通常是由于乳牙滞留所导致的，但也可能是由恒牙胚的外伤、牙龈纤维性增生肥大，或牙源纤维瘤病等因素引起的（图 7-9）。

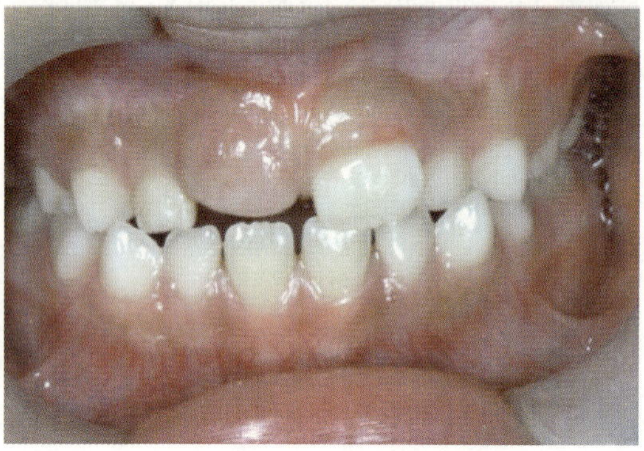

图 7- 9　牙迟萌

（三）阻生

牙阻生是指牙齿在颌骨内未能完全萌出或仅部分露出口腔。乳牙阻生的现象相对罕见，而恒牙阻生则较为常见，尤其是下颌第三磨牙。牙阻生通常是由于牙胚的位置异常、牙列拥挤、多生牙等原因引起的（图 7-10）。

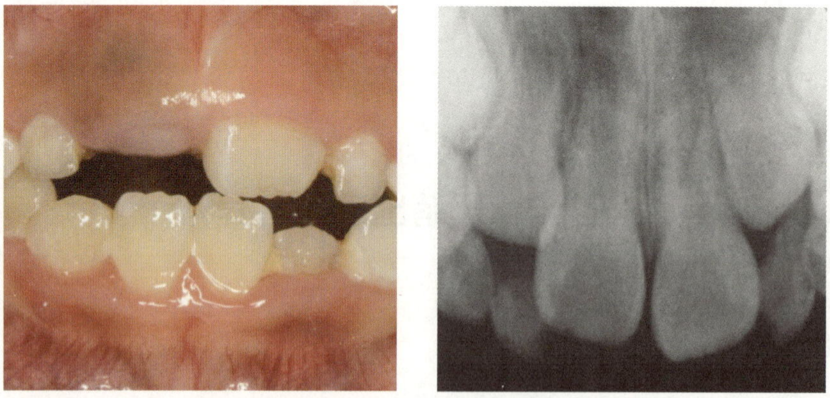

图 7-10　牙阻生

二、牙脱落异常

（一）过早脱落

个别牙齿过早脱落的情况通常见于龋病及其并发症，以及慢性牙周病。偶尔，部分牙齿或全部牙齿的早期丧失可能与某些全身性疾病或遗传因素有关。

（二）乳牙滞留

乳牙滞留是指乳牙在正常脱落的时间节点未能按时脱落，这一现象通常与继生恒牙的缺失或萌出受阻有关。整体乳牙列的滞留较为罕见，其发生可能与某些全身性疾病或遗传因素有所关联。乳牙滞留不仅可能导致局部牙周组织的损害，还可能影响后续恒牙的正常萌出，甚至引发咬合关系的紊乱（7-11）。

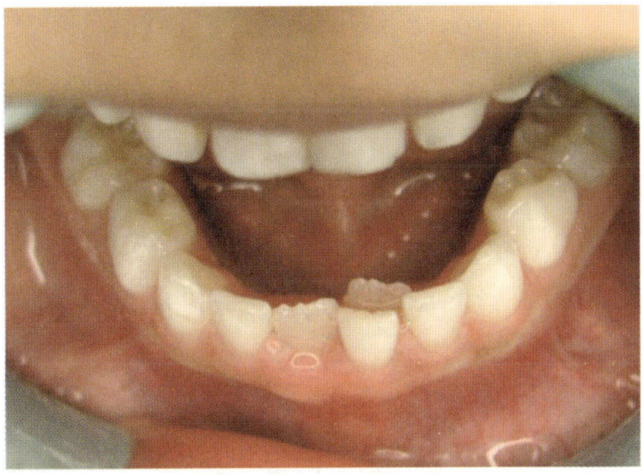

图 7-11　乳牙滞留

—• 考试知识点总结 •—

—• 本章小结 •—

—• 协和云课堂……　拓展练习及参考答案 •—

（董　刚）

教学课件

第八章 龋　　病

学习目标

素质目标

（1）具备辩证唯物主义思维，以发展的观点看待龋病的发生。

（2）树立积极参与口腔卫生科普的意识，帮助社会民众正确理解龋病的病因及危害、养成防龋的健康生活习惯、树立防龋的保健意识。

知识目标

（1）掌握：牙釉质龋的病理变化，包括平滑面龋及窝沟龋的病理特点；牙本质龋的病理变化。

（2）熟悉：龋病的四联因素、龋病时牙髓的病理反应。

（3）了解：牙骨质龋的病理变化。

能力目标

（1）能分析龋病的发展过程，以及其病理变化带来的健康危害。

（2）能运用龋病的病理变化知识解释龋病的临床特点，初步分析预防及治疗龋病的方法。

案例导入

【案例】

患者，女，22岁。主诉：自觉右侧下颌后牙有洞，发黑。进食时，如食物嵌入洞内，有一过性敏感。查体：下颌右侧第一磨牙咬合面探及深大龋洞，洞内可见嵌塞的食物残渣；洞深达牙本质层，色黑、质软，龋洞内探查敏感，叩诊不痛，不松动，牙髓活力测试反应同正常对照牙；未发现其他异常。患者口腔卫生习惯一般，刷牙不规律，两餐之间喜食糕点。

【问题】

1. 患者可能的诊断是什么？
2. 疾病发生的原因是什么？

·核心知识拆解·

本章案例导入中，患者下颌右侧第一磨牙部分咬合面的牙釉质全层、部分牙本质缺失，形成深洞。牙釉质是人体中最坚硬的物质，硬度可与金刚石媲美，如何被严重破坏？其发生的原因是什么？本章将对这些问题作出解答。

龋病（dental caries）是牙体硬组织的细菌感染性疾病，是危害人类健康最普遍的口腔疾病，其发病率占口腔疾病之首。病变可累及牙釉质、牙本质、牙骨质。大多数情况下，龋病的发展始于牙釉质的损害，特别是以平滑面龋为典型表现。鉴于牙釉质内有机物含量极低，其基本的病理变化由无机物的脱矿与随后的再矿化共同决定。相比之下，牙本质因含有较多的有机物及密布的牙本质小管，故牙本质龋不仅涉及无机物的脱矿，还涉及有机质的分解。细菌能够沿着牙本质小管迅速侵入，加速龋坏的进程。牙骨质因同样富含有机质，且结构相对薄弱，因此牙骨质龋时无机物、有机物均会发生病变，且极易快速进展成牙本质龋。

龋病的形成是一个复杂过程，涉及细菌与宿主防御机制之间的生物学过程、离子在牙与周围环境之间界面上移动的生化过程。龋病初期，牙釉质因表面脱矿，病损区透明度下降，牙面呈白垩色改变，继而病变区发生色素沉着，呈黄棕色、棕褐色，但尚无明显症状；龋病进一步发展，随着牙体硬组织脱矿、有机物分解破坏，牙体崩解形成龋洞，逐渐出现饮食疼痛、食物嵌塞等症状。病变继续发展，牙髓、根尖周组织相继被波及，临床出现牙髓炎、根尖周炎甚至颌骨骨髓炎等并发症，严重影响患者健康，给患者带来很大的痛苦。本章案例中下颌右侧第一磨牙咬合面的龋病已经进展到早期牙髓炎阶段，尚未波及根尖周组织。

龋病的病因涵盖了细菌及其菌斑的形成、食物因素、牙本身及其所处的外部环境、时间因素。目前，龋病病因的四联因素学说已被广泛接受。本章案例中龋病的发生就与饮食因素存在明确的关系。

从最初在显微镜下才可辨识的病理变化，直至形成肉眼可见的龋洞，龋病往往需要历经较长时间。若能在病变的初期阶段采取适当的干预措施，则有可能使病情趋于稳定。因此，推进龋病的早期诊断与治疗工作，对于减少龋病发病率、维护民众口腔健康具有深远的意义。

微课：龋病

第一节　龋病的病因和发病机制

一、概述

世界卫生组织将龋病列为危害人类的三大疾病之一。任何年龄、性别、种族、地区、职业的人群均可受到龋病的侵袭。在恒牙，龋病最常见于下颌第一磨牙，其次为下颌第二磨牙；在乳牙，最常见于下颌第二乳磨牙，其次为上颌第二乳磨牙。

龋病对于人类的折磨由来已久，英国出土的新石器时代（公元前 3000 ～公元前 2500 年）人类头骨化石、中国出土的夏代人类颌面部化石（图 8-1），均存在龋病痕迹；中国的殷墟甲骨文（公元前 1324 ～公元前 1269 年）、《黄帝内经》（公元前 475 ～公元前 221 年）均提及龋病或其治疗；西方的史籍也可见关于采用缓泻剂或镇痛药来减轻龋病所致牙痛症状的记载。

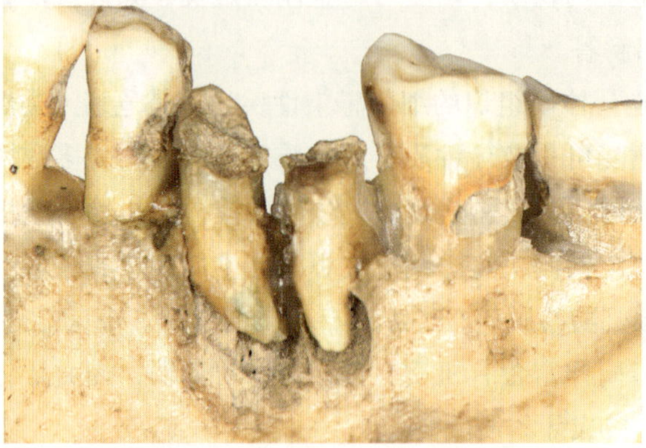

图 8-1　夏代人类龋病化石标本

人类认识龋病也是一个漫长的过程。近代以来，随着物理、化学、医学知识的积累，人类逐渐认识到龋病的发生是内因、外因共同作用的结果。内因主要包括牙内部结构的变化，外因则包括酸、蛋白溶解酶、细菌等。在探索龋病的病因、发病机制的过程中，部分学者更侧重内因的作用，部分学者更侧重外因的作用，因此各自提出了不同的学说。目前，学术界公认的是四联因素学说，在学习这一学说之前，首先简要介绍一下历史上比较有影响的一些学说，如化学细菌学说、蛋白溶解学说、蛋白溶解 - 螯合学说。与四联因素学说比较，这些学说都具有一定的局限性，但是，正是这些学说为四联因素学说提供了宝贵的思路，为人类正确认识龋病的发生奠定了基础。

（一）化学细菌学说

化学细菌学说也称化学寄生学说、酸原学说，其主要贡献在于提出了细菌、食物两大外部性致病因素，以及牙体本身一大内部性因素。细菌首先寄生于牙的表面，然后在利用食物中的碳水化合物及糖类维持自身生存的过程中，不断产生酸性物质，促使牙体硬组织脱钙。细菌在代谢过程中产生的酶则作用于牙体组织的有机质，促使有机质溶解。随着牙体组织的不断脱钙及有机质溶解，最终龋洞形成。化学细菌学说是最接近四联因素学说的理论，它的提出具有里程碑式的意义。这一理论的局限性在于对菌斑的形成、细菌种类及致病作用认识不足。

（二）蛋白溶解学说

蛋白溶解学说侧重于牙体组织中蛋白有机物溶解对龋病发生与发展的作用，强调有机质的溶解发生于酸侵入之前，并且为酸的侵入开辟通道。牙体组织中存在一些矿化不良但含有机蛋白质比较多的部位，如生长线、横纹、釉板等，可以作为酸侵入牙体硬组织的自然通道。首先，细菌产生的蛋白溶解酶在不依赖酸的前提下溶解这些部位的有机质，随后，细菌产生的酸沿着溶解通道前行，进一步溶解牙体硬组织，导致脱矿。

（三）蛋白溶解－螯合学说

化学细菌学说侧重于酸的作用，认为细菌产生的酸引起牙体硬组织的溶解脱矿在先，为细菌及其蛋白酶的侵入并进一步溶解有机质开辟了通道。蛋白溶解学说则侧重于蛋白质溶解的作用，认为细菌产生的蛋白溶解酶对有机质的溶解是酸的侵入及进一步导致脱矿的前提。蛋白溶解－螯合学说试图调和上述两种学说关于有机质溶解与脱矿的次序、重要性之争，认为两种学说存在密切联系，是同一过程的两个侧面。细菌通过产生蛋白溶解酶分解牙体硬组织中的有机物，同时生成具有螯合作用的有机酸，后者与无机成分发生螯合作用，进而导致脱矿。本学说存在的问题是，牙釉质中的有机成分非常少，细菌如果依赖溶解如此少量的有机质产生的少量有机酸来脱矿，则难以造成很大的损害。

二、四联因素学说

20 世纪 60 年代产生了三联因素学说（three primary factors theory），提出了细菌、食物、宿主三个主要因素，以及三个因素之间的相互作用。20 世纪 70 年代，在三因素的基础上又引入了时间因素，最终形成了目前被普遍接受的四联因素学说。

四联因素学说，是现代微生物学、免疫学、生物化学、超微放大技术不断进步并相互融合的结果。这一学说的提出，标志着人类对龋病的认知取得了显著进展。这一学说认为，龋病为一种慢性感染性疾病，在具备口腔致龋菌群、富含蔗糖的食物、敏感的宿主、一定的时间的前提下才可能发生。细菌附着于牙面产生菌斑，菌斑内的致龋菌消耗富含蔗糖的食物产生酸性物质，牙体硬组织局部微环境的 pH 下降，酸性条件持续一段时间，最终引发龋病。

（一）细菌和菌斑

1. 致龋菌 正常的口腔并不是无菌环境，而是种类繁多的细菌聚集之地。大多数细菌并不会导致龋病，只有少量细菌和龋病有关，这些致病菌被称为致龋菌。20 世纪 60 年代，动物实验发现链球菌株能在无龋仓鼠体内诱发大量龋损，从而证实了致龋菌的存在。目前已明确，链球菌属（Streptococcus）中的变异链球菌与阳性链球菌的存在与龋病的流行具有密切关联，在众多致龋菌中，变异链球菌的致龋能力尤为突出（图 8-2）。

除链球菌属外，与龋病密切相关的还有乳杆菌属（Lactobacillus）、放线菌属（Actinomyces）。前者主要包括干酪乳杆菌（L.casei）、嗜酸乳杆菌（L.acidophilus）、发酵乳杆菌（L.fermentum）；后者主要包括黏性放线菌（A.viscosus）、内氏放线菌（A.naeslundii）。

以上致龋菌均具有产酸与耐酸的能力，能够合成细胞内多糖和细胞外多糖，后者有助于细菌黏附于牙的表面。实际上，致龋菌在口腔中发挥其致龋作用的前提就是能够以菌斑的形式牢固黏附于牙面。

2. 菌斑（bacterial plaque） 是薄的致密性膜状物，由细菌和菌斑基质构成，是细菌经历生长、发育、繁殖直至衰亡全过程，并进行一系列复杂代谢活动的微生态环境。

（1）菌斑的形成：第一个阶段，获得性薄膜（acquired pellicle）的形成。获得性薄膜也称唾液薄膜（salivary pellicle）。经过清洁与抛光处理后的牙齿表面，在 20 分钟内，唾液中的蛋白质成分与牙表面选择性地发生黏附而形成一层薄膜，即为获得性薄膜，该薄膜在 1 ～ 2 小时达到稳定状态。第二个阶段，细菌的黏附和集聚。在获得性薄膜形成几分钟至几小时后，链球菌等球菌类细菌开始与薄膜发生选择性黏附，黏附的细菌越来越多，并且不断发生分裂增殖，细菌数量显著增加。第三个阶段，菌斑的成熟。菌斑内细菌的种类发生调整，最初，链球菌占菌斑微生物群落95%以上，占绝对优势，随着厌氧丝状菌，尤其是放线菌的数量逐渐增多，最后转变为球菌、杆菌、丝状菌及螺旋体菌等多种微生物共存的复杂群落（图8-3）。

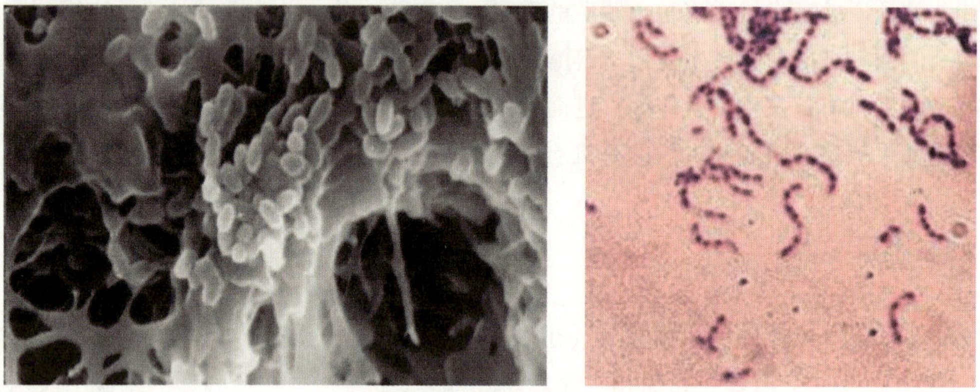

图 8-2 变异链球菌

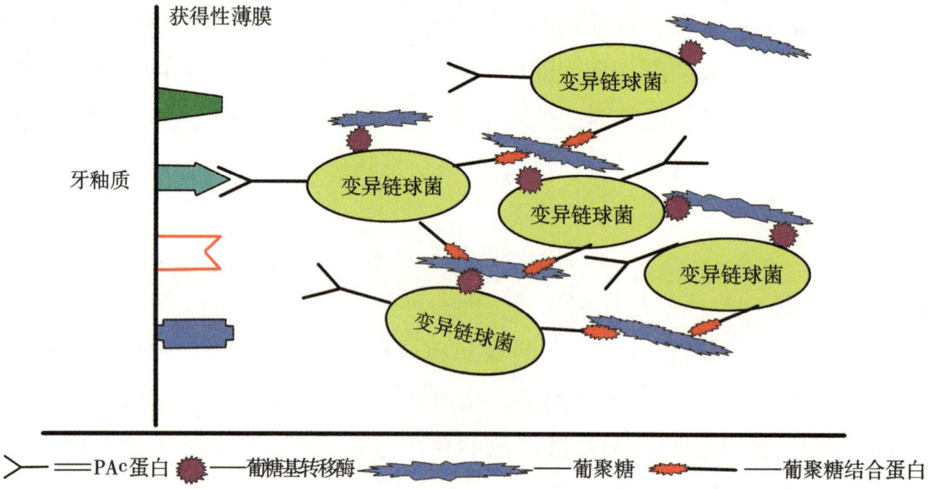

图 8-3 致龋菌黏附和聚集

（2）菌斑的组成：成熟的菌斑由菌斑－牙界面层、中间层、菌斑表层三层结构组成。菌斑－牙界面层也被称作基底层，由最早发生黏附的细菌以扇贝状排列于获得性薄膜之上。中间层包括致密微生物层、菌斑体部。前者靠近基底层，由多层细菌紧密排列而成；后者为菌斑的最大部分，其框架结构为平行于牙面且相互垂直排列的丝状菌，大量的革兰阳性及阴性球菌、短杆菌穿插其中。菌斑表层位于菌斑的最外层，主要由革兰阳性和阴性球菌、杆菌、丝状菌、细菌残渣、脱落上皮细胞等构成，细菌数量较少，结构相对松散。菌斑中不同种类细菌的紧密相邻使不同细菌之间有多种协同和拮抗作用。

在重量组成上，菌斑中80%为水，20%为固体物质。在体积组成上，以细菌为主的微生物占菌斑的70%，其余为菌斑基质和其他物质。在化学物质组成上，菌斑含有蛋白质、碳水化合物、脂肪、无机盐等。其中，蛋白质主要来自唾液的糖蛋白，少量来自细菌，占菌斑干重的

40% ～ 50%；碳水化合物主要包括葡萄糖和细菌内、外多糖；脂肪主要来自细菌的磷脂，占菌斑干重 10% ～ 14%；无机盐主要包括钙、磷、高浓度的氟，占菌斑干重的 5% ～ 10%。

（二）食物

食物是宿主与牙齿发育所需能量与营养的来源，也对龋病进程产生影响。食物因素对龋病发生的主要作用是为致龋微生物产酸提供底物。富含糖分的食物有利于被细菌利用产酸，故具有较强的致龋潜力；高黏度、强附着力的食物易于在牙面长时间停留，有利于增强其致龋能力，故精制的糖类物质具有更强的致龋性；较高的食物（尤其是糖分）摄入频率，尤其在两餐之间频繁摄入糖分，这等于不间断地为菌斑细菌提供了丰富的产酸底物，极大地增加了患龋的风险。长期吮吸带甜味橡皮乳头的儿童易于患龋，可能也与摄入糖分的频率过高密切相关。反之，富含维生素与矿物质的食物不是细菌产酸的有效底物；富含纤维的食物比较粗糙，在咀嚼过程中能有效清洁牙面；矿物质能够为牙体硬组织再矿化提供钙盐来源，故富含维生素与矿物质的食物具有一定的抗龋性。以下就食物的化学组成、物理性状对龋病的影响进行叙述。

1. 食物的化学组成

（1）糖：碳水化合物的主要成分，包括蔗糖、葡萄糖、麦芽糖、乳糖、果糖、山梨糖醇、木糖醇等，其致龋性依次降低。以蔗糖为例，其致龋性表现在两个方面：一是为菌斑和细菌的生存提供支持。蔗糖可以为细菌的生长提供营养，细菌可以把蔗糖转变成胞内聚合物，作为生活能源贮存起来；蔗糖还可以被细菌的葡糖基转移酶变为可溶性细胞外葡聚糖，为细菌的黏附和聚集提供有利环境。二是为细菌产酸提供底物。细菌可以利用蔗糖发酵产酸，一方面为细菌的生长提供酸性环境，另一方面成为导致牙体硬组织脱矿的酸性物质来源。与蔗糖相反，木糖醇因为不被口腔细菌发酵，山梨糖醇发酵率也相对较低，故山梨糖醇和木糖醇为非致龋性糖，已经成为主要的非蔗糖性甜味剂替代物。

（2）矿物质、维生素及微量元素：食物中所含的这些物质能够影响到牙的发育、细菌代谢活动，进而对龋病的发生发展具有间接的作用。微量元素硒与铅可能促进龋病的发展。矿物质如钙、磷、氟离子，维生素如维生素 A、B 族维生素、维生素 C、维生素 D、维生素 K，微量元素如钼、锶、钡、钒等，均具有一定的抗龋作用。其中，钙、磷对于牙齿的正常发育及其抗龋性能至关重要，牙齿发育阶段缺乏这两种关键元素，将直接导致抗龋能力减弱。氟离子也有很强的抗龋作用，其原因存在于两个方面：一是稳定晶体。相较于羟磷灰石，氟磷灰石具备更为稳定的晶格结构，因此在酸性环境中更难溶解，故在牙釉质的发育阶段，可以通过全身性途径给予氟元素（如饮用水加氟）促使氟磷灰石晶体的形成，从而增强牙体硬组织的抗酸性，对预防龋病产生积极作用。二是促进再矿化。氟离子有从溶液中沉淀钙、磷离子的特性，并且氟离子在菌斑与牙釉质的交界面具有比较高的浓度，因此氟离子能够促进唾液、菌斑中游离的钙、磷离子在牙釉质晶体表面再沉积，进而形成羟磷灰石与氟磷灰石。

（3）蛋白质与脂类：蛋白质对龋病的影响主要与其促进牙的发育有关。在牙的发育阶段，蛋白质摄入不足会导致牙发育不良，从而降低其抗龋能力。在牙发育完成后，蛋白质的数量、种类通过影响菌斑形成的第一个阶段，即获得性薄膜的形成，进而影响龋病的发生。饮食中添加适量的脂肪及脂肪酸能够减弱糖的致龋作用，从而减少龋病的发生，但是其具体作用机制目前尚未完全明确。

2. 食物的物理性状　富含纤维或质地粗糙的食物在咀嚼过程中能有效摩擦牙面，起到自然清洁的作用，从而降低龋病的发生率。相反，精细加工且黏稠的食物容易附着并长时间停留在牙面上，为细菌的生长繁殖提供了有利条件，并促进了酸性物质的产生，这显著增加了龋病的风险。

（三）宿主

影响龋病形成的宿主因素是多方面的，主要包括牙的结构、形态、位置等内在因素，以及口腔唾液环境、免疫、遗传等因素。

1. 牙体组织的组成及结构 牙结构有缺陷时，如发育不全或钙化程度降低等，易被致龋菌产酸导致脱矿，形成龋损。如刚萌出的牙矿化程度低，存在较多微孔，易受酸侵蚀。而牙釉质中适量的氟可以较好地抵抗酸蚀，预防龋病发生。牙形态异常如存在深、窄的点隙窝沟（图 8-4），牙内陷和牙中牙等牙发育畸形，因易滞留菌斑和食物，成为致龋因素，导致龋病发生。同样，牙列排列不齐也易造成菌斑、食物的滞留，导致龋病发生。

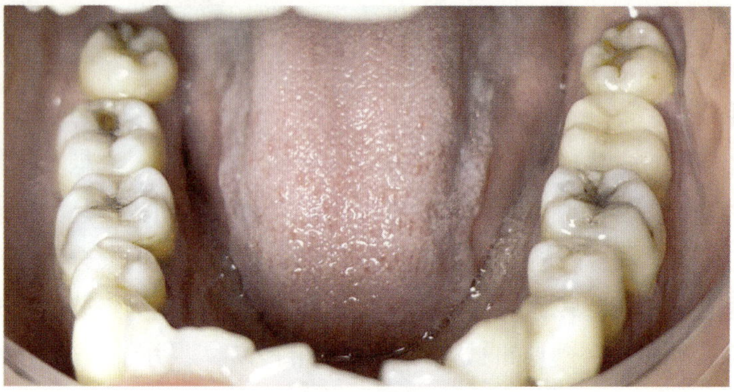

图 8-4　窝沟龋

2. 唾液 唾液流速、黏稠度、缓冲力、钙及磷离子的含量、抗微生物因子（如免疫球蛋白）、硫氰酸离子、乳铁蛋白、溶菌酶等多种成分均与龋的发生有着不同程度的相关性。

3. 机体的全身健康状态 包括免疫状态、遗传因素和龋易感性也是龋病在不同个体进展程度不同的原因。某些全身性疾病，如舍格伦综合征、颌面部唾液腺放射治疗后、严重的糖尿病等，也会通过影响唾液的质与量，削弱牙齿表面的自然清洁能力及防护功能，进而导致菌斑大量积聚，为龋病的发生创造了有利条件。

（四）时间

细菌、食物、宿主构成的三联因素学说在过去半个世纪中广为流传。后来，人们逐渐发现，即使同时具备了细菌、食物、宿主三个因素，龋病也不会立即发生，而是需要一定时间的积累。具体而言，从病原菌对牙体的初步作用到牙齿出现早期脱矿变化，一般需要历经 0.5 ～ 1.5 年的时间；而从早期的平滑面龋损进展到形成明显的龋洞，则又额外需 1.5 ～ 2.0 年的时间。因此，时间成为必不可少的第四个因素。龋病是一种慢性进行性疾病，在这一过程中，细菌、食物、宿主的变化都会对龋病的发生、发展产生影响。基于这一认识，20 世纪 70 年代，有学者在三联因素学说的基础上，增加了时间因素，提出了龋病病因的四联因素学说（图 8-5）。该学说目前已被广泛接纳，并处于持续的探索与完善之中。

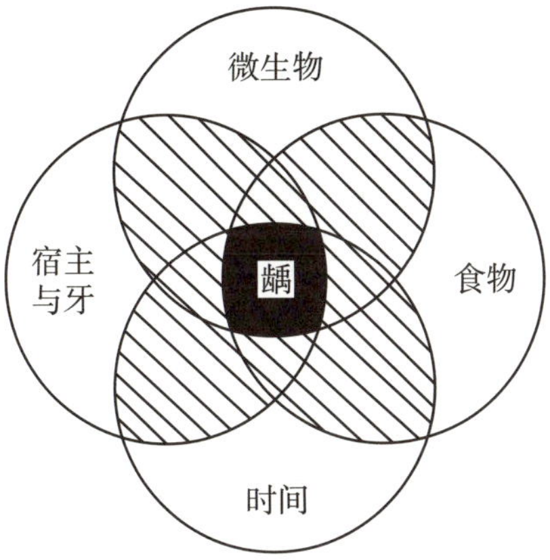

图 8-5　龋病病因的四联因素学说

牙体硬组织的脱矿过程具有明显的时间依赖性。一般来说，牙体硬组织的脱矿并不是单一方向进行的，而是脱矿、再矿化不断反复、交替的过程，最终的累积效果是，脱矿逐渐超过再矿化，导致龋病发生。

脱矿、再矿化之所以反复交替，与菌斑特殊微环境中 pH、钙、磷的变化密切相关。菌斑内部的产酸菌能够产生酸性物质，进而导致牙釉质发生脱矿。例如，进食蔗糖后，蔗糖溶解于唾液中，并迅速扩展至菌斑之中，菌斑中的细菌可将蔗糖分解转化为酸，导致菌斑 – 牙表面交界处的 pH 明显下降。当局部 pH 降至临界值（约 5.5）以下，牙表面的晶体开始溶解，出现钙的流失，表现为脱矿。随着进食停止，菌斑中的糖逐渐被消耗，细菌产酸减少；同时，原有的酸扩散出菌斑，菌斑外的唾液扩散入菌斑，使得菌斑中的 pH 逐渐升高，局部的脱矿逐渐减弱。此时，由于牙表面晶体的脱矿，脱下的钙离子不断进入菌斑，菌斑中的矿物离子仍处于过饱和状态。当 pH 上升接近中性时，菌斑中这些多余的离子会在牙釉质晶体表面重新沉积，从而由脱矿反转为再矿化。这样，受进食的影响，菌斑内唾液 – 菌斑 – 牙釉质界面的 pH 反复改变。一般来说，在糖进入菌斑后的短短 10 分钟内，菌斑中的 pH 可降低多达 2 个单位，进食停止 30 ～ 60 分钟后，pH 即开始反转。随着 pH 的变化，牙釉质界面上不断发生脱矿与再矿化。

上述变化在正常人的口腔中同样存在，与龋病患者不同的是，正常人牙表面的脱矿、再矿化长期处于动态平衡之中，不会导致龋病的发生。在龋病患者口腔中，脱矿、再矿化失去平衡，向脱矿一侧倾斜，脱矿的作用大于再矿化的作用，最终导致彻底脱矿和牙釉质龋的开始。脱矿、再矿化之所以失衡，与患者口腔菌斑 pH 降低的幅度更大、处于酸相的频率更高、持续时间更长有关。患者口腔菌斑起始 pH 通常较低，因此，进食后随着糖被细菌分解产酸，菌斑 – 牙釉质界面上的 pH 下降幅度会更大，能够在较长时间保持在临界值以下，导致菌斑中的矿物离子扩散至唾液中并丢失。随着脱矿程度逐渐提高，牙体硬组织难以承受咀嚼带来的压力，最终崩塌产生龋洞。此时，菌斑更容易从唾液中生成，并可能长时间地维持酸性状态，进一步加剧龋病的发展。

▶知识拓展

防龋疫苗

龋病作为一种独特的细菌感染性疾病，尽管血清与唾液中的免疫系统具有一定的防龋作用，但因为很难识别某种特定致龋菌与口腔常驻菌的有效抗原的显著差别，宿主在激发自身防御机制以抵抗和预防龋病方面面临着更为艰巨且复杂的挑战。

近年来，国内外在针对变异链球菌这一公认的主要致龋菌的人工免疫预防研究上取得了若干进展。多种防龋疫苗的研发已在动物实验中取得了成功，为后续向主动免疫的临床应用转化奠定了坚实的基础。被动免疫的人工抗体研究，也因具有提高安全性、减少副作用的优势，而得以推动。

樊明文教授和他的科研团队历经 20 年研究，终于率先研制出世界首支防龋 DNA 疫苗，在龋病的免疫预防及牙髓病的规范治疗等方面取得世界领先水平。此项科研成果获得 2009 年国家科学技术进步奖二等奖。

但是，龋病疫苗的效果是无法达到 100% 的，造成龋病的因素还有很多，龋病的临床预防工作任重而道远，儿童防龋还需要广大医护人员和家长的共同努力。

第二节　龋病的病理变化

龋病的病理表现受病变部位、发展速率等多种因素影响，不同类型的龋病在组织学上展现出不同的特征。龋病可以根据不同的原则进行如下分类。

一、依据龋病发生的部位分类

1. 窝沟龋　发生于磨牙、前磨牙的咬合面，磨牙的颊舌面，上颌切牙的舌面，临床上早期病变的点隙窝沟变为棕色、黑色，探针探诊时有阻滞感。

2. 平滑面龋　发生于邻接面时为邻面龋（图 8-6），多位于接触点的下方；发生于颊舌面的颈 1/3 时为颈部龋。

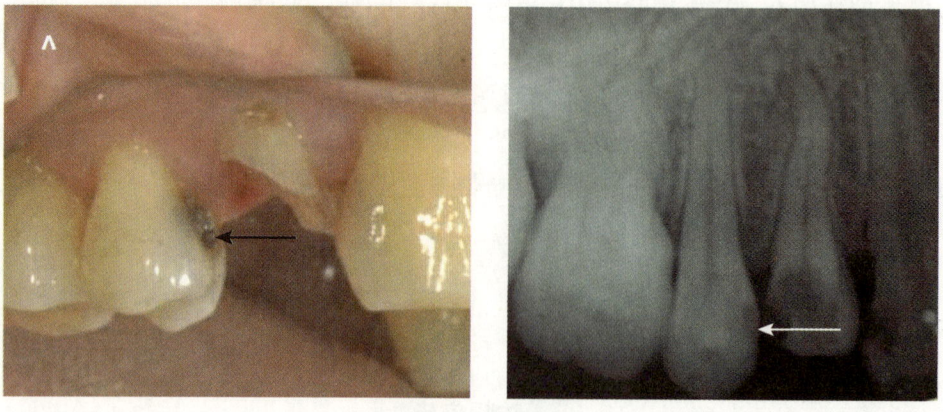

图 8-6　邻面龋

3. 根面龋 多见于老年人，发生于牙龈退缩、根面外露的牙，根面变软，龋洞形成，龋洞范围较为广泛、表浅，呈碟形，且边界不清。

二、依据发病情况和进展速度分类

1. 急性龋 龋病进展迅速，牙体硬组织脱矿较重、较快，再矿化不明显，脱矿－再矿化严重失衡。多见于喜欢进食大量精细碳水化合物的儿童和青少年，患者的牙发育尚未完成，牙髓腔相对宽大、钙化程度较低、牙本质小管短且宽，对牙菌斑局部长时间、高频率、大幅度的 pH 降低缺乏抵抗能力，导致急性龋的发生。该病变过程迅速，再矿化不明显，故龋坏部分质地较软且湿润，龋坏组织能够用挖匙剔除（图 8-7）。病变部位颜色偏浅，具体表现为淡棕色。由于龋洞的形成颇为迅速，牙髓牙本质复合体没有充分的时间作出保护性反应，修复性牙本质来不及形成，病变可迅速扩展至髓腔，导致牙髓病变及剧烈疼痛。

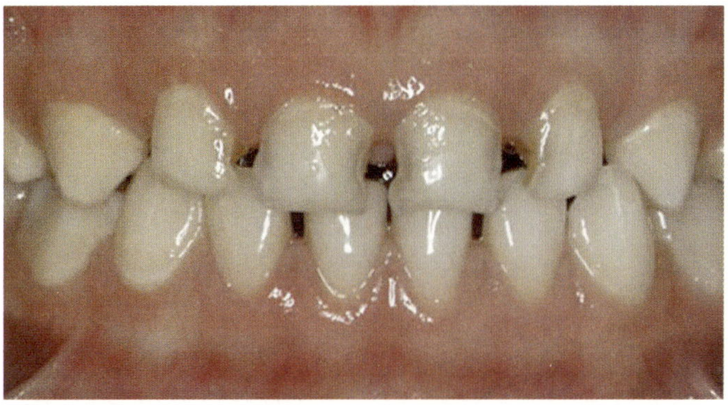

图 8-7 急性龋

某些全身系统性疾病可导致唾液分泌显著减少，如舍格伦综合征患者，或因头颈部恶性肿瘤行放射治疗后导致唾液腺破坏、口腔干燥者，病变常累及许多牙或所有萌出牙，甚至波及一般情况下很少发生龋的牙面，此种情况称为猖獗龋（rampant caries）。

2. 慢性龋 脱矿－再矿化轻度失衡，牙体硬组织脱矿较轻、较慢，再矿化比较明显，故病变区域质地较为坚硬，色泽较深，常呈现为棕褐色、棕黑色。脱矿－再矿化长期反复交替，故病变进程较为缓慢，也称缓慢进展性龋。多见于成人及老年人，患者牙体发育完全，髓腔相对较小，牙本质小管相对硬化，对龋病的抵御能力比牙发育尚未完成的青少年更强。由于病变进展缓慢，牙髓牙本质复合体有充分时间产生硬化性牙本质及修复性牙本质，从而对牙髓进行保护，因此病变较晚才会波及牙髓。患者症状相对轻微，可仅伴有轻度疼痛。

3. 静止龋 由于细菌、食物、宿主因素的变化，慢性龋在发展过程中，脱矿－再矿化的失衡逐渐减小并逐渐达到新的平衡，导致病变速度变慢，并最终趋于静止状态，称为静止龋。可见于牙釉质龋、牙本质龋、根龋。肉眼观，多呈浅碟状，外口大而浅，表面因唾液中矿物盐及色素的沉积而质地坚硬，并呈现棕褐色。镜下观察，牙本质小管近表面处形成整齐的断面，再矿化现象明显，对应的髓腔侧可见修复性牙本质。宿主的改变是慢性龋转为静止龋的关键因素。口腔卫生习惯显著改

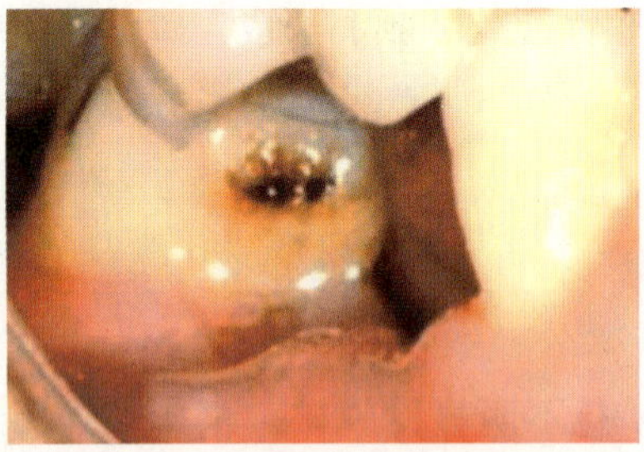

图 8-8　邻牙缺失后的静止龋

善、氟化物应用、致龋食物摄入减少；邻面龋因邻牙的拔除而暴露（图 8-8），隐蔽的龋变区域转变为暴露状态，细菌及食物残渣的清除更为容易，病变区域与唾液的接触促进再矿化；窝沟龋因咀嚼作用磨去了其表面的腐败软化组织等，均是促进慢性龋转向静止龋的因素。

三、依据龋病的病变深度分类

1. 浅龋　与中龋、深龋的主要区别为无明显龋洞，病变主要局限于牙釉质、牙骨质浅层。临床探查，可感觉病变区域粗糙质感。肉眼观，仅表现为牙体颜色的变化，如釉质的点隙窝沟、平滑面首先出现白垩色斑块，继而出现黄棕色至黑褐色的色素沉着。浅龋见于冠部牙釉质龋和根部牙骨质、牙本质龋，患者通常无自觉症状。

2. 中龋　出现龋洞。与深龋的主要区别在于龋洞较浅，并且仅累及牙本质浅层。临床探查，可见龋洞内有棕褐色的浅层龋坏牙本质。浅龋从牙釉质进展到浅层牙本质，由于牙本质牙髓复合体具有感觉功能，故冷、热、酸、甜能够刺激患牙产生激发性疼痛，刺激移除后疼痛随即消失。由于牙本质含有牙本质小管，且无机盐含量较低，故龋病一旦进展到牙本质浅层，则发展更为迅速，导致局部牙体组织崩解，龋洞形成。

3. 深龋　龋病累及牙本质中、深层，形成更深的龋洞。临床探查，洞深，且洞底仅遗留薄层牙本质。冷、热、酸、甜的激发性疼痛更为明显，进食时甚至可因食物嵌入龋洞而引发疼痛。牙髓组织出现反应性改变，透明牙本质、修复性牙本质形成（图 8-9）。

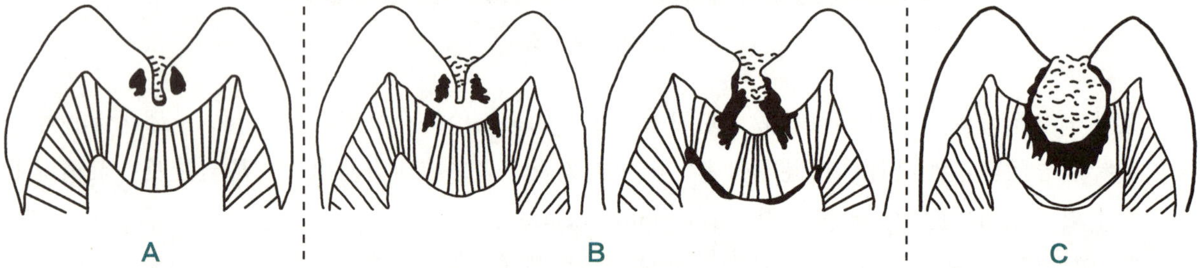

图 8-9　浅龋、中龋和深龋

A. 浅龋；B. 中龋；C. 深龋。

四、依据龋病与医疗的关系分类

1. 原发性龋　未经充填治疗的龋。

2. 继发性龋　也称复发性龋，通常是由于修复体与牙体组织不密合，导致修复体边缘出现小的缝隙或渗漏，易于滞留细菌和食物而不易清洁，引起修复体边缘或基底部的牙体组织发生的龋病（图 8-10）。

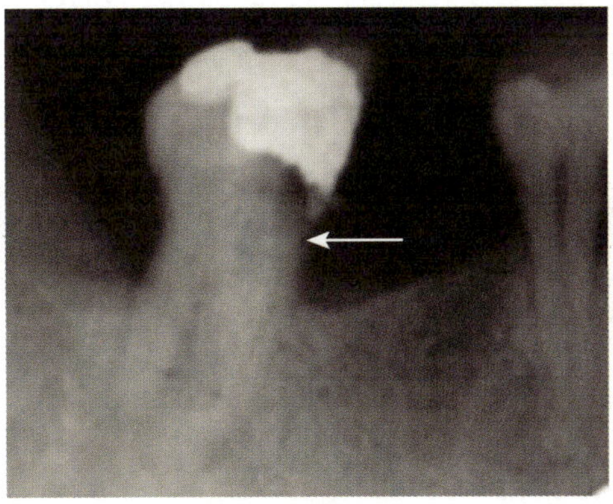

图 8-10　继发性龋

五、依据龋病累及的组织分类

根据龋病累及的组织可分为牙釉质龋、牙本质龋、牙骨质龋。

（一）牙釉质龋

牙釉质龋（enamel caries）是指发生在牙釉质内的龋病病变。尽管牙釉质对细菌侵袭具备一定的防御能力，且牙釉质龋本质上是一种细菌感染性疾病，但病变展现出非细胞反应性病变特征，其基本病理变化为脱矿和再矿化。值得注意的是，绝大多数的龋损起始于牙釉质，并且一旦侵入牙本质，其发展速度会显著加快。鉴于此，深入探究牙釉质龋的特征及其发病机制，对于龋病的预防与治疗具有至关重要的意义。

牙釉质龋分为平滑面龋、窝沟龋。牙釉质高度矿化，有机质极少，不可能像牙本质那样进行脱钙处理后再观察，只能采用磨片的方式进行研究。因此，尽管窝沟龋在临床上更为常见，但点隙窝沟解剖结构复杂，非常不利于对龋变区域进行动态的观察。相反，平滑面龋虽然相对少见，但不论肉眼观察，还是 X 线、普通光镜、偏光显微镜、显微放射摄影、扫描电镜观察，都比较方便，因此，当前对牙釉质龋的病理变化及病变过程的理解大多是从研究平滑面龋得来的。

在牙釉质龋所采用的观察方法中，普通光镜虽然能够满足一般的需求，但偏光显微镜在观测牙釉质龋的病理变化方面展现出更高的清晰度。另外，偏光显微镜的优势还在于，用不同介质浸渍牙釉质晶体后，以单一方向光束进行照射，通过观察双折射率的变化，可以测定牙釉质内的孔隙容积。所谓孔隙容积，是指牙釉质内一定数量的微孔容积占牙釉质体积的比例。正常牙釉质虽然由排列紧密的羟磷灰石晶体构成，但其中仍含有少量微孔，直径约为水分子大小，孔隙容积约为 0.1%。牙釉质龋时，随着晶体脱钙，微孔直径增大，数量增多，孔隙容积增大。此时，在偏光显微镜下观察，病变部位由正常的负性双折射（折射率 1.62），转变为正性双折射。通过进一步测量病变区域的孔隙容积，对牙釉质内部因脱矿作用而导致的孔隙大小、数量变化进行评估，有助于准确判断牙釉质的脱矿程度。

X 线是临床常用的检查方法，但不能单纯依靠 X 线检查结果来判断是否有龋洞形成。大致来说，如下的推测比较合理：X 线检查透光性局限于牙釉质的病变，龋洞形成的可能性很低；透光性局限于牙本质外一半的病变，龋洞形成的可能性为 40% ～ 80%；透光性累及一半或大部分牙本质的病变则已形成龋洞。

1. 平滑面龋 牙邻接面接触区下方、颊舌面近龈缘牙颈部的釉质表面光滑，故这些部位发生的龋病称为平滑面龋（smooth surface caries）（图 8-11）。其中，颊舌面颈部的龋病起始于牙齿颊面或舌面靠近牙龈边缘的区域，逐渐向咬合面扩展，虽然外在表现与邻面龋相似，但多数情况下会演变为开放的龋洞。

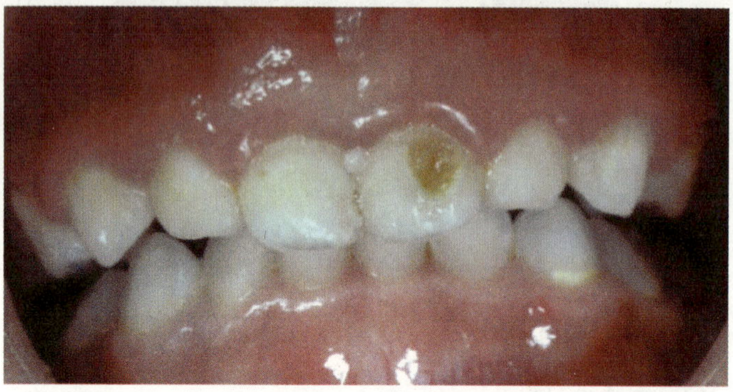

图 8-11 平滑面龋

平滑面龋在出现龋洞之前，往往已经历数年的病理改变。光镜下观察，早期牙釉质平滑面龋仅表现为更为突出的釉柱横纹及生长线，之后出现色素沉积；牙釉质龋继续向深层发展，一个顶点指向牙釉质与牙本质界、基底位于牙釉质表面的三角形病损开始出现。因为龋病的病损沿着釉柱的长轴向前推进，而釉质平滑面的釉柱排列方向呈从牙釉质牙本质界向表面的放射状，故病损形态呈顶点指向牙釉质与牙本质界的三角形。其中，三角形的顶点区域即为脱矿前沿。

临床上，平滑面龋的早期阶段，牙釉质脱钙导致光折射率发生变化，由透明变为不透明的白垩色，此时，偏光显微镜下能够观察到突出的横纹、生长线，但探针探查、常规 X 线检查均无法检测到病变。随着脱矿进一步发展，白色斑块逐渐变为黄色或棕色的色素沉着，并向周围组织扩展，病变区域由光滑变得粗糙不平，探针探查、常规 X 线检查可以检测轻微病变。最终，随着病变的持续进展，组织结构将发生崩溃，从而形成龋洞。

结合透射光显微镜、偏光显微镜、显微放射摄影观察牙釉质早期平滑面龋的纵磨片，由里及表病变可分为透明层、暗层、病损体部、表层四层（图 8-12）。这四层是由细菌产生的酸及其他酸共同作用使牙釉质发生了不同程度的脱矿、再矿化所致。

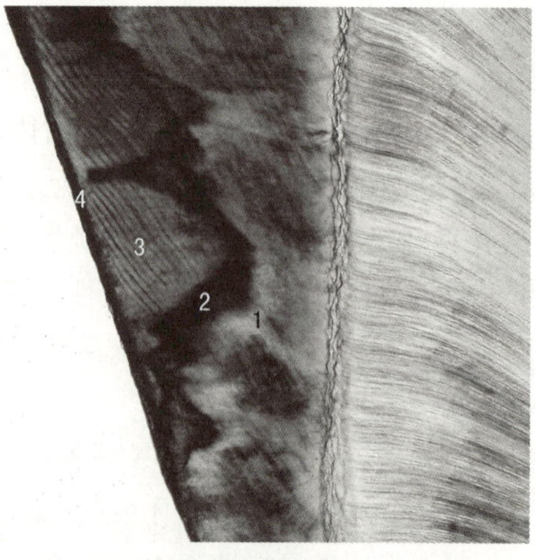

图 8-12 牙釉质平滑面龋

注：1. 透明层；2. 暗层；3. 病损体部；4. 表层。

（1）透明层（translucent zone）：三角形病损的最内层区域，即为透明层。透明层是病损的最前沿，即龋损最早发生的组织学改变，其内与正常牙釉质相连。此层孔隙容积增加到1%(正常0.1%)，偏光显微镜下，呈现负性双折射的特性。光镜下，此层呈透明状，与深层的正常牙釉质及表层的暗层分界清楚。此层之所以在光镜下透明，是因为细菌产生的酸已经抵达此层，局部pH降低，羟磷灰石晶体之间出现少量脱矿，正常的微小孔隙增大，用作牙磨片封片介质的加拿大树胶（折射率1.52）、喹啉（折射率1.62）进入增大的孔隙中，而这些介质的折射率与正常牙釉质相似，故光镜下，此层结构消失而呈现透明状。显微放射摄影观察，透明层较正常牙釉质的透射度增高，表明存在轻度脱矿。扫描电镜观察，此层羟磷灰石晶体边缘开始溶解，晶体直径缩小为25～30nm（正常35～40nm）。透射电镜观察，最初发生晶体溶解的部位为釉柱边缘，出现釉柱间隙增宽；随后釉柱中心区域晶体开始溶解，出现釉柱内晶体间隙增宽。化学分析证明，矿物质的溶解起始于釉柱与釉柱间隙的结合处、横纹及生长线处，可能与这些部位有机质含量较多，容易成为酸侵入的通道有关；透明层中的镁和碳酸较正常的牙釉质含量下降，说明矿物质的溶解起始于镁离子、碳酸根；除了脱矿，釉柱边缘的晶体表层还可出现镁、碳酸盐等矿物质再沉积，即再矿化。

透明层在进展性龋中较宽；相反，在静止性龋或发生再矿化的病变中较窄或无。因此。透明层并非普遍存在于所有龋病病变之中，仅在50%的病例中或病变的部分区域可见，这可能与病变的进展方式和观察方法不同有关。

（2）暗层（dark zone）：位于透明层与病损体部之间，暗层的孔隙容积增大到2%～4%，且孔隙大小不一。当磨片浸渍于树胶或喹啉时，某些孔隙较小无法被分子较大的树胶和喹啉分子进入，内部由空气占据，空气的折射率为1.0，与正常牙釉质羟磷灰石的折射率相差较大，透射光显微镜下此层表现为暗黑色。如果用水浸渍磨片，水的折射率为1.33，与正常牙釉质差异较小，暗层就没那么明显。偏光显微镜观察时，暗层呈正性双折射。偏光透过此层时，产生了较大的散射，呈现暗黑色表现。

关于暗层产生较小孔隙的原因，存在两种可能性。一是在细菌产酸的作用下，牙釉质氢磷灰石晶体溶解，产生新的孔隙。二是透明层原有的较大孔隙因为发生再矿化而变小。扫描电镜观察，暗层中一些晶体显著增宽，直径为45～100nm（正常晶体35～40nm）。实验表明，将牙釉质龋病变暴露在唾液、合成矿化液中保持一定时间后，暗层会变宽。这些证据都支持第二种可能性，即暗层较小孔隙的形成是因为透明层较大孔隙中发生了无机盐的再沉积。再矿化的部分矿物盐来自透明层脱矿游离出的矿物离子，暗层实际上是紧接透明层后方的矿物盐再矿化区。

暗层同时存在脱矿与再矿化。在快速进展的龋病，暗层因脱矿严重而变窄；在进展缓慢的龋病，暗层又可能因再矿化明显而增宽。在龋病85%～90%的病变区域可见暗层。

（3）病损体部（body of the lesion）：位于表层与暗层之间。是牙釉质龋病变的主要部分，病损体部的脱矿程度较严重，测量分析表明，在边缘处孔隙容积相对较少，约占牙釉质容积5%；在中心区的空隙容积可增加达到25%。因为树胶、喹啉等介质可以进入病损体部较大的孔隙，用它们浸渍磨片时，透射光显微镜下病损体部区显得较透明，与暗层之间存在清晰界限。

病损体部在偏振光下呈正性双折射，观察浸渍喹啉的磨片时，可发现明显的牙釉质横纹和生长线。从超微结构观察病损体部，发现了一些比正常牙釉质中大的羟磷灰石晶体，有人认为这可能与深层溶解的矿物质再沉积到病损体部有关。随着病变进一步进展，羟磷灰石晶体的外周和核心的矿物质进一步发生溶解丢失，此处被来源于唾液和微生物的非结合水和有机物所替代。

显微放射摄影可检测出脱矿量超过5%的病变表现。显微放射摄影显示，放射透射区与病损体部的大小、形状较好吻合，可见斜行的、间隔30μm的放射透射、阻射相间条纹。放射透射线纹显示更明显的脱钙，基本与生长线一致。更高的倍数下还可辨认代表釉柱间隙的、与牙釉质表面垂直的线纹，以及代表横纹的、与牙釉质表面平行的线纹。病损体部是牙釉质龋中脱矿最严重的层次，在所有病损中都存在。

（4）表层（surface zone）：位于牙釉质龋的最表面，故称表层。孔隙容积约占5%，在偏光显微镜下观察，该层呈现负性双折射的特征。与其深层的病损体部比较，表层相对完整，组织结构和理化特性与正常牙釉质非常接近。表层是龋损发生时首先受酸侵蚀的部位，其脱矿程度应该大于其下的病损体部，但事实恰好相反，这看起来好像是细菌产生的酸越过表层，直接侵蚀了病损体部。出现这种矛盾现象的可能性有两种。一种是正常牙釉质表面矿化程度较高，有助于晶体稳定的氟含量高，易于溶解的镁含量较低，因此具备较强的抗酸蚀能力。另一种是，口腔唾液及菌斑中的矿物质、深层病损体部脱矿后向外释放出的矿物质，重新沉积在表层导致的再矿化。实验显示，将正常牙釉质的表面去除后，置入人工龋的环境中时，表面仍能够形成一层相对完整的表层，提示因牙釉质表层自身抗龋能力较强而保持相对完整性的可能性并不大。扫描电镜观察，表层羟磷灰石晶体的直径为40～75nm（正常35～40nm），证实了第二种可能性，即再矿化为表层保持相对完整的主要原因。

显微放射摄影观察，相对于深层的病损体部，表层呈现X线阻射。与正常牙釉质比较，表层存在1%～10%的脱矿，也可见部分晶体被吸收。如扫描电镜下，表层有许多微小孔隙，人工龋实验发现釉柱头部出现晶体溶解现象。透射电镜下，表层部分羟磷灰石的中心区域发生了溶解，晶体间隙增大。硬度测量显示，表层的硬度相对于正常的牙釉质有所降低。以上的观察均表明，虽然表层存在再矿化，但仍存在一定程度的净脱矿。

约95%的病损中可见表层，其厚度较为恒定，为20～100μm，平均40μm，厚度在静止性或再矿化病变中略为增宽。

透明层、暗层、病损体部、表层的形成是一种动态的过程。在牙釉质平滑面龋的早期阶段，由于菌斑下方酸的侵蚀，釉质轻微脱矿，当树胶或喹啉等物质渗透进入较大的孔隙中时，该区域在光镜下变得透明，出现透明层。随着龋病的进展，透明层脱下来的矿物质在其浅层重新沉积，发生再矿化，部分空隙重新变小，树胶或喹啉不能进入，光镜下出现暗区。此时临床仍未有明显改变。暗区继续脱矿，缩小的孔隙再次增大，树胶或喹啉重新进入，光镜下出现比较透明的病损体部。此时临床上可发现釉质透明度下降、出现色素沉积。脱矿进一步加重，细菌开始侵入，进而产生更大的破坏，最终形成龋洞。细菌在龋洞内滋生、繁殖和代谢，将进一步加速龋病的进展过程。

2. 窝沟龋 咬合面点隙窝沟是残渣与菌斑易于积聚且难以有效清洁的部位，因此成为龋病最好发的部位。窝沟龋的病变发展进程及其组织学特性，与平滑面龋存在着相似之处。然而，鉴于窝沟区域独特的解剖结构特点，以及釉柱排列方向与平滑面的不同，窝沟龋在形态表现上呈现与平滑面龋的不同特征。龋损形态也呈三角形，但其病损形态恰好与平滑面龋形成的三角形损害方向相反。由于形成的龋损及形态与釉柱排列方向一致，窝沟附近的釉柱排列方向为自釉质牙本质界向窝沟底部集中，因此窝沟龋的三角形基底部向着釉质牙本质界，而顶部向着窝沟壁，形成口小底大的三角形潜行性龋损（图8-13）。

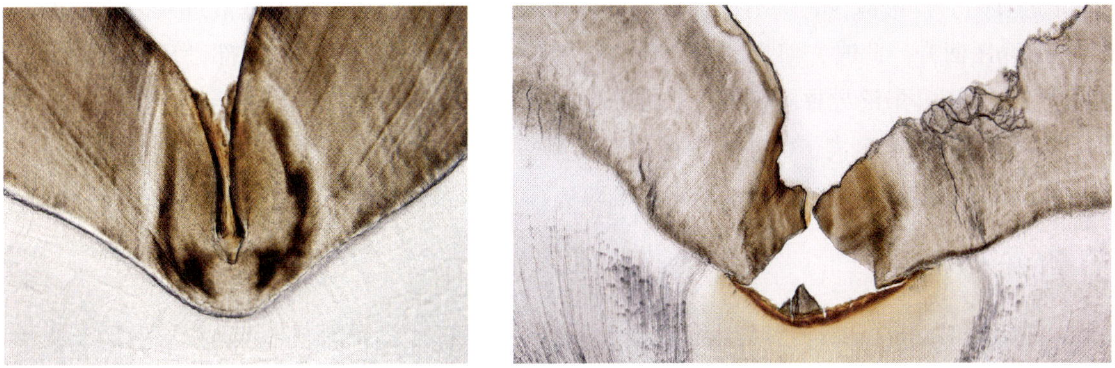

图 8-13　窝沟龋

窝沟龋病损呈环状围绕着窝沟壁，沿釉柱长轴方向向深部延伸。当病变进展超过窝沟底部时，侧壁病损相互融合。因为牙釉质在窝沟底较薄且病损底部较宽大，窝沟龋病变很容易进展到牙本质，并横向扩展侵入牙本质小管而进入牙本质。龋损一旦进入牙本质，由于牙本质矿化程度低、有机成分多，故病变沿着牙本质小管进展会更加迅速。窝沟龋在临床上检查时可能无明显龋洞，但其深层已有较大范围的病变，因此窝沟龋比平滑面龋进展速度快，破坏严重。

3. 牙釉质龋形成的病理机制　正常牙釉质晶体间的空隙占体积 0.1%，充满着蛋白质、脂质及水等，为酸的渗入创造了条件。牙釉质表面存在一些灶孔性，牙釉质中如釉板、釉梭、釉丛、釉面横纹和牙釉质生长线等有机物成分较多的部位，也可能成为酸渗入或者致龋菌侵入的部位。

牙釉质中 96% ～ 97% 是无机盐，有机物仅占 1%，牙釉质龋的发生与酸对羟磷灰石晶体的腐蚀物理化学过程类似。但是，牙釉质的羟磷灰石晶体含有一定量的碳酸根离子、镁、钠等杂元素，主要分布在晶体中央和周缘，晶体结构相对不稳定。故通常情况下，晶体溶解首先发生于其中央及周缘部分。当牙釉质受到菌斑下酸的侵袭时，这些部位的碳酸根、镁、钙、羟基、磷酸根、钠等由晶格中移出，扩散到晶体间的液相环境中。这些离子及其形成的复合物如乳酸钙、磷酸钙、磷酸二氢钙等通过孔隙扩散，使矿物质丧失。

晶体周缘的溶解导致晶体间的微小孔隙逐渐增大，晶体中央的溶解造成晶体中心区域的孔隙形成并逐渐增大、融合，最终与晶体间的孔隙融合，形成穿孔。随着脱矿继续加重，更多的晶体遭受破坏，更多相邻晶体的穿孔溶解区域相互融合，最终造成大面积晶体结构的崩解，随后，细菌得以侵入，龋洞逐渐形成。

龋病形成的过程中，在晶体溶解脱矿的同时，还存在一定的再矿化现象。脱矿过程表现为正常晶体（直径 35 ～ 40nm）不断变小，如透明层因脱矿晶体直径减少为 25 ～ 30nm，而病损体部的晶体直径可进一步减少至 10 ～ 30nm。再矿化过程表现为缩小的晶体重新变大，甚至超过正常晶体直径。如与透明层比较，暗层的晶体直径呈现增大趋势，为 50 ～ 100nm，表层晶体直径也增大至 35 ～ 40nm，均达到或超过正常晶体的直径。

晶体的脱矿、再矿化不断交替，这一过程受局部微环境 pH 及钙、磷、氟离子浓度的动态变化所影响。局部环境的 pH 是影响脱矿 – 再矿化的关键因素。pH 在 4 ～ 7 时，每降低一个单位，羟磷灰石溶解性增加 7 倍，当 pH 降低到临界值（一般为 5.5）以下时，牙釉质羟磷灰石晶体开始溶解；pH 升高超过临界值，且局部微环境钙、磷离子浓度达到一定浓度，晶体趋向于再矿化。局部环境的 pH 受食物中碳水化合物的影响。摄入的碳水化合物被菌斑利用产生酸性物质，降低局部 pH 导致脱矿；停止进食后，产酸减少，原有的酸沿着晶体间的微小间隙扩散，加上唾液进入菌斑产生的缓冲作用，局部 pH 回升。此时，溶出的钙、磷离子因受到表面菌斑的阻碍，局部微环境中的钙、磷浓度处于过饱和状态，最终导致脱矿停止、再矿化出现。

菌斑－牙体界面中氟离子的原子半径相较于羟基更小，如果氟离子取代羟基进入磷灰石结构中的钙三角平面，则形成晶格结构更加稳定的氟磷灰石、氟羟磷灰石，这就是氟防龋的分子机制。

（二）牙本质龋

牙本质龋（dentin caries）多是牙冠部牙釉质龋、牙根部牙骨质龋进一步向深层发展、波及牙本质所致。牙本质结构、化学组成均不同于牙釉质。牙本质小管贯穿牙本质全层，内含成牙本质细胞突起，细菌及其产物沿小管迅速扩展，故牙本质龋进展较快。牙本质有机成分含量高，大约占重量的 20%，主要为大量的胶原纤维，构成牙本质的纤维支架，因此牙本质龋不仅涉及无机物的脱矿溶解，还伴随着有机基质的分解破坏。

与牙釉质龋相似，牙本质龋在病理形态上也是一个累及范围较广的三角形病变。三角形形态与牙本质小管的走行方向有关。牙本质小管的走行方向起自牙髓腔，向牙表面呈放射状排列，故三角形的基底向着牙釉质牙本质界，三角形的顶指向牙髓腔。

根据病变的组织形态、脱矿程度、细菌侵入情况的不同，一般可将牙本质龋的病理改变由里及表分为透明层、脱矿层、细菌侵入层和坏死崩解层 4 层结构（图 8-14）。

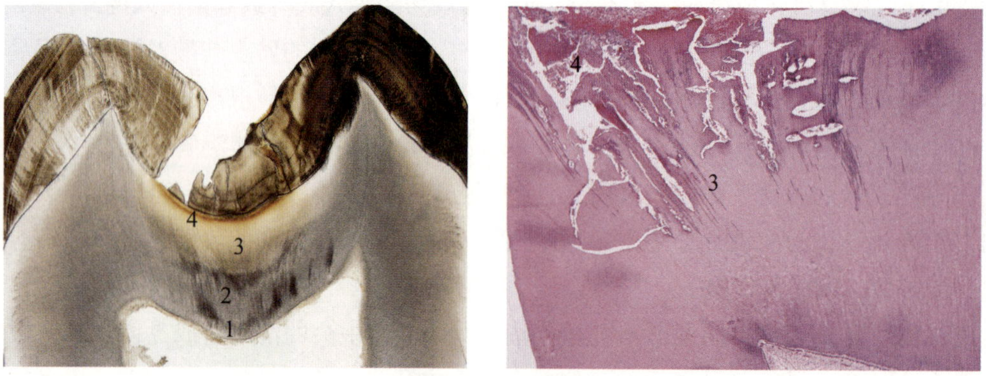

图 8-14　牙本质龋

注：1. 透明层；2. 脱矿层；3. 细菌侵入层；4. 坏死崩解层。

1. 透明层（translucent zone） 又称硬化层。与平滑面龋的透明层相似，牙本质龋的透明层也是最早出现的、最深层次的病变，位于牙本质龋的最内侧，紧邻正常的牙本质。但是，牙本质龋透明层的含义与平滑面龋不同，指的是牙本质小管管腔变窄、管腔中有矿物盐沉积，使管腔内折射率与周围细胞间质相似，因此在透射光下呈均质透明状。因为可以在一定程度上阻止外界刺激的进展，故透明层具有一定的屏障作用。

透明层虽然因为小管钙化被称硬化层，但是，此层的管间、管周牙本质存在无机盐溶解现象，因此存在一定程度的脱矿。显微硬度分析表明，此层的硬度实际较正常牙本质要低。

透明层的形成过程如下。当龋从牙釉质或牙骨质波及牙本质浅层时，病变一方面沿着交界面向四周平行扩展，另一方面沿着牙本质小管垂直向内深入。细菌及代谢产物沿牙本质小管向髓腔扩散，导致病损前沿脱矿、组织结构变得模糊。脱矿后释放出的钙、磷离子向周围扩散，脱矿深层区域的

pH 相对较高，这些游离出来的矿物离子发生再矿化，重新沉积在深层的牙本质小管内，形成透明层。在这一过程中，部分成牙本质细胞突起的细胞膜发生脂肪变性，光镜下呈云雾状，称为脂肪变性层。脂肪变性的成牙本质细胞突起上发生钙盐沉积，成牙本质细胞也可分泌一定的钙、磷离子，这些都有助于透明层的形成。

电镜下观察，病变初期，矿物晶体在成牙本质细胞突起及其周围区域沉积，矿物晶体沉积的数量逐渐增多，直至完全阻塞牙本质小管。这些小管内的矿物晶体形态多样，从针状到多边形。通过电子衍射技术检测，显示这些晶体的结构主要为白磷灰石或磷酸钙。

2. 脱矿层（zone of demineralization） 无细菌侵入，但是已经受到细菌所产酸性物质的侵袭，出现明显的脱矿，导致牙本质变软，故又称软化层。此层位于透明层表面，脱矿比较明显，牙本质磷灰石数量、体积均有所减少。同时有再矿化发生，在某些管周区域，可以观察到相较于正常牙本质而言体积更大的晶体。因为尚无细菌及其蛋白酶的侵入，脱矿层管间与管周的胶原纤维结构基本完好，牙本质小管结构相对完整。

脱矿层脱矿软化，但此层内是无菌的，是在细菌侵入之前，酸已扩散到该区引起的脱矿改变。在临床进行洞型制备时，仍应将这些软化牙本质去除。这是因为在临床操作时，很难将受细菌感染和未受感染的牙本质明确区分。虽然目前在临床已有各类龋检测染料问世，但其可靠性仍需进一步研究。

在脱矿层的部分区域，由于受到酸及其他细菌产物的刺激，牙本质小管内的成牙本质细胞突起变性、坏死，小管内部空虚，在牙磨片的制作过程中被空气填充，光镜下观察，这一区域对透射光散射呈现暗黑色，故被称为死区。死区是细菌及其代谢产物进入牙髓的便捷通道，作为反应性改变，死区靠近牙髓一侧的牙本质小管中可见一层玻璃样钙化物，可封闭牙本质小管，阻止细菌及其代谢产物的进一步侵入。

3. 细菌侵入层（zone of bacterial invasion） 位于脱矿层表面，特点是出现了不同程度的细菌侵入。细菌首先侵入牙本质小管内，在此大量繁殖、产酸、释放蛋白溶解酶，持续地向周围延伸、繁殖，导致牙本质结构呈现多样化的状态。数量快速增加的细菌首先压迫管周牙本质，继而压迫管间牙本质，小管扩张、变形。光镜下，HE 染色的切片上可见梭形的蓝色病灶，即为坏死的基质残屑和细菌团。细菌产生的酸性产物导致管周与管间牙本质发生脱矿，随着牙本质小管壁及管间牙本质的脱矿程度进一步加剧，有机基质中的胶原纤维发生变性，继而被细菌释放的蛋白分解酶逐步降解。随着管周与管间牙本质的持续破坏，小管壁因脱矿和蛋白溶解作用而软化，小管进一步扩张、变形。管周、管间牙本质如果被彻底破坏，则相邻小管相互融合，形成椭圆形的液化性坏死灶。坏死灶与牙本质小管方向一致，如果在一个小管的纵行方向上出现多个独立的坏死灶，则呈现串珠状外观（图 8-15）。这些独立的坏死灶相互融合，则形成纵向的坏死灶或裂隙。部分区域也可形成横向裂隙，可能是病损沿牙本质生长线的走行扩展，或沿牙本

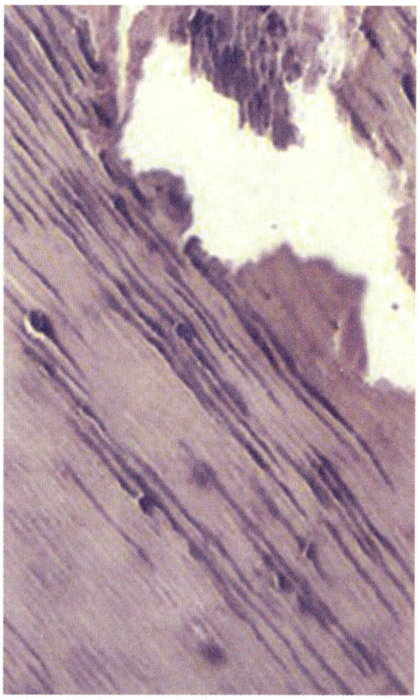

图 8-15　牙本质小管呈串珠样外观

质小管侧支相互交通，抑或是相邻小管液化坏死灶融合的结果。

侵入的细菌在牙本质小管内大量增殖，不同的小管腔充满数量不等的细菌。细菌分层分析显示，侵入的细菌构成复杂，是包含需氧菌、微需氧菌及厌氧菌在内的混合菌群，但一个管腔往往以一种优势菌为主。深层含氧量少，符合厌氧菌的生长条件，以乳杆菌为主的厌氧菌占据了绝对优势，中、浅层则以微需氧菌、需氧菌为主。

细菌的侵入可能分为两个阶段：第一阶段是以乳杆菌为代表的产酸菌侵入，酸性产物进入牙本质晶体的间隙，导致牙本质脱矿；第二阶段是产酸菌和蛋白溶解菌混合侵入，不但进一步加剧牙本质的脱矿，而且还促进了有机物的分解。在临床窝洞预备时应彻底清除充满细菌的此层病变组织。

4. 坏死崩解层（zone of destruction） 细菌侵入层已经出现了牙本质结构的部分破坏，坏死崩解层则是病变区域牙本质结构的彻底破坏、崩解。在细菌侵入层，液化性坏死病灶逐渐扩大、数量逐渐增加，细菌自牙本质小管向外侵入至管周及管间牙本质，牙本质完全坏死崩解，正常结构荡然无存，仅余留坏死崩解组织、细菌和食物残渣等，即为坏死崩解层。

5. 牙髓牙本质的反应性改变 牙髓是位于牙本质髓腔内的疏松结缔组织，牙本质是一种获得细胞性硬组织。虽然牙髓与牙本质的结构和组织成分不同，但二者在胚胎发生上均来源于外胚层间充质的牙乳头，且二者在功能上关系密切，作为一个整体应对外来刺激，故常合称为牙髓牙本质复合体。龋病发生时，牙髓牙本质复合体会产生一些保护性反应，主要包括发生牙本质硬化以降低牙本质的渗透性，以及形成修复性牙本质等。

（1）牙本质硬化：是应对龋病的最常见反应，几乎所有龋损的周围都能见到牙本质硬化改变。各种刺激可通过牙本质小管扩散到牙髓，所以牙髓所受刺激的强弱受牙本质小管的渗透性所决定。在牙髓受到龋病刺激后，小管内尚有活力的成牙本质细胞突起发生变性，然后羟磷灰石和磷酸钙晶体沉积在小管内，部分或完全矿化封闭牙本质小管，从而降低牙本质的渗透性。

（2）死区：若龋损进展迅速，成牙本质细胞在形成硬化牙本质前死亡、分解，导致小管内充满空气，形成显微镜下观察呈黑色的死区。如果此时牙髓尚相对健康，则在对应死区的髓腔壁上形成修复性牙本质（图 8-16）。

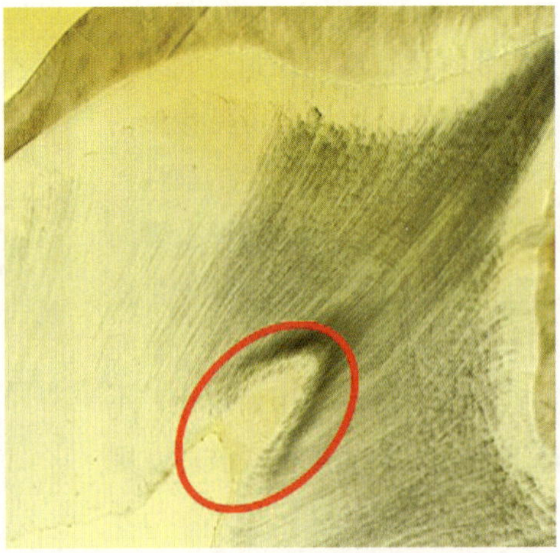

图 8-16 髓腔侧形成修复性牙本质

（3）第三期牙本质：在牙髓组织遭遇龋损刺激后，成牙本质细胞会分泌牙本质基质，该基质随后经历矿化过程，转化为第三期牙本质，其中包括反应性牙本质与修复性牙本质两类。反应性牙本质的形成源于残留的原有成牙本质细胞，这一过程通常发生在刺激相对温和的区域；而修复性牙本质则由新分化而来的成牙本质细胞样细胞形成，常见于刺激较为严重的部位。第三期牙本质的特征在于其小管数量显著减少且排列不规则，部分区域甚至完全缺乏小管，同时其矿化程度也相对较低。

（三）牙骨质龋

牙骨质龋（cementum caries）多发生于牙龈萎缩、暴露的牙根牙骨质表面，菌斑沉积继而形成龋病，又称根面龋，临床上多见于老年人。暴露的牙颈部、牙根部易于造成细菌定植。发生在根部的龋分为牙颈部龋和根面龋。牙颈部龋的病变常累及颈部的牙釉质、牙骨质，直接或间接累及牙本质。

近年来，随着人们防龋意识和口腔保健水平的提高，人们因龋失牙数减少，总体呈下降趋势。但是由于人类平均寿命延长、社会人口呈老龄化趋势等因素，老年人牙龈萎缩、根面暴露的牙明显增多，这就导致老年人根部龋的发病率呈现增高的趋势。因此对牙骨质龋的临床病理、防治等的研究已越来越为人们所重视。

牙骨质龋的发生同样始于菌斑的产生。细菌分析发现，根部牙骨质龋与放线菌、变异链球菌、乳杆菌密切相关。电镜下，牙骨质表面有许多小而浅的凹陷，内有大量细菌。进食碳水化合物后，牙骨质表面的菌斑内细菌通过发酵产酸，导致菌斑 – 牙骨质界面的 pH 下降，在 pH 降至某一临界水平并维持足够长的时间后，牙骨质脱矿，羟磷灰石晶体出现不同程度的溶解与破坏，胶原纤维也发生断裂并逐渐消失。随着病变进展，细菌及其代谢产物沿着纵、横两个方向进行扩散。纵向上，沿与牙面呈垂直方向的穿通纤维向更深层次进展（图 8-17）；横向上，沿与牙面平行的生长线（层板状结构）进行扩展。由于牙骨质生长线围绕牙根呈同心圆排列，故横向扩散导致环绕牙根的层状病变，容易造成与牙根表面平行的牙骨质剥脱。细菌在牙骨质纵、横方向的扩散与破坏，最终导致了牙骨质结构的全面崩解（图 8-18）。在牙骨质龋进展相对缓慢的情况下，与之相对应的髓腔侧面也可观察到修复性牙本质的形成。

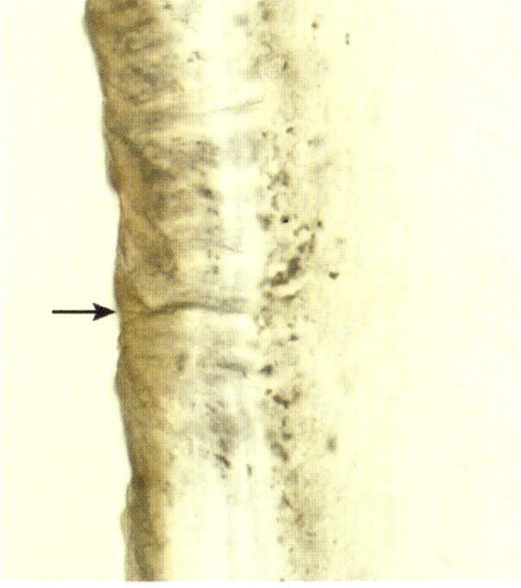

图 8-17 牙骨质龋早期病变沿增粗的穿通纤维向深层进展

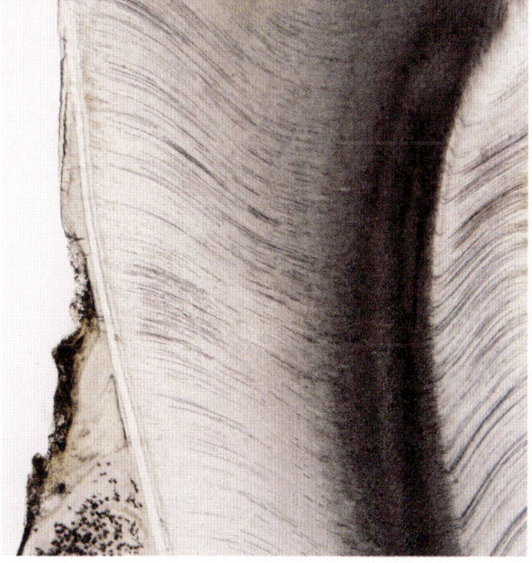

图 8-18 牙骨质龋晚期结构崩解

牙骨质组织矿化程度较牙釉质和牙本质低、质地较软，故牙骨质龋的进展更迅速。牙颈部牙骨质很薄，故此处牙骨质龋进展最快，很快就累及到牙本质导致牙根部牙本质龋。牙根部牙本质龋的组织学病变与冠部牙本质龋类似，但较冠部牙本质龋进展慢，这是因为随着年龄增加，牙本质小管因矿物盐沉积而导致管径缩小甚至封闭。

牙骨质龋的早期病理变化表现为牙骨质表层的下方脱矿。显微放射摄影显示，病变早期的表层表现为X线阻射，表明其矿化程度较高，而表层之下则呈现脱矿的迹象。这种情况与牙釉质平滑面龋表层较完整而表层下病损体部脱矿严重的情况类似，其产生原因也基本相同。牙骨质龋的初始阶段，表层下脱矿游离出来的无机盐离子、唾液及菌斑中含有的矿物离子均可在牙骨质表面重新沉积，表层再矿化，导致牙骨质龋表层矿化相对增高，此种牙骨质龋称为潜行性牙骨质龋（undermining cementum caries）。

—• 考试知识点总结 •—

—• 本章小结 •—

—• 协和云课堂……　拓展练习及参考答案 •—

（徐　欣）

第九章 牙 髓 病

教学课件

微课：牙髓病

学习目标

素质目标

（1）具备唯物发展思维，动态看待牙髓疾病的演变。

（2）树立积极参加临床治疗工作的意识，在实践中不断深化对理论的理解，不断提高为患者解除病痛的能力。

知识目标

（1）掌握：急、慢性牙髓炎的概念；临床表现和病理变化。

（2）熟悉：牙髓变性、坏死；牙体吸收的基本病理改变。

（3）了解：牙髓病的病因，包括细菌因素、物理因素和化学因素。

能力目标

（1）能从龋病的发展演变推导出各类牙髓病的形成。

（2）能学以致用，以牙髓病的病理学知识解释牙髓病的临床表现和相应变化，以及因牙髓病导致的邻近甚至远隔器官的病变。

案例导入

【案例】

患者，男，25 岁。主诉：左下颌后牙出现自主疼痛，近 2 日最为明显，有冷、热刺激痛史。查体：患者下颌左侧第一磨牙咬合面出现明显龋洞，探诊（++），冷诊（++），叩诊（–）。

【问题】

1. 患者可能的诊断是什么？
2. 疾病发生的原因是什么？

·核心知识拆解·

本章案例导入中，患者下颌左侧第一磨牙咬合面出现龋洞，探诊（++），联系第八章所述的龋病，应为釉质窝沟龋，而且为慢性龋、深龋。冷诊（++）说明龋病波及牙髓，已经发展成为牙髓炎。

牙髓炎是牙髓病的主要类型。龋病波及牙本质深层，细菌产生的酸及其他代谢产物，甚至细菌本身，通过牙本质中的牙本质小管，将刺激传入牙髓，引起牙髓组织炎症性反应或/和修复性反应，这就是牙髓炎。牙髓组织位于髓腔当中，周围的牙本质为矿化的硬组织，牙髓只能在根尖处通过狭窄的根尖孔与外部的牙周组织相通，牙髓的神经、血管、淋巴管等全部经由根尖孔出入髓腔。随着年龄的增长，根尖孔逐渐缩小，牙髓血供减少，常引起牙髓变性与坏死等退行性变。在牙髓炎或其他一些病理情况下，牙体组织还可能从外或从内被破牙细胞吸收，出现非龋病性牙体硬组织损伤。以上牙髓炎、牙髓退行性病变及牙体吸收统称为牙髓病。

第一节　牙髓炎

牙髓炎（pulpitis）多为感染性疾病，分为急性牙髓炎和慢性牙髓炎，细菌是重要的致病因素。急性牙髓炎时，充血渗出明显，髓腔内部压力急剧上升，常难以痊愈，最终出现牙髓坏死的结局。牙髓对炎性水肿的耐受力差的主要原因在于，髓腔被坚硬的牙本质包绕，无扩展空间；次要原因在于根尖孔是牙髓与外界相通的唯一通道，缺少侧支循环，对于炎症产物的清除能力低，腔内炎性渗出物得不到及时的引流而积聚于髓腔内侧。急性牙髓炎造成的水肿一方面压迫刺激髓腔内，另一方面炎症所产生的炎症介质可使神经末梢的痛阈下降，导致其对环境变化的刺激更为敏感，产生剧烈疼痛。慢性牙髓炎的刺激要和缓一些，主要为以肉芽组织增生为主的修复性反应。

一、病因与发病机制

1. 细菌因素　是牙髓炎的主要病因，本章案例牙髓炎由龋病引起，而龋病四联因素学说中致病因素之首即为细菌感染，故此患者牙髓炎的病因为细菌的可能性较大。细菌可通过以下途径感染牙髓。

（1）经牙体表面病损达牙髓：病损包括深龋、磨耗、楔状缺损、牙隐裂及牙齿发育异常，其中龋是细菌及其代谢产物进入牙髓的主要方式（图 9-1）。牙齿的发育异常，如畸形舌面窝、畸形根面沟有利于细菌的滋生，加之牙体组织存在缺陷，易使细菌进入。牙齿发育异常存在薄弱区，如畸形中央尖、畸形舌侧尖等，一旦出现牙尖的折断或缺损，便会为细菌感染牙髓提供机会。细菌经牙体表面病损抵达牙髓之前，其代谢产物便可通过牙本质小管进入引发牙髓的炎症反应。细菌距牙髓＜1.1mm，牙髓出现轻微的炎症反应；距牙髓＜0.5mm，牙髓炎症反应明显。

（2）经根尖孔或侧支根管达牙髓：严重的牙周炎，深牙周袋内的细菌可经侧支根管或根尖孔逆行进入牙髓，所引发的牙髓炎则称为逆行性牙髓炎（retrograde pulpitis），也称为牙髓牙周联合病变（periodonic endodontic lesion）。

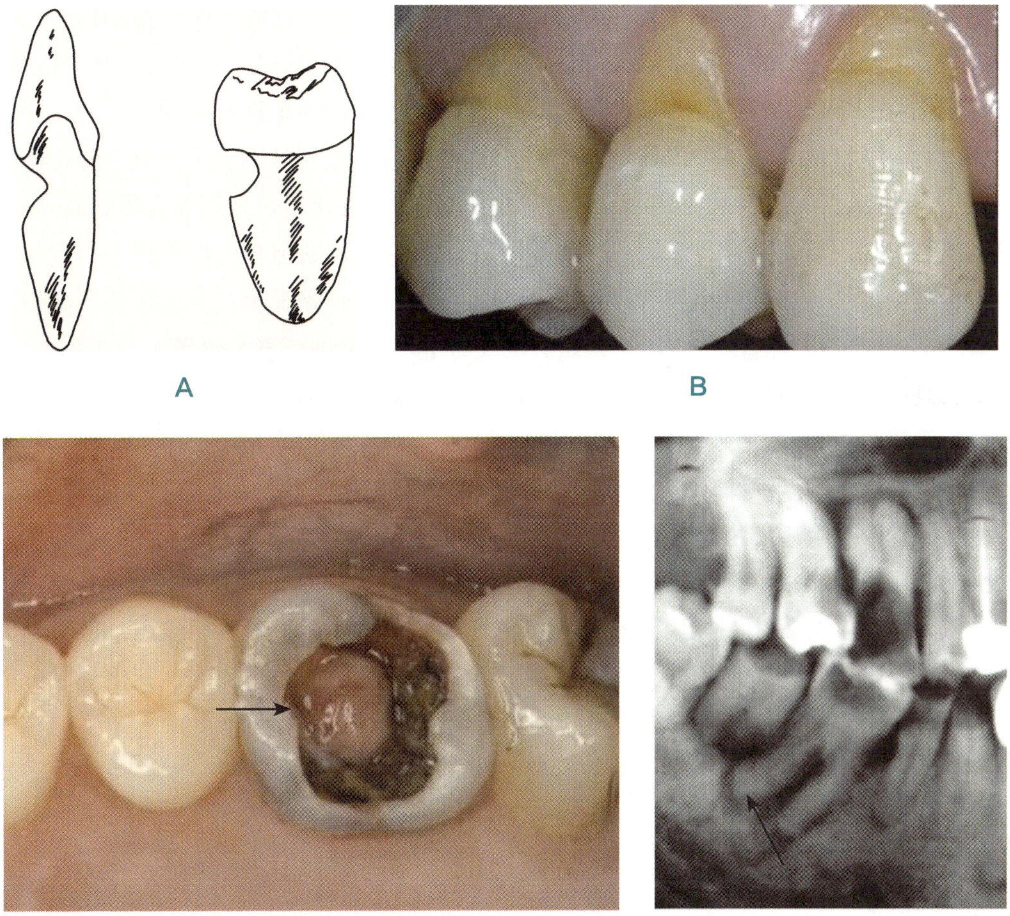

A　　B

C　　D

图 9-1　楔状缺损与龋病导致牙髓病变

A. 楔状缺损模式图；B. 楔状缺损；C. 窝沟龋（箭头示龋洞）；D. 龋病继发牙髓炎及根尖周炎（箭头所示）。

（3）经血液达牙髓：这种途径非常罕见。细菌、毒素随血液循环进入牙髓，牙髓组织缺乏侧支循环，在损伤或退行性变的基础上，防御机制不能有效清除滞留的细菌，细菌在牙髓中定居、繁殖，最终导致牙髓炎。

感染牙髓的细菌种类繁多。龋洞相对缺氧，髓腔内侧的环境则更为密闭，其无氧环境十分明显，对厌氧菌的生长繁殖十分有利。因此，导致牙髓炎的细菌主要是专性厌氧菌和兼性厌氧菌，如牙龈卟啉单胞菌、消化链球菌、梭形杆菌、中间普氏菌、放线菌等。消化链球菌、牙龈卟啉单胞菌与因龋导致的牙髓炎和牙髓坏死有重要关系。

细菌导致牙髓炎的直接原因主要为细菌内毒素（endotoxin）和酶。内毒素是革兰阴性菌的细胞壁脂多糖，可在细菌死亡后，因菌体破裂，崩解释放出来，具有很强的细胞毒性和致炎性，可使局部组织产生疼痛、肿胀及骨的吸收，炎症反应较强。另外，细菌代谢过程中可产生多种酶，可降解细胞外基质 DNA，使局部组织遭到破坏，刺激牙髓内细胞释放炎症介质，降低牙髓感受器的痛阈值，加重炎症。

细菌导致牙髓炎的间接原因为牙髓对细菌及其产物的反应。在牙髓炎的发病机制中，内毒素的许多生物效应并不是直接作用的，而是以内容丰富、复杂的细胞因子网络精细化、过程化、具体化地调节来实现的。内毒素诱导产生的白细胞介素（IL）和肿瘤坏死因子（TNF）可能作为炎症过程中十分重要的始动因子。IL、TNF 主要由单核 – 巨噬细胞、B 淋巴细胞、中性粒细胞、成纤维细胞产生和释放。IL 与牙髓的病理性变化相关，其中 IL-6 抑制牙髓细胞生长，并可降解牙髓细胞外基质；IL-8 与中性粒细胞产生特异性趋化，加重牙髓组织破坏。TNF 诱导单核巨噬细胞反应，在急性牙髓炎、慢性牙髓炎、逆行性牙髓炎中均可检测出大量的 TNF。正常牙髓组织中，以上各种细胞因子的含量相对较低，而炎症期的牙髓组织中，含量较高。急性牙髓炎比慢性牙髓炎含量更高。

细胞因子可增加血管通透性，激发巨噬细胞，并增加中性粒细胞在炎性组织中的进展。中性粒细胞释放各种溶酶体酶，以增强组胺和缓激肽的致痛作用。有研究表明，炎症牙髓的微生态环境中包含了大量的炎症因子和致病菌，而牙髓炎症的发展与中性粒细胞有着十分密切的关系。

2. 物理因素 深龋衬洞或垫底不当，充填物成为外界温度刺激的媒介，长期反复传向牙髓，对牙髓组织产生缓慢持续地刺激；正畸治疗过程中加力过大，拔牙时的邻牙损伤，牙周深部刮治和根面平整时的不良操作，甚至活髓牙的冠拆除，均可引起牙髓损伤，甚至牙髓坏死。其他如交通事故、运动竞技、外界暴力、咀嚼硬物等，也可导致牙髓损伤。

3. 化学因素 深龋治疗时窝洞的垫底充填材料、酸蚀粘接处理和消毒剂，会对牙髓产生化学毒性刺激，导致牙髓炎症的发生。如用磷酸锌水门汀直接垫底，因其游离酸的作用，可引起牙髓组织明显的炎症反应；龋病治疗时使用的酚类、硝酸银等，以及酸蚀剂和黏结剂，其化学成分都可能会对邻近深窝洞的牙髓产生不良刺激，导致牙髓炎的发生。

以上各因素是否引发牙髓炎，与细菌数量、细菌毒力、物理化学刺激强度、持续时间及宿主抵抗力和牙髓供血情况等因素密切相关。

二、牙髓充血

牙髓充血（pulp hyperemia）为牙髓的血管扩张，炎症轻微渗出。牙髓充血实际上是牙髓炎的早期改变，本身并不能作为组织学诊断及临床疾病诊断，因此常被代之以可复性牙髓炎（reversible pulpitis）。多因深龋洞中的细菌或其代谢产物通过牙本质小管，对牙髓产生长时间而轻微的刺激。其他物理性刺激，如咬合面深度磨耗、牙体组织缺损及酸甜刺激也可引起牙髓充血。外力性创伤致根尖周牙周膜充血、水肿，也可因刺激的传导导致牙髓充血。若根据病因进行对症治疗，充血的牙髓则可恢复正常生理状态。此外，牙发育期间、月经期、妊娠期牙髓，高空飞行时由于气压下降，牙髓均可呈现暂时性充血状态，此类牙髓充血称为生理性充血。

1. 临床表现 患牙受到冷热温度刺激或酸甜刺激，尤其是冷刺激时，便有一过性的反应疼痛，疼痛敏感且局限，待刺激去除后随即消失，一般无自发痛，这是与不可复性牙髓炎不同的典型临床表现。对于牙髓充血，可采用口服药物或按摩牙龈等方式对患牙进行治疗，牙髓充血的症状可以得到缓解，牙髓的活力甚至可能恢复正常。

2. 病理变化 肉眼观察，充血牙髓呈红色。光镜下观察，牙髓组织血管扩张充血呈树枝状。若牙髓充血时间较长，可因血流缓慢、血浆浓缩，导致血栓形成，也可因扩张的血管通透性增加，血浆渗出、组织水肿，血管周围少量红细胞外渗（图 9-2）。

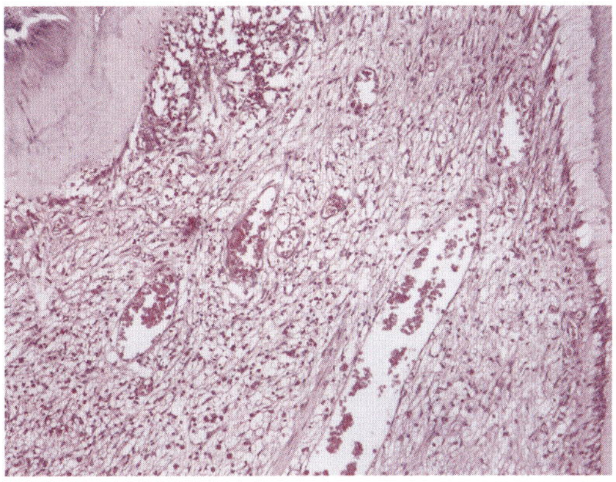

图 9-2 牙髓充血

三、急性牙髓炎

牙髓充血继续进展则形成急性牙髓炎（acute pulpitis），多由于牙髓受到急性物理、化学刺激或严重感染等情况，如备洞过程中，高速涡轮机快速切割牙体组织导致的过度热刺激，消毒药物或充填材料化学刺激等。深龋时细菌虽未进入牙髓，但其代谢产物可以牙本质小管为致病途径，进入牙髓导致局部牙髓充血或慢性炎症。此时，如果机体抵抗力下降，细菌则可能进入牙髓，从而出现急性牙髓炎症状。

1. 临床表现 多数患者曾出现冷、热刺激痛或化学刺激痛史。急性牙髓炎的典型表现为自发痛、阵发痛和放射痛，往往突然而剧烈，常在夜间发作。疼痛常沿三叉神经的第二支或第三支分布支配区域放射至患侧上下颌面部、耳颞部，疼痛难以定位。有些患牙的疼痛程度还可与体位变化有关。

患者就诊时，常备冰水或敷一冰袋于颊侧。这可能是因为冷敷降低牙髓温度使产气性细菌产生的气体收缩，髓腔内压力减小导致疼痛暂时缓解。反之，这些气体受热膨胀后，牙髓内压力进一步增高，因髓腔空间十分密闭，压力无法释放，在髓腔高压状态下，产生剧烈疼痛。这就是所谓的“热痛冷缓解”。

针对急性牙髓炎的患者，应立即开髓引流，释放髓腔内侧压力，缓解疼痛。若未及时治疗，炎症渗出物经根尖孔可波及根尖周组织，引起根尖周组织的炎症性病变，患牙便会出现咀嚼痛和叩痛。

2. 病理变化 急性浆液性牙髓炎（acute serous pulpitis）时，牙髓血管扩张充血，血管通透性增加，渗出物主要为血浆中的液体成分，所含蛋白和细胞较少（图 9-3）。病变存在于受刺激部位相对应的牙髓，如深部龋损所对应的下方，为急性牙髓炎的早期表现。急性浆液性牙髓炎继续加重，大量的中性粒细胞穿过血管壁，取代浆液，成为主要的渗出成分。中性粒细胞在局部发挥吞噬细菌的作用，不久变性坏死，细胞内的溶酶体酶、蛋白水解酶大量释放到周围组织中，局部牙髓组织液化坏死，形成脓肿，即急性化脓性牙髓炎（acute suppurative pulpitis）。初期脓肿局限，虽然脓肿处组织坏死，但如果及时治疗，脓肿周围水肿的牙髓组织还可得到保存。如果病情进一步加重，脓肿范围继续增大，最终将波及整个牙髓组织。由于牙髓周围为硬的牙本质，炎症导致的髓腔压力升高难以得到有效缓冲，也是导致全部牙髓坏死的原因。

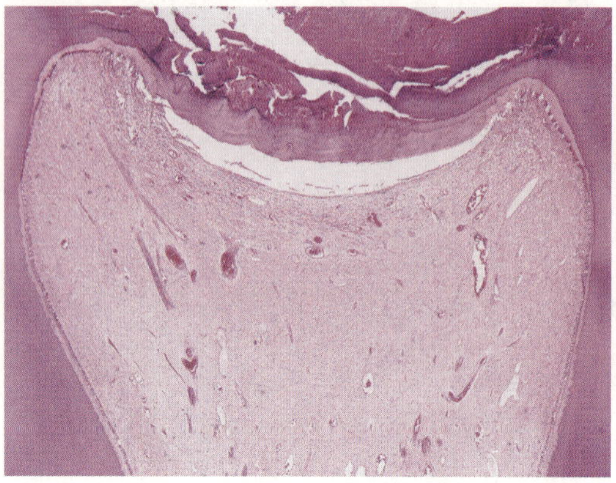

图 9-3　急性浆液性牙髓炎

四、慢性牙髓炎

慢性牙髓炎（chronic pulpitis）是临床上最常见的牙髓炎，呈现为慢性过程。如果龋洞抵达牙髓，出现穿髓孔，患牙髓腔暴露于口腔，称为慢性开放性牙髓炎，否则称为慢性闭锁性牙髓炎。就慢性开放性牙髓炎而言，如果暴露的牙髓组织血供条件好，组织表现出明显的反应性增生，称为慢性增生性牙髓炎，否则，称为慢性溃疡性牙髓炎。慢性牙髓炎多为龋病发展而来，部分也可由急性牙髓炎穿髓或开髓后治疗不彻底迁延而来。

（一）慢性开放性牙髓炎

1. 慢性增生性牙髓炎（chronic hyperplastic pulpitis） 如果患牙的根尖孔粗大，血运丰富，炎性牙髓因有血液供应，营养充足，可增生成息肉状，从较大的穿髓孔突出，则为慢性增生性牙髓炎，又称为牙髓息肉（pulp polyp）。发病人群常为儿童和青少年，发病患牙多为乳磨牙或第一恒磨牙。

（1）临床表现：深龋洞底部可见息肉形态、大小不一、呈暗红色或粉红色增生的牙髓。病变米粒大小，也有充满整个龋洞甚至经深龋洞凸向口腔侧者。因增生的牙髓组织中神经纤维稀少，慢性增生性牙髓炎常无明显疼痛，对刺激不敏感，探痛不明显。当患者进食时，因压迫牙髓组织，可有出血表现，或咬合轻微疼痛，温度刺激表现为迟钝性疼痛。

（2）病理变化：可分为上皮型和溃疡型。两者牙髓组织均增生明显，凸入龋洞，甚至穿过龋洞到达牙齿表面。两者渗出的炎症细胞均主要为慢性炎症细胞，如淋巴细胞、浆细胞，增生的主要成分均为毛细血管、成纤维细胞，这些成分统称为炎性肉芽组织。两者的主要区别在于牙髓表面是否有鳞状上皮覆盖，有则为前者，无则为后者。上皮型因为表面有上皮覆盖，所以肉眼观察比较坚实，红色较浅，镜下观察肉芽组织成熟、结构相对致密，器械探查时不易出血。溃疡型表面无上皮覆盖，只有一层假膜样物，由炎性渗出物与坏死组织混合而成，器械探查易出血，肉眼、镜下观察均相对疏松，红色较深，病程长且较稳定者，也可能变得比较致密，状如上皮型。至于上皮型中表面鳞状上皮的来源，推测可能来自邻近的口腔黏膜上皮（图 9-4）。

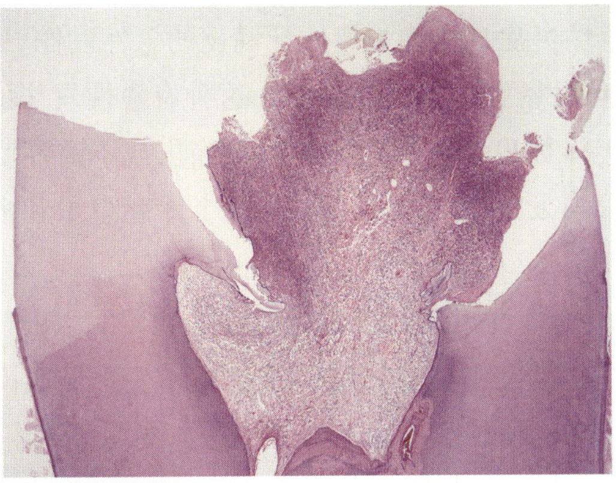

图 9-4　慢性增生性牙髓炎

2. 慢性溃疡性牙髓炎（chronic ulcerative pulpitis） 龋病严重，破坏全部牙体硬组织，形成直达牙髓的穿髓孔，牙髓直接暴露于口腔。

（1）临床表现：典型表现是疼痛。疼痛可由冷、热、酸、甜刺激引起，刺激解除后疼痛仍然持续一段时间。疼痛也可由食物碎片嵌入龋洞，触及或挤压牙髓组织引起。若表面坏死的牙髓组织较多或穿髓孔小时，可出现患牙咬合疼痛的症状。

（2）病理变化：镜下可见患牙有穿髓孔，牙髓暴露。暴露的牙髓表面为炎性渗出物、食物残渣及坏死物质，去除表面物质后，因无上皮覆盖，则呈现溃疡改变（图 9-5）。溃疡下方为炎性肉芽组织和新生的纤维组织，表现为毛细血管充血扩张，成纤维细胞增生，淋巴细胞、浆细胞、巨噬细胞等慢性炎症细胞浸润散在其中。深部的牙髓组织活力尚存。有时溃疡表面可见修复性牙本质形成或不规则钙化物沉积，是机体自我防护的表现，有利于减少刺激向深部扩散，保护剩余的牙髓组织。慢性溃疡性牙髓炎病程时间较长，在早期阶段进行及时而彻底的治疗，可保存部分活髓，否则，当炎症累及整个牙髓组织时，牙髓坏死是其最终结局。

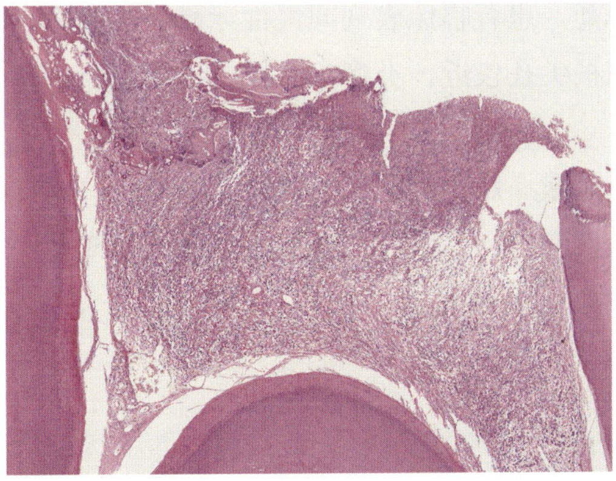

图 9-5　慢性溃疡性牙髓炎

（二）慢性闭锁性牙髓炎

慢性闭锁性牙髓炎（chronic closed pulpitis）时，髓腔尚完整，病损未穿髓，牙髓未暴露。少量的细菌及其代谢产物缓慢通过牙本质小管，产生慢性刺激，受刺激一侧的牙髓组织发生慢性炎症，出现慢性炎症细胞浸润、增生、变质等改变。如果未得到及时治疗，刺激增强或者免疫力低下，则病情加重，慢性炎症转变为急性炎症，也称为慢性牙髓炎的急性发作。

1. 临床表现 患者曾有自发痛史，且较为剧烈，这种有急性发作的病例，多由急性牙髓炎转变而来。也可有无自发痛者，但多数患者伴长期冷热刺激痛史或不适症状。如果不合并急性炎症，慢性闭锁性牙髓炎患者常无明显自发痛。如果炎症波及整个牙髓组织和根尖周牙周膜，则常有咬合痛和叩痛。

2. 病理变化 镜下观察，为慢性炎症的表现，炎症细胞浸润以淋巴细胞、浆细胞、巨噬细胞为主，也可见少量中性粒细胞。初期毛细血管、成纤维细胞增生，形成肉芽组织。成纤维细胞逐渐产生越来越多的胶原纤维，同时细胞和血管减少，肉芽组织演变为瘢痕组织。病变可长期处于静止期。但如果宿主免疫力低下，则炎症加重，牙髓液化坏死增加（图 9-6）。

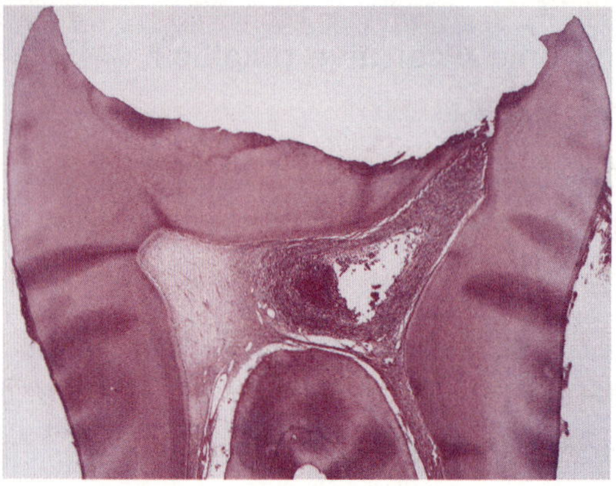

图 9-6 慢性闭锁性牙髓炎

牙髓炎治疗时，可能会出现干髓术、活髓切断术、牙髓塑化术、根管治疗术等治疗不彻底的情况，经过一段时间，残留的根管可能出现慢性炎症，称为残髓炎（residual pulpitis），是一种特殊的慢性牙髓炎。一般情况下，病理改变同慢性牙髓炎，如慢性炎症细胞浸润、肉芽组织增生、瘢痕形成等，但炎症严重时可能出现牙髓坏死。患者临床表现同慢性牙髓炎，如冷、热刺激痛等，严重时可出现明显的自发痛。因为残髓炎距离根尖孔较近，炎症常波及根尖周组织，患者出现咬合痛等牙周炎的临床表现。

本章案例中患者有冷、热刺激痛病史，提示为慢性牙髓炎。但近日出现的自发痛则考虑合并急性牙髓炎，或称为慢性牙髓炎急性发作，是由于患者抵抗力降低，或者侵入的细菌数量、毒性增加，或者两者兼而有之。叩诊（–）则提示目前炎症仍局限于牙髓，尚未波及根尖周组织。

▶知识拓展

氢氧化钙在牙髓病中的应用

氢氧化钙是一种常见的口腔治疗化学制剂，它在口腔医学领域中有着广泛的应用。尤其在对牙髓疾病的治疗中有着较为显著的临床治疗效果。牙髓病作为一种常见的口腔疾病，主要表现为牙髓组织的炎症和感染。牙髓是牙体组织中的唯一软组织，其中含有血管、神经和结缔组织。当牙齿发生龋病、牙折或牙外伤时，细菌可侵入牙髓组织，导致炎症和感染的发生。治疗牙髓病的常见处理方法是根管治疗。

根管治疗是通过清除受感染的牙髓组织，清洁根管并填充根管来治疗牙髓病。而在根管治疗过程中，氢氧化钙被广泛应用。氢氧化钙具有强大的抗菌作用，可以有效杀灭牙髓组织中的细菌，减轻牙髓炎症状。此外，氢氧化钙还能中和细菌产生的酸性物质，减少根管内的酸度，改善治疗环境。在根管治疗的过程中，医生会将氢氧化钙用于根管消毒和填充，以达到彻底清除感染源、消除炎症和预防复发的目的。最后，氢氧化钙还可以促进骨组织的再生，形成牙本质间桥，加速伤口愈合。

氢氧化钙在牙髓病的治疗中起到了重要的作用，然而，但在使用过程中仍需谨慎，应遵循医生的指导和建议，以确保治疗的有效性和安全性。

第二节 牙髓变性和坏死

一、牙髓变性

牙髓变性（pulp degeneration）是指牙髓发生不同程度和不同类型的退行性变，因长期慢性刺激作用，或某些原因导致根尖孔缩窄，牙髓血供不足，组织代谢障碍所致。改变是缓慢的、渐进性的，一般无明显临床症状。

1. 成牙本质细胞层空泡性变（vacuolar degeneration of the odonto-blastic layer） 实际上为牙髓的成牙本质细胞一侧组织水肿，水肿液位于成牙本质细胞之间，细胞受到严重挤压，体积变小，成堆、成束分布（图 9-7）。长期受到挤压的成牙本质细胞，出现萎缩、凋亡，导致细胞数目减少，原来的位置变为空泡样。成牙本质细胞层空泡性变见于牙髓创伤或退行性变。

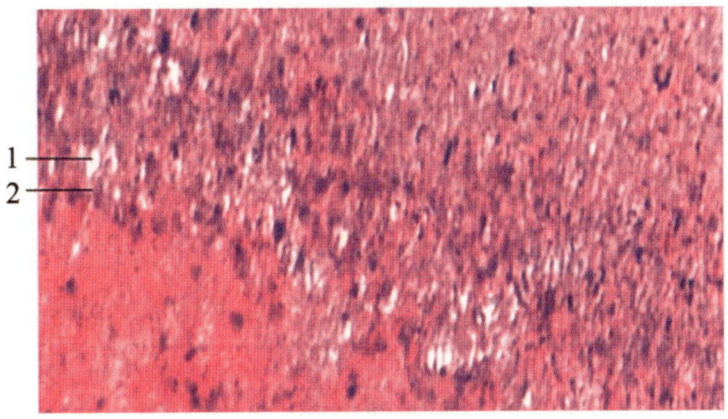

图 9-7 成牙本质细胞层空泡性变

注：1. 成牙本质细胞间空泡样改变；2. 成牙本质细胞栅栏样排列。

2. 牙髓钙化（pulp calcification） 为牙髓组织发生的病理性钙化，即除牙齿硬组织、骨组织之外，机体其他组织所发生的钙的沉积。因为牙髓钙化发生于病变的牙髓组织，因此属于病理性钙化中的营养不良性钙化，此时，全身的血钙浓度正常，牙髓细胞因各种原因出现变性、坏死，成为钙化中心，并导致钙盐进一步沉积。牙本质细胞分泌异位的牙本质基质并钙化，可能是牙髓钙化的另一种原因。牙髓钙化分为弥散性钙化（disseminated calcification）、髓石（pulp stone）两种。前者钙的沉积比较弥散，呈砂砾状，常位于根髓，导致根管堵塞（图 9-8）。后者钙的沉积比较集中，形成块状结构，常位于髓腔，可附着于髓腔内壁、游离于牙髓，甚至填充整个髓腔，对牙髓疾病的临床治疗具有重要影响（图 9-9）。X 线片显示髓腔高密度病变，但一般无明显临床表现。髓腔、根管内牙髓钙化的类型不同，可能与两者的组织成分、环境差异有关。

图 9-8　牙髓弥散性钙化

注：牙髓内可见钙化团块（箭头示）。

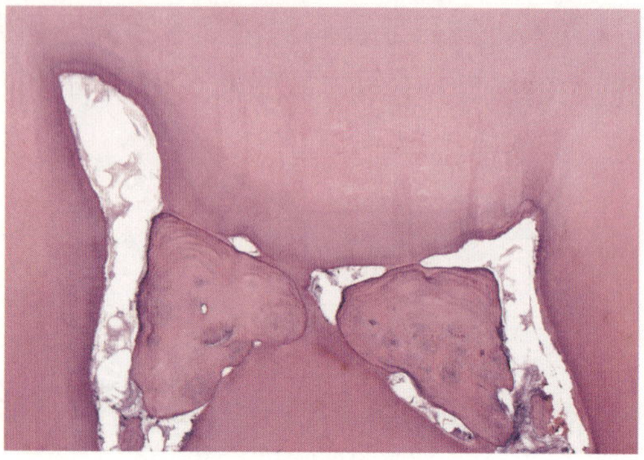

图 9-9　髓石

3. 牙髓网状萎缩（pulp reticular atrophy） 老年人牙髓血液供应不足时，牙髓组织严重退化，成牙本质细胞、成纤维细胞大量凋亡，间质消失，正常牙髓被充满液体的空泡状间隙取代，呈网状结构，称为牙髓网状萎缩（图 9-10）。

4. 牙髓纤维性变（fibrous degeneration of pulp） 老年人牙髓血液供应不足，在细胞成分减少的同时，间质中的胶原纤维增加，纤维可能相互融合出现玻璃样变性，牙髓变得类似于瘢痕组织。

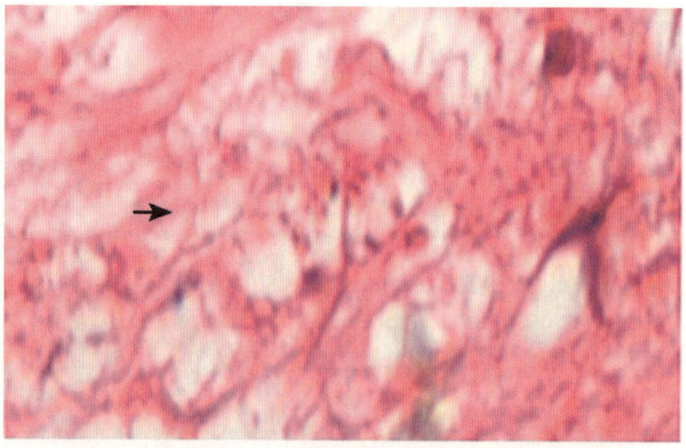

图 9-10　牙髓网状萎缩

注：牙髓内出现大小不等的空泡样间隙（箭头示）。

二、牙髓坏死

牙髓坏死（pulp necrosis）是牙髓中的细胞破裂、组织崩解。未经治疗的牙髓炎髓腔内侧会形成一个不断扩大的液化坏死区，加之引流不畅，牙髓内压升高，最终整个牙髓呈现坏死的状态。牙外伤或医源性损伤也可造成牙髓坏死，如某些正畸治疗时，因施力不当，根管断裂或栓塞致牙髓血运阻碍；牙体切割产热过度、填充材料如硅酸盐的化学刺激等。老年人牙髓严重供血不足，可发展为牙髓渐进性坏死（pulp necrobiosis）。坏死牙髓是细菌滋生、繁殖的良好培养基，故牙髓坏死具有“引菌作用”（anachoresis）。

1. 临床表现　牙冠变色，检查时多数患牙可见较深的龋洞，探之无疼痛，牙髓活力测验无反应。牙髓渐进性坏死合并感染时可出现自发痛、阵发痛或放射痛。合并根尖周炎时，可出现咀嚼痛和叩痛，在患牙牙龈处可出现瘘口或龈瘘，时有液体流出。牙髓坏死常无自觉症状，常有急、慢性牙病史或牙外伤史。

2. 病理变化　牙髓坏死可分为液化性坏死、凝固性坏死和坏疽。液化性坏死，因细菌及中性粒细胞、巨噬细胞释放的各种酶将牙髓组织溶解，导致以牙髓结构消失为病理性表现，髓腔充满大量的脓液（图 9-11）。凝固性坏死，因缺氧而致酸性物质形成，细胞内酸中毒，导致结构蛋白和酶蛋白变性，进而发展为蛋白凝固。细胞轮廓基本可保持，但细胞核染色质在脱氧核糖核酸酶的作用下 DNA 分解，蛋白溶解酶对残余蛋白进行溶解，细胞核固缩、碎裂、消失。细胞核失去对碱性染料的亲和力，蓝色变淡，胞浆变红呈红色颗粒状，整个牙髓呈现无结构的红染颗粒。如果牙髓坏死较多，并且并发腐败细菌的感染，则称为牙髓坏疽（pulp gangrene），是病情严重的表现。腐败细菌分解坏死的牙髓，产生硫化氢散发恶臭。硫化氢与铁结合形成黑色的硫化铁，故坏疽的牙髓呈黑绿色外观。

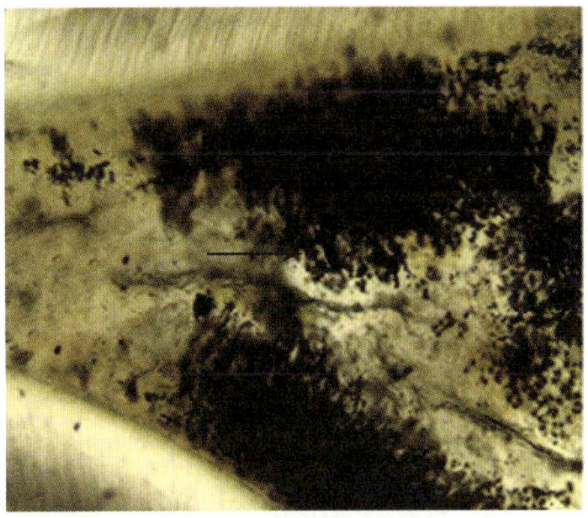

图 9-11　牙髓坏死

注：牙髓组织呈现坏死样改变（箭头示）。

▶**知识拓展**

牙体牙髓病的诊断与治疗的新技术

牙体牙髓病是日常生活中常见的一种口腔疾病。其病因为龋扩展至牙髓或外伤，两者都会导致牙体腔内细菌感染，引起不同程度的疼痛和炎症。如果不及时治疗，可能导致牙齿牙髓感染，进而进展为根尖周病、牙槽骨炎等更为严重的疾病。传统的治疗方式通常是根管治疗，但是这些治疗方式的疗效有时可能会不尽如人意。近年来，随着科学技术的不断进步和口腔医学的不断发展，牙体牙髓病的诊断与治疗也迎来了一些新的技术。

一、牙体牙髓病的诊断

1. 细菌分析术　在牙体牙髓病的诊断过程中，准确判断病原微生物的种类和数量是非常重要的。目前，利用微生物学迅速定量检测技术可以在 30 分钟之内对牙体牙髓分泌物进行细菌检测和鉴定，从而为牙体牙髓病的诊断和治疗提供有力的支持。

2. 数字化牙体成像技术　可应用于病变的诊断。从图像中可清晰地识别出龋齿病变的位置和程度，帮助医生定位病变部位，为治疗方案的设计提供参考依据。

3. 音波扫描技术　是一种非侵入性的疾病检测方法，能够最大限度地减少创伤和不适感。该技术可通过计算机分析牙齿的振动模式，以判断牙齿的健康状况，提高病变的诊断精度。

4. 牙髓电阻抗技术　是目前应用较为广泛的一种牙髓探查器技术。在诊断牙体牙髓疾病方面具有非常重要的作用。通过检测电流与电阻的关系，可以判断牙髓是否发生炎症，从而更准确地诊断牙髓病。

二、牙体牙髓病的治疗

1. 激光治疗技术　高能量激光，尤其是激光束的特殊性质为现代医疗提供了更好的手段。对于牙体细菌感染导致的口腔疾病，激光治疗技术可以全面消灭细菌，并可以有效地避免细菌的再次增长和牙龈出血等并发症。

2. 基因治疗技术　能够干预牙周炎和根尖周炎等牙体牙髓病的发生和发展过程。该技术利用特定的基因载体，将抑制和促进因子送入人体内，调节细胞的生长、分化和功能，达到治疗效果。同时，该技术还能够调节牙齿的免疫系统和骨代谢，促进牙齿的防御功能和自我修复能力，有效避免疾病的再次发生。

3. 牙髓干细胞治疗技术　是一种应用广泛的替代治疗方法。它基于牙齿中富含干细胞的特性，利用牙髓干细胞培养出足够的细胞数并局部植入牙体腔内，迅速提高疾病的基因治疗效果。同时，该技术还能够促进牙齿骨质生长和修复，恢复牙齿自身的健康和功能。

总之，随着科技的不断进步和口腔科领域的发展，牙体牙髓病的诊断和治疗有了新的技术和方法，并正在不断地完善和创新中。相信不久的将来，我们能够更有效地预防和治疗牙体牙髓病，让我们的口腔更健康、更美丽。

第三节　牙体吸收

牙体吸收（tooth resorption）分为生理性吸收和病理性吸收。生理性吸收为萌出的恒牙对乳牙根部产生压力，乳牙牙根被吸收，发生在乳恒牙交替、恒牙萌出代替乳牙之际。病理性吸收分为牙内吸收和牙外吸收两种形式，以下主要介绍病理性吸收。

一、牙内吸收

从牙髓室或根管内壁对牙齿内表面进行的吸收，称为牙内吸收（internal tooth resorption）。慢性牙周炎时，损伤的牙髓组织产生炎性肉芽组织，其中的巨噬细胞在多种炎症介质如细胞因子的刺激下融合为破牙本质细胞，吸附于牙本质内侧产生牙内吸收。但是，正常的牙本质内侧有成牙本质细胞层作为屏蔽，可有效防止牙内吸收。如果在各种原因作用下，成牙本质细胞层被破坏，则出现由炎性肉芽组织诱导的牙内吸收。原因不明的牙内吸收，称特发性吸收（idiopathic resorption）。

1. 临床表现　患者一般无自觉症状，可有冷、热刺激痛表现，严重牙内吸收者可有自发痛、阵发痛、放射痛。严重的冠部牙内吸收，当吸收临近表面时，透过薄弱的牙体组织可看到炎性肉芽组织的粉红色斑点。情况严重时，患牙可因硬组织的缺失，出现牙齿折断、穿孔或破裂，X 线片出现透射区或髓腔呈边缘不规则增大的低密度影像。牙内吸收以单个牙多见。

2. 病理变化　内侧牙本质出现不同程度的吸收。活动期，牙本质内表面不规则的凹陷明显，其内可见数量不等的破牙本质细胞，核圆形，胞浆红染。静止期，破牙本质细胞数量减少甚至消失不见，吸收凹陷部分被修复性牙本质填充。活动期、静止期交替出现，也可能同时出现。紧邻牙本质内侧的成牙本质细胞消失，前期牙本质不明显。牙体吸收侧的牙髓组织被炎性肉芽组织取代，毛细血管、成纤维细胞增生，慢性炎症细胞如淋巴细胞、浆细胞、巨噬细胞浸润其中。阻止牙内吸收的唯一途径是去除炎性肉芽组织。

二、牙外吸收

与牙内吸收相反，牙体硬组织从外侧开始进行的吸收，称为牙外吸收（external tooth resorption）。病理过程与牙内吸收类似，也是由炎性肉芽组织激活巨噬细胞，促使其融合，产生破牙骨质细胞，吸附于牙根外侧的牙骨质，形成牙外吸收。活动期，牙根外表面牙骨质的吸收凹陷明显，内含破牙骨质细胞（图 9-12）。静止期，破牙骨质细胞消失，新形成的牙骨质填充吸收凹陷。导致牙周炎性肉芽组织形成的原因包括慢性龈炎、牙周炎、根尖周炎，另外，牙周创伤、压迫也是造成牙外吸收的原因。也有少量的牙外吸收找不到任何明显的原因。

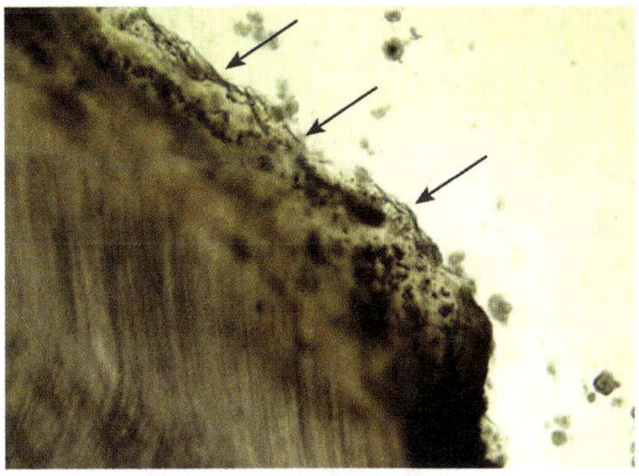

图 9-12　牙体外侧吸收

注：牙体组织外侧可见凹坑样吸收（箭头示）。

▶知识拓展

牙体牙髓病的护理常规措施

口腔疾病是指发生在口腔内各种类型的疾病，包括牙体疾病和牙髓疾病。牙体疾病主要指龋病，而牙髓疾病则包括牙髓炎和牙根尖周炎。以下是牙体牙髓病护理的常规措施。

1. 保持口腔卫生　按时刷牙和使用牙线进行牙齿清洁是预防口腔疾病的基本方法。特别是正确使用牙线，对于邻面龋的预防有着显著效果。患者应该定期刷牙和使用牙线，早晚各一次，每次两分钟，并注意正确的刷牙方式，可采用巴斯刷牙法。此外，患者还可以使用口腔消毒液来清洁口腔，并定期更换牙刷和牙线及其他口腔清洁用具。

2. 注意饮食种类　患者应该避免高糖饮食和黏性食物。高糖食物容易引发龋病，其中以蔗糖占首位，而黏性食物则容易黏附在牙齿上，增加细菌黏附定植的机会。因此，患者应该尽量少食或避免这些食物，同时要保持饮食均衡，多摄取富含维生素和矿物质的食物。

3. 定期口腔检查　牙体和牙髓疾病的早期诊断和治疗非常重要。患者应该定期到口腔科进行口腔检查，以便及时发现和治疗口腔疾病。一般情况下，建议成年人每 6 个月进行一次口腔检查，以达“治未病”的目的。

4. 控制龋的活动　如果患者已经患有龋病，那么控制龋的进展非常重要。口腔科医生可能会推荐维生素 D 补充剂和含氟牙膏来加强牙釉质的强度，以减少酸侵蚀，并帮助修复早期龋洞。此外，医生还会使用填充物和玻璃离子类、树脂类材料来修复已经形成的龋洞，并采取其他适当的治疗措施。

5. 牙髓炎的治疗　对于牙髓炎患者，口腔科医生通常会给予相应的治疗，包括根管治疗、药物治疗和手术治疗等。患者应该按照医生的建议进行治疗，同时注意口腔卫生，以加速愈合和预防复发。

综上所述，牙体牙髓病护理的常规措施包括保持口腔卫生、注意饮食种类、定期口腔检查、控制龋的活动及牙髓炎治疗等。这些措施能够帮助患者预防口腔疾病，提高口腔健康水平。同时，患者还应该加强对口腔健康知识的学习，增强对口腔健康的重视，做到早诊断、早治疗，以及定期复查，从而保持口腔健康。

考试知识点总结

本章小结

协和云课堂……　拓展练习及参考答案

（孙　振）

第十章 根尖周炎

教学课件

学习目标

素质目标

（1）树立知行合一的意识，综合运用所学知识分析和解决临床问题。

（2）具备探索未知领域的科学精神，保持对根尖周病领域新进展的关注，通过阅读文献、参加学术会议等方式不断更新自己的知识和技能，以适应医学技术的快速发展。

知识目标

（1）掌握：急、慢性根尖周炎的类型，临床表现与病理变化；根尖周脓肿的引流途径；根尖周肉芽肿在不同阶段下的病理变化。

（2）熟悉：根尖周脓肿的临床表现、病理变化。

（3）了解：根尖周炎的病因。

能力目标

（1）能根据患者的临床表现，初步诊断根尖周病的类型。

（2）能捋清由龋病引起的牙髓炎、根尖周病发展变化过程，明确其间的逻辑关系。

案例导入

【案例】

患者，男，50岁。主诉：近期在进食或者咬硬物时，牙齿疼痛不适。查体：患者下颌右侧第一磨牙咬合面有一大而深的龋洞，未发现牙龈出现明显颜色改变。X线片显示根尖周区域有边界不清的透射影像。

【问题】

1. 患者可能的诊断是什么？
2. 疾病发生的原因是什么？
3. 本病可能导致什么后果？

·核心知识拆解·

本章案例导入中，患者下颌右侧第一磨牙咬合面深龋，根据第九章牙髓炎所学知识，此时不可避免地会导致牙髓炎。但咬合痛、X线片根尖周区域透射影的出现，提示炎症已经由牙髓波及根尖周组织，引起了根尖周炎。

根尖周围实际属于牙周组织的范畴，但因根尖孔的存在，此区域与牙髓相通，血管、神经、淋巴管也在此出入牙髓，解剖、生理、疾病发生方面均有其特殊之处，故根尖周炎内容未纳入牙周炎章节，而是在本章做专门介绍。如上述案例导入中的龋病、牙髓炎，细菌及其代谢产物可能沿着龋洞、牙髓、根管、根尖孔通道蔓延至根尖周；严重的牙周炎，细菌及其代谢产物也可沿牙周组织通道蔓延至根尖周，导致根尖周炎（periapical periodontitis）（图10-1）。如果病变沿着第一条途径蔓延，那么，从牙髓炎到根尖周炎的转变有迹可循，因为相对于封闭的牙髓，根尖周组织血液循环更为丰富、畅通，淋巴循环与颈部淋巴结的运输更为通畅，感觉神经更为丰富，因此，相对于牙髓炎，根尖周炎对损伤的修复能力更强，更容易引起颈部淋巴结的肿大，对炎症的感觉更为敏锐，能够准确指出患牙的位置。如本章案例导入中患者出现咬合痛、X线片根尖区域呈边界不清楚的透射影，均说明炎症已经由牙髓蔓延至根尖周组织。至于案例导入中的第3个问题，因为根尖周外围即为固有牙槽骨，故较重的根尖周炎波及牙槽骨，导致骨的吸收，严重者甚至波及颌骨骨髓，引起骨髓炎。

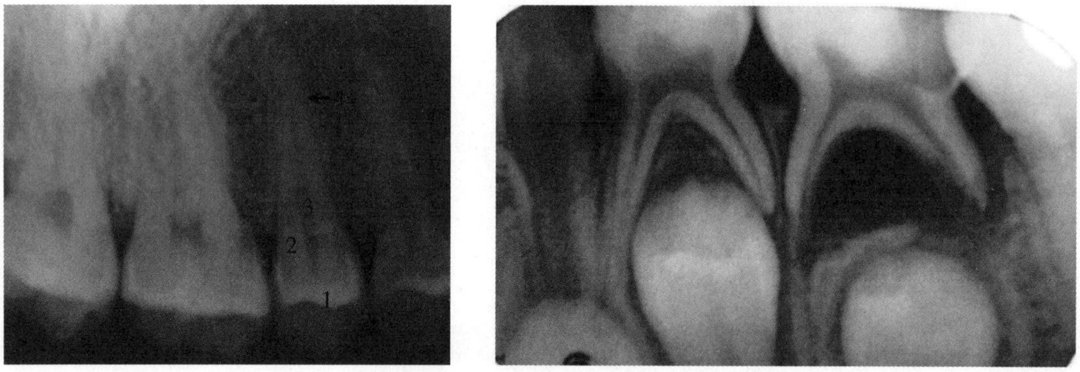

图10-1　正常根尖周组织（左）与乳牙根尖周炎（右）

注：1.牙釉质；2.牙本质；3.牙髓；4.固有牙槽骨。

如果细菌及其毒性产物的刺激比较缓慢、轻微，则表现为慢性炎症，如果比较迅速、强烈，则表现为急性炎症，但两者有可能交织在一起，即所谓的急慢性炎。根据临床表现、病理改变，急性根尖周炎可以分为两种：急性浆液性根尖周炎、急性化脓性根尖周炎，前者主要渗出物为血浆，后者主要渗出物为中性粒细胞；慢性根尖周炎可以分为四种：根尖周肉芽肿、慢性根尖周脓肿、根尖周囊肿、根尖周致密性骨炎，主要特征分别是在根尖周形成炎性肉芽组织、脓肿、囊肿、骨质增生。病因与发病机制如下。

1. 细菌因素　包括细菌及其代谢产物，是根尖周炎最主要的致病因素。导致根尖周炎的细菌不止一种，因此为混合性感染。因为根尖周一般不与外界相通，为相对乏氧环境，故致病菌以厌氧菌为主，且大多为革兰阴性菌。但如果根尖周相对开放，如牙髓坏死脱落、牙冠龋坏脱落等情况，则致病菌中也可见需氧菌。有经验的医生通过临床症状可以大致推测感染细菌的种类，如有恶臭者、脓肿严重者、窦道不愈者、慢性顽固者可能分别与感染普利沃菌、牙龈卟啉单胞菌、放线菌、福赛坦菌有关。

导致根尖周炎的细菌代谢产物主要为内毒素（endotoxin），其次为细菌酶，其他如氨、硫化氢等也可以直接损伤根尖周组织。内毒素是革兰阴性菌胞壁的组成成分，主要为脂多糖（lipopolysaccharide，LPS），在细胞死亡后释放出来，本身具有很强的直接毒性作用，能够结合于组织细胞膜，可能干扰细胞代谢导致细胞退化死亡，也可能活化细胞使细胞功能增强。前一种情况见于成纤维细胞，后一种情况见于巨噬细胞。巨噬细胞被活化后，一方面可融合为破骨细胞，促进牙槽骨、牙骨质的吸收、破坏，另一方面释放更多的炎症介质，使炎症加重。内毒素除直接导致牙周组织损伤外，还可以诱导靶细胞如肥大细胞、巨噬细胞、中性粒细胞、成纤维细胞产生、分泌更多的炎症介质，如组胺、细胞因子，对牙周组织产生间接的炎症性损伤。其中，细胞因子主要包括白细胞介素（interleukin，IL）、转化生长因子（transforming growth factor，TGF）、肿瘤坏死因子（tumor necrosis factor，TNF）、前列腺素等（prostaglandin，PG）等。

细菌及其代谢产物侵入根尖周组织的途径有三条：第一条为经根尖孔由牙髓炎蔓延而来，这是最主要的途径，第二条为经牙周组织由严重的牙周炎蔓延而来，第三条见于其他身体部位感染导致的败血症，细菌侵入血液，此时恰好牙周组织存在吸引细菌驻留的因素如外伤等，此条路径很少见。第一条路径中，穿过根尖孔之前，细菌在根管存在的方式有菌斑、非菌斑两种情况，前者为增殖态，后者为扩散态，两者相互转化，如前者增殖到一定程度则游离扩散，后者遇到新的附着物则又发展为菌斑。

2. 化学刺激　导致根尖周炎的外源性化学物质很多，包括亚砷酸、甲醛、甲酚、氧化锌、EDTA、次氯酸钠、过氧化氢等，这些物质均为根管的口腔科治疗常用药物，具有很强的刺激性，用量过多、时间过长，都可能溢出根尖孔到达根尖周组织，导致根尖周炎。

3. 物理刺激　见于各种暴力对根尖周组织的损伤作用，包括外物撞击、上下牙对撞等，口腔科治疗中器械对牙周组织的直接损伤也属于物理刺激的范畴。

4. 机体防御及免疫状态　宿主对细菌、物理、化学等因素导致的损伤作出的反应称为炎症反应，炎症反应一方面有利于清除致病因素，另一方面也可能引起组织细胞进一步的损伤，故利弊兼有。炎症早期或者急性炎症时，机体主要通过中性粒细胞、巨噬细胞的渗出，一方面发挥吞噬作用，清除细菌及其代谢产物，另一方面本身也释放一些毒性产物如过氧化物，导致组织损伤，同时释放大量的炎症介质，如IL、TNF，进一步激活炎症，加重局部损伤。炎症中晚期或者慢性炎症时，通过抗原提呈细胞的激活作用，特异性体液免疫、细胞免疫被激活，炎症状态得以持续并加重。体液免疫激活主要表现为根尖周组织中出现大量的浆细胞，产生并分泌大量的免疫球蛋白，如IgG、IgA、IgM等。细胞免疫被激活的证据主要为根尖周组织出现大量辅助性T细胞，作为细胞免疫的核心细胞，辅助性T细胞进一步激活巨噬细胞，促进IL、TNF、TGF、PG等细胞因子的分泌，促进骨的吸收、破坏，导致炎症范围扩大，程度加重。

整体来看，根尖周组织对外界刺激可作出不同的反应。若刺激的强度高，机体抵抗力弱，则表现为以变质、渗出为主的急性炎症；若刺激强度低，机体抵抗力强，则表现为以增生为主的慢性炎症；当机体抵抗力下降或细菌毒力增强时，慢性炎症可急性发作。

▶知识拓展

如何避免器械穿出根尖孔?

为了避免在根管治疗过程中器械穿出根尖孔，口腔科医生可以采取以下措施。

1. 精确的根管长度测量　使用根尖定位仪或其他方法准确测量根管长度，确保工作长度不超过根尖孔。

2. 根管预处理　在插入器械之前，通过根管扩大和冲洗等预处理步骤，清除根管内的牙髓组织、细菌和碎片，以减少器械穿透根尖孔的风险。

3. 使用合适的器械　选择适当大小和锥度的根管器械，避免使用过大或过硬的器械，减少器械折断或穿透的风险。

4. 缓慢而稳定的操作　在根管治疗过程中，应该缓慢、稳定地操作器械，避免用力过猛。

5. 良好的可视化　使用显微镜或放大镜，提高操作的可见性。

6. 根管影像学检查　在治疗前后进行X线或其他影像学检查，以评估根管形态和根尖周状况。

7. 适当的根管冲洗　使用根管冲洗液，如次氯酸钠溶液，可以减少器械卡住和穿透根尖孔的风险。

8. 培训和经验　定期参加根管治疗相关的培训，积累经验，提高操作技能。

9. 使用根管封闭剂　在根管填充之前，使用根管封闭剂可以减少根管内压力，避免器械穿出根尖孔。

第一节　急性根尖周炎

各种因素导致急性根尖周损伤，引起以血浆、急性炎症细胞渗出为主的炎症，称为急性根尖周炎（acute periapical periodontitis），常由慢性根尖周炎加重所导致。根据临床表现、病理改变可分为急性浆液性根尖周炎和急性化脓性根尖周炎。

一、急性浆液性根尖周炎

1. 临床表现　患牙出现浮出感，咬合时疼痛，并逐渐加重。早期根尖周渗出尚少，肿胀较轻，故感觉较轻微，可以仅表现为咬合早接触、局部发胀和不舒适感，可有轻度疼痛，此时咬紧患牙时疼痛有所缓解。随炎症的进一步加重，根尖周局部炎性渗出增加使局部压力进一步升高，患牙伸长感或浮出感更明显，疼痛加剧。与牙髓炎的疼痛不同，根尖周炎的疼痛呈持续性，不受温度刺激的影响，咬合时疼痛加剧、定位准确。

2. 病理变化 主要表现为血浆渗出，造成组织明显水肿，渗出液以水分为主，血浆蛋白、炎症细胞均较少。其他炎症的局部表现有血管扩张充血，全身表现有发热、外周白细胞改变等。

急性浆液性根尖周炎是早期表现，病变尚轻微，如果能够得到及时治疗，则能够在短期内转向愈合。如果继续发展，则不可避免地转向急性化脓性炎，病情恶化，难以取得好的治疗效果。

二、急性化脓性根尖周炎

各种因素导致的急性根尖周损伤，引起以中性粒细胞渗出为主的炎症，称为急性化脓性根尖周炎，一般为急性浆液性根尖周炎加重的结果，也可为慢性根尖周炎短期内加重所致。因为根尖周的化脓往往波及牙槽骨，又称急性牙槽脓肿（acute alveolar abscess）。

1. 临床表现 早期患牙浮起或松动，伴有全身不适、发热、白细胞增多。当脓肿位于骨膜下疼痛最剧烈，临床检查见患牙有深龋或变色。根据脓液流向及到达的位置，可分为根尖脓肿、骨膜下脓肿、黏膜下或皮下脓肿三个阶段。炎症最初表现为根尖脓肿，脓液较少尚未外溢，局限于根尖周围的牙周组织，临床表现与急性浆液性根尖周炎相似，主要为牙浮出感及自发痛。X线片见患牙根尖周间隙增宽，围绕根尖周的硬骨板较为模糊，初次发作者无明显骨质吸收，如果为慢性炎症急性发作，则显示根尖周骨组织和牙骨质被破坏后的透射阴影。

根尖脓液持续增加，突破固有牙槽骨进入颌骨骨髓，继续突破颌骨外骨板骨密质，直达骨膜下，称为骨膜下脓肿。此期脓液充满局部骨髓腔，对致密而具有韧性的骨膜产生巨大的张力，剧烈刺激骨膜内的感觉神经，产生难以忍受的疼痛。患者的临床表现除根尖周局部的改变外，主要为明显的全身表现，如持续高热、外周中性粒细胞增多、局部淋巴结肿大等，严重者还可能出现败血症表现。

抵达骨膜下的脓液一旦突破颌骨外骨板骨膜，脓肿造成的压力瞬间下降，疼痛大为缓解，此时称为黏膜下或皮下脓肿。此时，因为没有了骨膜的阻挡，脓液得以在口腔黏膜、皮下组织中广泛扩散，故局部的临床表现更为明显，表现为与患牙根尖对应的软组织出现明显的隆起，触之有波动感，针穿或者引流有脓液流出。如果未得到及时的治疗，脓液继续在面部软组织中蔓延，其中的化脓菌广泛扩散导致严重的蜂窝织炎，患者口腔黏膜、口周甚至更为广泛的皮肤红肿、疼痛，导致张口受限。如果脓液向外突破黏膜或者皮肤，则脓液得以排出体外，局部炎症缓解，但常转为慢性，并可遗留瘘管，时有脓液溢出，患者免疫力下降时急性发作，临床表现与急性者相似。

2. 病理变化 随炎症进一步发展，根尖周血管持续扩张充血，在炎症介质趋化作用下，大量中性粒细胞游出，聚集在病变根尖周牙周膜中。中性粒细胞在吞噬细菌及其产物的同时，崩解释放出蛋白溶解酶，使坏死组织液化，形成根尖周脓肿（图 10-2）。初期脓肿比较局限，脓肿周围有渗出的纤维素形成屏障，把脓肿与周围组织隔开，时间较长的脓肿，纤维素被肉芽组织、胶原纤维取代，并可见慢性炎症细胞如淋巴细胞、浆细胞的浸润。如果得到有效治疗或者患者免疫力提高，脓肿缩小，脓液吸收，病灶纤维化，转向痊愈。反之，脓肿范围逐渐扩大，终将突破固有牙槽骨，导致骨髓炎，也称急性牙槽脓肿。此时得到有效治疗，脓肿仍可能缩小、痊愈。反之，随着脓肿增大，骨髓腔内压力越来越大，急需突破引流。如前所述，最常见的突破路径为骨髓、颌骨外骨板、骨膜、口腔黏膜或皮肤，最后形成排脓窦道。其他可能的路径还有根尖孔、根管、髓腔、龋洞，即所谓的逆行性路径；牙周膜、深牙周袋，即所谓牙周路径；少数情况下，脓液可穿破上颌窦壁排脓，引起化脓性上颌窦炎。后几种路径均少见。

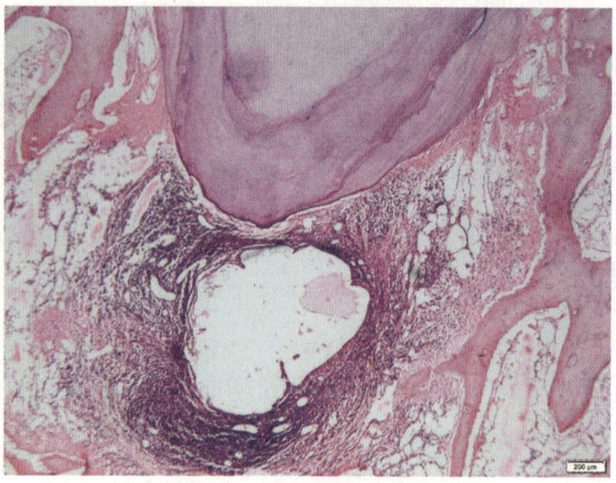

图 10-2　急性根尖周脓肿

第二节　慢性根尖周炎

细菌及其代谢产物、物理化学因素等通过根管对根尖周组织产生长期、缓慢的刺激，导致以慢性炎症细胞浸润为主、修复性反应明显、呈渐进性破坏的炎症，称慢性根尖周炎（chronic periapical periodontitis）。在长期的炎症过程中，宿主免疫力、各种致病因素处于动态变化之中，病理变化、临床表现也呈现比急性根尖周炎更为多样的变化。一般来说，宿主免疫力提高、有效的治疗使炎症趋向好转，表现为炎症细胞减少、组织破坏减少、组织修复增加；反之，炎症趋向恶化，表现为炎症细胞渗出增加、组织破坏增加、组织修复不明显。短时间内病情急剧恶化，称为慢性炎症急性发作，类似于急性根尖周炎。

微课：根尖周肉芽肿

一、根尖周肉芽肿

长期慢性的炎症刺激下，根尖周组织演变为炎性肉芽组织，称为根尖周肉芽肿（periapical granuloma）。需要注意的是，这里所谓的肉芽肿，并不是病理学中以巨噬细胞及其衍生细胞增生为主的肉芽肿性炎，不要混淆。

1. 临床表现　患牙表现为深的龋洞、慢性牙髓炎，如果牙髓坏死则牙变色无光泽。根尖周肉芽肿本身多无明显表现，少数可有咬合痛、牙伸长。因此，对于长期的龋病、牙髓炎患者，要注意拍摄 X 线片观察根尖周的变化。X 线片可见根尖周间隙增大、边界清楚的圆形透射影等改变，对于骨质修复性反应明显的病例，还可见硬骨缘。

2. 病理变化　肉眼观，病变呈附着于根尖的小块炎性肉芽组织，质软，可有纤维性包膜，故境界比较清楚。镜下观察，病变区域为典型的炎性肉芽组织，形成时间较短者，呈现疏松结缔组织的特征，表现为水肿、毛细血管增生扩张、成纤维细胞增生、胶原纤维数量少；形成时间较长者，可表现为致密结缔组织即瘢痕组织的特点，即细胞、血管减少，胶原纤维粗大、增多，甚至可发生融合（图 10-3）。另外，病灶中可出现较多的泡沫细胞，由巨噬细胞融合而来，因吞噬了较多的脂质，胞浆呈空白网格状，似含大量的小肥皂泡（图 10-4）。泡沫细胞周围常能看到胆固醇结晶，呈裂隙状改变（图 10-5）。这些都是长期慢性炎症的特征性表现。肉芽组织中炎症细胞比较多，故称炎性肉芽组织。其中以慢性炎症细胞为主，如淋巴细胞、浆细胞、巨噬细胞等，急性发作时中性粒细胞增加。

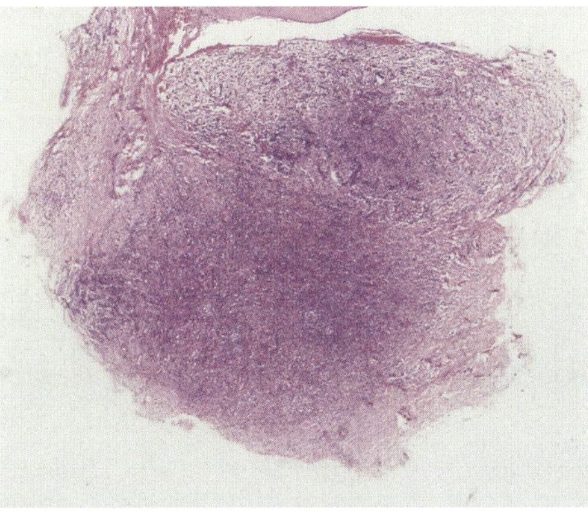

图 10-3 附着于根尖区的肉芽组织团块（可见增生的上皮及炎症细胞浸润，外周有纤维包绕）

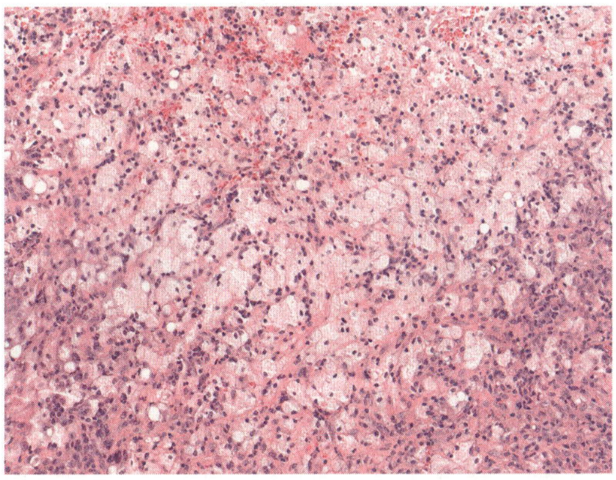

图 10-4 根尖肉芽肿（其内可见成片的泡沫细胞）

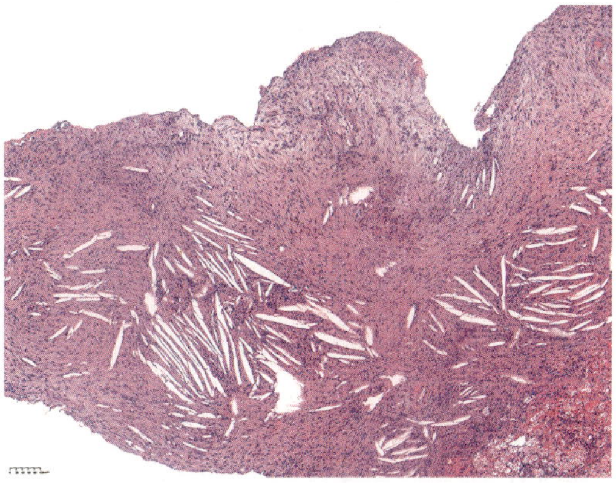

图 10-5 根尖肉芽肿（其内有时可见胆固醇结晶，呈针状裂隙，周围有多核巨细胞）

根尖周肉芽肿病灶中可能见到增生的鳞状上皮，相互连接成网。上皮分化成熟，无异型性，为长期炎症刺激下发生的非肿瘤性增生。正常的根尖周组织属于结缔组织，本身不包含上皮。关于病灶中上皮的来源，推测最可能为上皮根鞘、上皮隔退化后残余的 Malassez 上皮剩余，其他可能的来源还有深牙周袋上皮、排脓窦道口上皮、呼吸道上皮等。

3. 发展变化 根尖周肉芽肿为慢性炎症过程，随着宿主体质、细菌数量和毒性的此消彼长，病情可出现多种变化，大致有以下几种。

（1）迁延不愈：细菌与宿主免疫力处于相对平衡的状态，临床病情平稳，变化较小。但平衡不是绝对的，矛盾双方仍处于动态变化之中。当防御一方增强时，病灶内炎症细胞减少，以抑制性 T 淋巴细胞为主，牙骨质、牙周膜、固有牙槽骨的破坏减轻，修复增加，炎症范围减小，转向愈合。当侵袭一方增强时，病灶内浸润的炎症细胞增多，以辅助性 T 淋巴细胞为主，牙周组织的破坏性现象增加，修复活动减少，炎症范围扩大，转向恶化。

（2）脓肿：实际为根尖周肉芽肿宿主免疫力急剧下降，慢性炎症急性发作，在慢性炎症基础上形成的急性化脓性炎，其表现同急性化脓性根尖周炎，依次产生根尖周脓肿、骨膜下脓肿、黏膜下或皮下脓肿，骨膜下脓肿时剧痛，突破骨膜后疼痛瞬时减轻，突破黏膜或皮肤表面后脓液排出并可能遗留窦道。如果未得到适当治疗，则可能转化为慢性根尖周脓肿。光镜下，脓肿中央以中性粒细胞渗出为主，细胞变性坏死后释放多种酶类，溶解周围组织形成脓液，如果含细菌较多，则可能看到菌斑。脓肿周围为炎性肉芽组织，属于慢性炎区域，但此时浸润的慢性炎症细胞发生变化，由相对静止时以淋巴细胞为主，转变为以 B 淋巴细胞为主，并且检测到大量产生免疫球蛋白的浆细胞。

（3）囊肿：此处指内衬鳞状上皮的真性囊肿形成，故只能由上皮性根尖周肉芽肿转化而来。囊肿可能的形成机制：一是上皮性根尖周肉芽肿的中心部分因缺乏足够的营养和氧供应，出现退行性改变，逐渐萎缩、凋亡，形成中空的腔隙，周围由增生的上皮覆盖而形成囊肿；二是脓肿形成时，增生的上皮被覆脓肿内壁，脓液被吸收后形成囊肿；三是增生的上皮团中央发生退行性改变直接形成囊肿（图 10-6）。

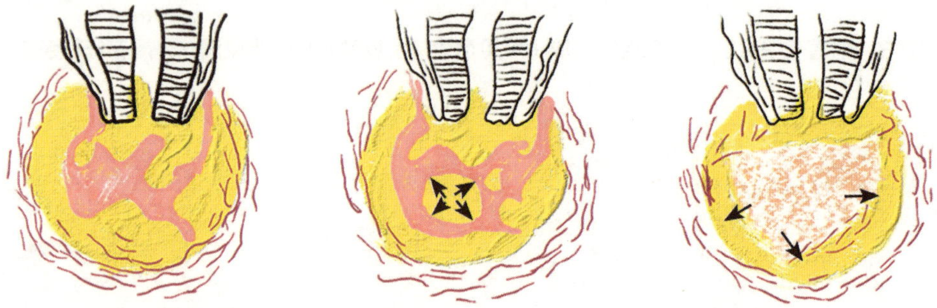

图 10-6　由上皮根尖周肉芽肿发展成根尖周囊肿的过程

（4）致密性骨炎：为牙槽骨的修复性反应过度，松质骨骨小梁的骨质沉积过多，增厚变硬所致。X 线片根尖周呈局灶性阻射影，与正常骨分界不清，主要发生于抵抗力强、修复能力旺盛的年轻患者。病灶中除骨质的再生性修复外，以肉芽组织为主的纤维性修复也明显增强，导致病灶及骨髓中胶原纤维增多，骨髓纤维化（图 10-7）。

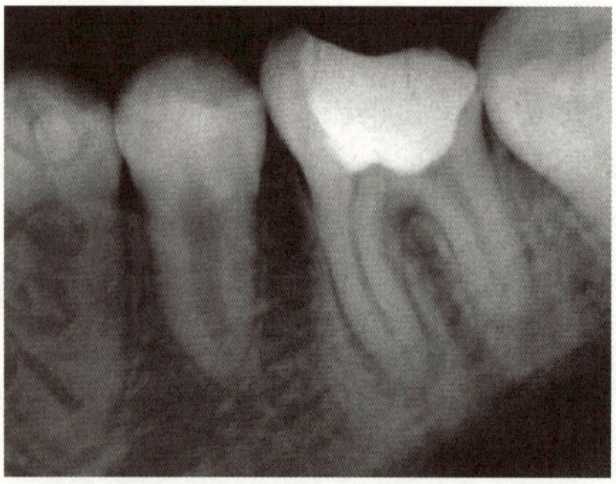

图 10-7　致密性骨炎

二、慢性根尖周脓肿

慢性根尖周脓肿（chronic periapical abscess）又称慢性牙槽脓肿（chronic alveolar abscess），为急、慢性炎长期共存的特殊状态，可由急性化脓性根尖周炎发展而来，也可由慢性根尖周肉芽肿并发脓肿形成后发作而来。

1. 临床表现 表现为慢性经过、反复发作、时轻时重的根尖化脓性炎。在病变静止期，患者可无明显症状，或者仅有轻微的咬合痛。但患牙存在龋洞、慢性牙髓炎甚至牙髓坏死的表现或者病史，存在根尖周化脓的病史，如皮肤或黏膜排脓瘘管形成、反复有脓液自瘘管流出等。在病变活动期，患者的临床表现大致与急性化脓性根尖周炎相似，但因为一般已经存在排脓通道，故少有脓液被骨膜阻挡而出现剧烈疼痛的情况。X 线片呈不规则透射影，边界模糊，而根尖周肉芽肿的透射影一般比较规则，边界一般清楚，有助于两者进行鉴别。

2. 病理变化 肉眼观察，根尖粗糙不平，附着物污秽，与慢性根尖周肉芽肿明显不同。镜下观察，病变类似于慢性根尖周肉芽肿的脓肿形成，病灶中央大量中性粒细胞坏死，释放的水解酶溶解周围组织形成脓液，周围为炎性肉芽组织，包括新生的毛细血管、成纤维细胞、慢性炎症细胞如淋巴细胞等、泡沫细胞、胆固醇结晶等，最外层为肉芽组织成熟演变而来的瘢痕组织，形成慢性脓肿的纤维壁。在病变进展期，牙骨质、牙槽骨表面可见吸收陷窝，内含巨噬细胞演化而来的破牙骨质细胞、破骨细胞。炎性细胞因子 IL-1、TNF、PG 均有促进破牙骨质细胞、破骨细胞形成的功能。在病变静止期，破牙骨质细胞、破骨细胞消失，吸收陷窝被新生的牙骨质、骨质所填补（图 10-8）。

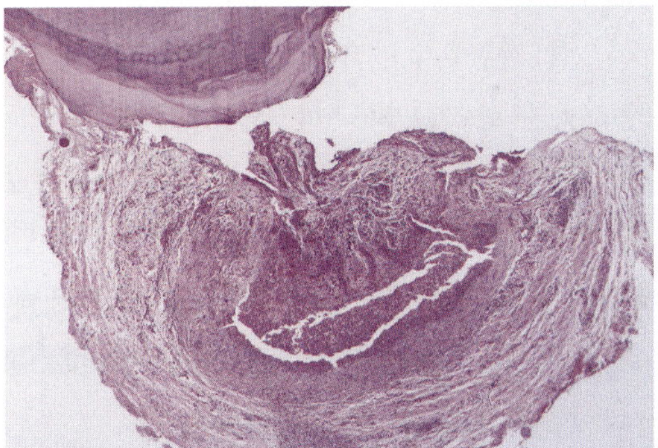

图 10-8 慢性根尖周脓肿（病变静止期）

慢性根尖周脓肿的瘘管表面衬覆复层鳞状上皮，固有层充血、渗出、水肿明显，大量炎症细胞浸润，包括中性粒细胞、淋巴细胞等。瘘管表面上皮可能来源于 Malassez 上皮剩余，也可能由外部黏膜或皮肤的上皮长入。在长期慢性炎症的刺激下，上皮可不同程度增生，多为单纯性增生，但也可发展为异常增生并最终癌变。

龋病、牙髓炎、根尖周炎三者存在密切的因果关系（图 10-9）。龋病影响到牙本质时开始刺激牙髓作出反应，出现牙髓充血，随着龋病加重，牙髓充血也进展为急性或者慢性牙髓炎，两者都可能波及根管牙髓，穿过根尖孔到达根尖周组织，形成急性或慢性根尖周炎。至于具体如何转化、转化的时间长短、有无并发症，则取决于细菌及其代谢产物与宿主抵抗力两者之间的关系。两者相对平衡，则表现为慢性过程；细菌增加或毒性增强，病情进展转向恶化；宿主抵抗力相对增强，病情好转趋向愈合。

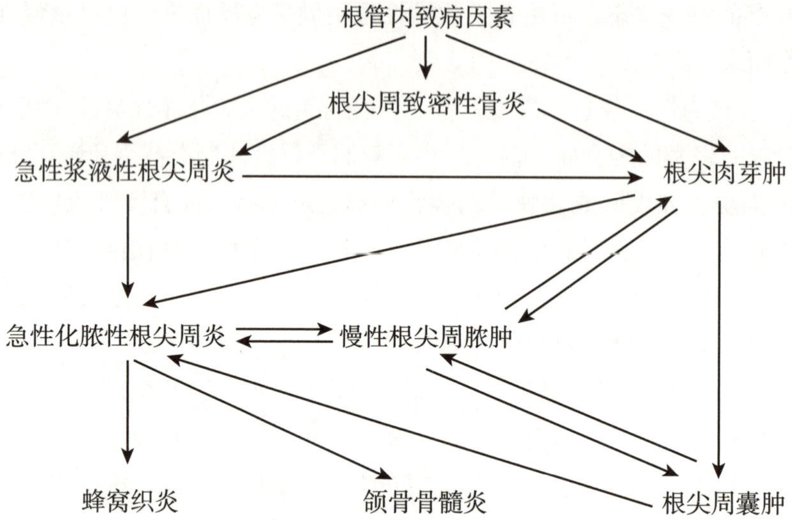

图 10-9　牙体感染性疾病的相互转化与结局

▶知识拓展

小李的口腔卫生觉醒记

小李是一个平时不怎么注重口腔卫生的年轻人，直到有一天，他的一颗牙齿开始出现了轻微的不适。起初，他并没有太在意，认为只是牙齿有点敏感。但是随着时间的推移，这颗牙齿疼痛得越来越厉害，尤其在咀嚼食物时更严重。小李终于决定去看牙医。

牙医仔细检查了小李的牙齿，发现他的牙齿由于龋坏导致牙髓坏死，现在已经进展成为根尖周炎，变成他痛苦的来源。牙医解释说，根尖周炎是由于牙髓内部的感染通过根尖孔传播到根尖周围的组织引起的炎症。如果不及时治疗，炎症可能会进一步恶化，波及其他牙齿或者导致颌面部间隙感染。

小李听从了牙医的建议，接受了根管治疗。治疗过程中，牙医首先打开了小李的牙髓腔，清除了感染的牙髓组织，然后彻底清洗和消毒了根管，最后用专门的材料填充了根管，以阻止细菌的再次入侵。经过一段时间的恢复，小李的牙齿疼痛逐渐消失，根尖周炎得到了有效控制。

这次经历让小李深刻认识到了口腔卫生的重要性，他开始更加认真地刷牙和使用牙线，定期去看牙医进行检查。小李的故事提醒人们，即使是轻微的牙齿不适也不应该忽视，及时的治疗可以防止问题的恶化。

考试知识点总结

本章小结

协和云课堂……　拓展练习及参考答案

（贺志金）

第十一章　牙周组织病

教学课件

微课：牙周组织病

学习目标

素质目标

（1）具备辩证唯物主义思维，以运动、发展的观点看待牙周组织病的病因、发病机制、临床表现、病理变化。

（2）增强重视口腔卫生宣教的意识，促进大众良好口腔习惯的养成，为预防和治疗牙周病打下良好的社会基础。

知识目标

（1）掌握：慢性龈炎及龈增生的临床病理特征；牙周炎的发展过程及病理变化。

（2）熟悉：牙周炎病因的概念；牙周创伤的病理变化。

（3）了解：牙周炎的发病机制；牙周变性、牙周萎缩的病理特点。

能力目标

（1）能将理论与实践相结合，多角度、多层面阐释牙周组织病的临床表现，为今后从事口腔临床工作奠定必要的知识储备。

（2）能阐述牙周组织病的“来龙去脉”，准确把握牙龈病与牙周病的辩证关系。

案例导入

【案例】

患者，男，30 岁。主诉：下颌前牙出血一周。查体：下切牙颈部牙石 1 度沉积，牙龈充血发红，质地松软，边缘厚钝，龈乳头圆钝，肥大面光亮，龈沟深度 5mm，轻探出血，轻度附着丧失。X 线检查：牙槽嵴顶消失，骨硬板、牙周膜间隙正常。患者平日口腔卫生习惯差，吸烟，4 ～ 6 支 / 日。

【问题】

1. 患者可能的诊断是什么？
2. 疾病发生的原因是什么？

·核心知识拆解·

本章案例导入中，患者病变部位不在牙体，而在牙周组织，即牙龈、牙周膜、牙槽骨。虽然病变外观为牙龈的充血水肿，伴牙石形成，符合牙龈炎，但是，此时更应该关注牙周膜、牙槽骨是否受累。

牙周组织病，即牙周病，主要涉及牙的支持组织。广义上，它涵盖牙龈病与牙周炎；狭义而言，牙周病常特指牙周炎，不涵盖牙龈病。牙龈病仅限牙龈组织，以牙龈炎居多，不波及深部牙周组织。牙周炎则会损害牙周膜与牙槽骨，致使牙齿松动、脱落，进而丧失咀嚼功能。牙菌斑是引发牙龈病和牙周炎的初始因素。临床上的牙周病一般指牙菌斑诱发的牙周组织炎症疾病。本案例已经损伤到牙槽骨顶端，显然已经超过牙龈炎的范畴，故应该诊断为牙周炎。X线检查骨硬板、牙周膜间隙正常，故考虑牙周膜、牙槽骨的炎症尚局限于邻近牙龈的部位，故为早期牙周炎。结合存在的牙石，牙菌斑为牙周炎发生原因。

除牙龈病、牙周炎外，牙周组织病还涉及其他牙龈疾病，以及牙周组织的病理变化，如牙周变性、牙周创伤、牙周萎缩等，共同构成了牙周组织病的复杂体系，对口腔健康有着不容忽视的影响，需要全面深入地了解其特点与防治方法，以维护牙齿及牙周组织的正常功能与健康状态。

牙周组织病为口腔常见疾病，牙周炎更是破坏咀嚼器官、导致拔牙的关键因素。研究显示，牙周病与全身健康紧密相连，不仅影响全身器官系统，全身性疾病也会反作用于牙周炎的发展。因此，牙周组织病的研究与防治是口腔医学的重要课题。其主要类型包括牙龈病（牙菌斑性牙龈病、非菌斑性牙龈病）、牙周炎，以及牙周组织的其他病理改变（如牙周变性、牙周创伤、牙周萎缩等），深入了解这些类型，有助于精准防治，提升口腔健康水平。

第一节　牙龈病

牙龈病主要分为牙菌斑性牙龈病（dental plaque-induced gingival disease）和非菌斑性牙龈病（non-plaque-induced gingival lesions）两类。牙菌斑性牙龈病包括慢性龈炎和龈增生，其中，慢性龈炎最为常见，它由口腔内菌斑所致，病变仅累及牙龈组织，不会对深部牙周组织造成破坏。非菌斑性牙龈病包括维生素C缺乏性龈炎、急性坏死溃疡性龈炎、浆细胞龈炎，多数并非独立存在，而是其他疾病在牙龈上的表现形式，其病因往往与全身状况或局部刺激因素相关，诊断时需综合考虑患者的整体健康状况和口腔局部环境，以便准确识别和治疗潜在的基础疾病，从而有效改善牙龈状况。

一、慢性龈炎

慢性龈炎（chronic gingivitis），因其病变多集中于牙龈边缘，也被称作边缘性龈炎；当炎症仅累及龈乳头时，则称为牙龈乳头炎。这是一种常见的口腔疾病，通常可长期维持在牙龈局部发炎状态，但是，少数情况下会进一步发展成牙周炎，因此需对其加以重视并及时干预，防止病情的恶化，日常的口腔卫生维护和定期检查对于慢性龈炎的预防和控制至关重要。

1. 病因 慢性龈炎主要由口腔细菌及其毒性产物引发，属于牙龈的慢性非特异性炎症，不侵犯深部牙周组织。牙垢、牙石、食物嵌塞及不良修复体等局部刺激因素，会对其产生影响，不但能够促进龈炎发生，还会使病情进一步发展、加重（图 11-1）。近年研究发现，龈炎的可疑致病菌主要有黏性放线菌、牙龈二氧化碳嗜纤维菌等，在龈炎的发生发展过程中可能起着关键作用，它们可以通过产生毒素、酶等破坏牙龈组织的防御机制，进而引发炎症反应。

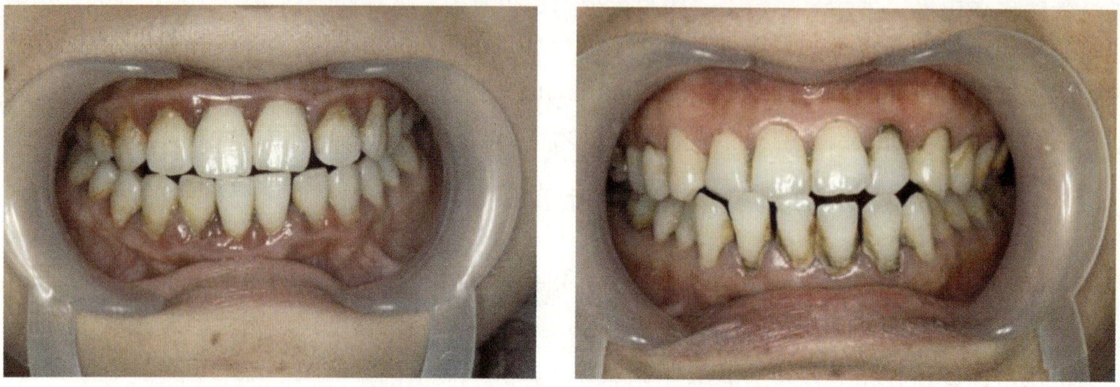

图 11-1　软垢（左）与牙石（右）

2. 临床表现 好发人群主要为口腔卫生不良的青少年或儿童、无刷牙习惯的成年人等。龈缘及龈乳头主要表现为充血、红肿、光亮、松软。刷牙、进食触及上述部位可引起出血。增生明显的患者表现为龈缘明显肿胀、增生，质地较坚实。

3. 病理变化 游离龈、龈乳头和龈沟底部的病理变化最为明显。龈沟上皮增生，表现为上皮钉突伸长，严重者相互交织成网状结构。在牙龈上皮下方的固有层，能够观察到炎性充血，表现为血管的增生、扩张。渗出明显，表层主要为中性粒细胞浸润，可能渗出于上皮细胞之间。在固有层，除大量淋巴细胞（主要是 T 淋巴细胞）外，还存在少量浆细胞。变质主要为固有层纤维和基质的破坏，严重者大部分胶原纤维发生变性和破坏（图 11-2、图 11-3）。

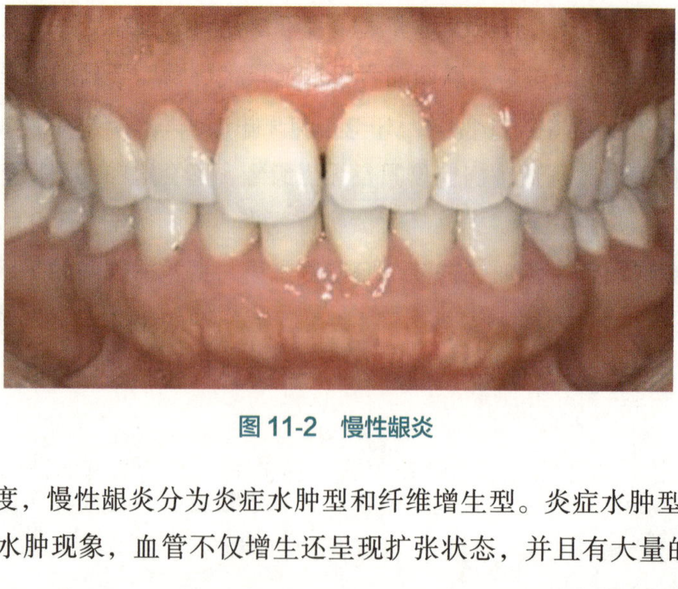

图 11-2　慢性龈炎

从镜下观察的角度，慢性龈炎分为炎症水肿型和纤维增生型。炎症水肿型的特点较为显著，其结缔组织存在明显的水肿现象，血管不仅增生还呈现扩张状态，并且有大量的炎症细胞浸润其中。

这种类型就像是牙龈组织内部发生了一场“炎症风暴”，使得牙龈处于较为活跃的炎症状态。纤维增生型主要表现为结缔组织纤维的增生，淋巴细胞和浆细胞的浸润数量较少（图 11-4）。这两种类型的炎症都被限制在牙龈组织范围内，深部的牙周膜和牙槽骨并不会受到破坏，这也是慢性龈炎区别于牙周炎的一个重要特征。

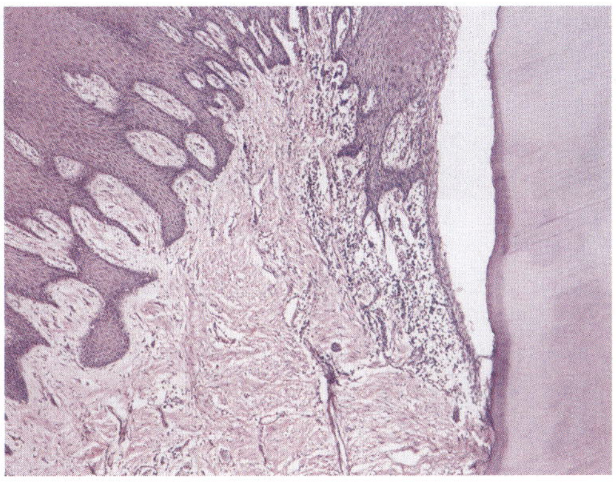

图 11-3　慢性龈炎

注：边缘性龈炎龈沟内上皮表层糜烂，有向结缔组织增生呈网眼状表现，周围伴炎症细胞浸润。

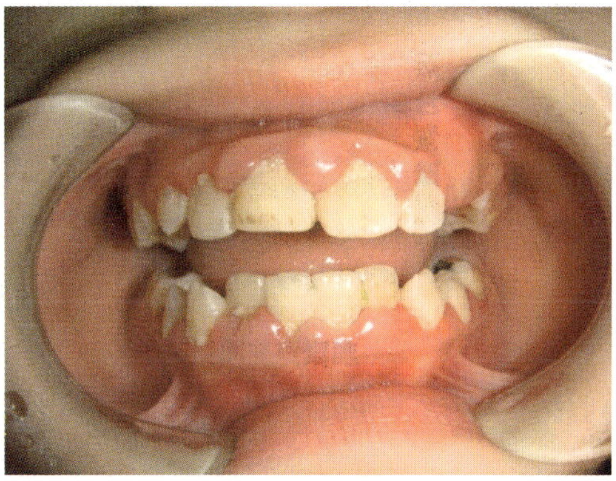

图 11-4　纤维增生型龈炎

二、龈增生

龈增生（gingival hyperplasia）指由多种因素引起的以牙龈纤维结缔组织增生为主要病理改变的一组疾病，又称增生性龈炎。

1. 病因　龈增生主要是由全身性因素诱发，并且常伴有菌斑或者其他局部刺激因素。就像青春期龈炎和妊娠期龈炎，这两种情况是因为女性内分泌因素发生变化，从而导致牙龈增生，也被称为激素性龈炎。而药物性龈增生是由于长时间服用特定药物造成的，如抗癫痫药物苯妥英钠等。这些不同类型的龈增生虽然成因有所不同，但都表现为牙龈组织的异常增生。

2. 临床表现　牙龈增生表现为牙龈肿大，可为弥漫性或局限性。严重者甚至覆盖牙冠形成假性牙周袋。药物性龈增生停药后可能逆转，苯妥英钠引起龈乳头增大多在前牙唇侧，表面呈颗粒结节样。内分泌相关龈增生在青春期或妊娠期后会消退（图 11-5）。

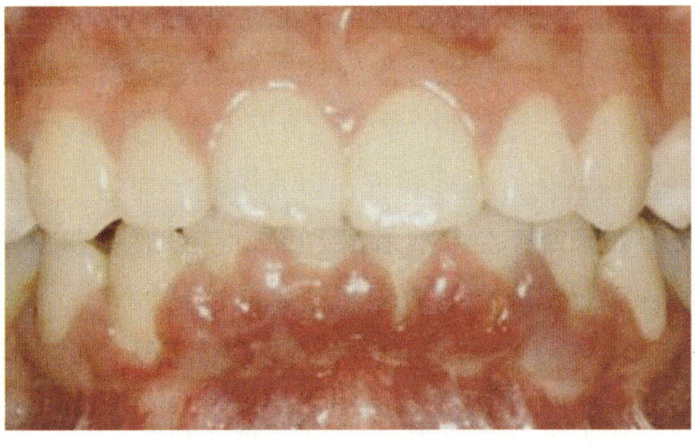

A

图 11-5　龈增生

A. 青春期龈炎；B. 药物性龈炎；C. 妊娠期龈炎。

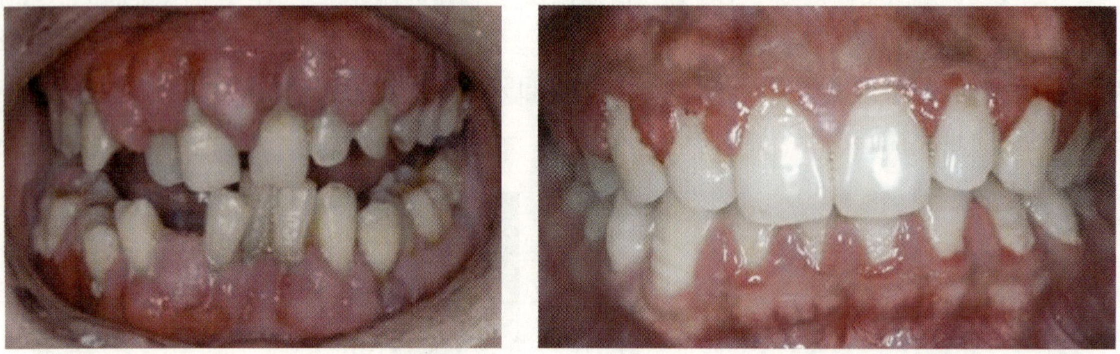

B　　C

图 11-5 （续图）

3. 病理变化　非常类似于纤维增生型慢性龈炎，区别之一在于龈增生一般炎症表现不明显。但是，需要注意的是，龈增生可能会与慢性龈炎同时存在，这种情况见于龈增生合并口腔菌斑感染时。此时其病理学变化与慢性龈炎重叠，出现炎症细胞浸润、组织红肿等一系列典型的炎症特征，病理状态比较复杂，临床医生的诊断和治疗也需要综合考虑两种因素，才可能有效控制牙龈的病变情况。

龈增生与纤维增生型慢性龈炎的另一个区别在于，前者的纤维结缔组织增生更为明显，胶原纤维束粗大并且数量多，以至于很像瘢痕组织。另外，龈增生还有可能类似于炎症水肿型慢性龈炎，表现为胶原纤维水肿、变性及毛细血管增生、扩张、充血等。

三、维生素 C 缺乏性龈炎

维生素 C 缺乏性龈炎主要是因为身体缺乏维生素 C，从而引发牙龈组织出现炎症性病变。

具有典型特征，牙龈呈现紫红色，且有炎症性增生。在临床上，维生素 C 缺乏导致的口腔表征比较常见。特别是口腔卫生情况不良者，常会因为同时患有龈炎和局部出血的情况前来就诊。维生素 C 缺乏严重，可能会引发坏血病，近年来这种情况已经比较少见。这可能得益于人们健康意识的提高及营养摄入的均衡化。

1. 临床表现　牙龈易出血，呈紫红色、质地软、肿胀增生可覆牙冠。长期缺乏维生素 C 会致牙周膜纤维水肿、牙松动，口腔黏膜、皮肤有瘀斑，关节腔血肿伴疼痛。

2. 病理变化　牙龈组织呈现特征性病理表现，以水肿和出血为主。上皮下结缔组织内，陈旧性出血灶周边存在大量含铁血黄素颗粒，同时伴有淋巴细胞及浆细胞浸润，这反映了机体对局部病变的免疫应答。胶原纤维显著减少，牙龈与牙周膜纤维出现水肿，毛细血管呈现增生、扩张、充血及出血加剧的状态。动物实验证实，缺乏维生素 C 的动物在胶原合成方面遭遇障碍，致使细胞间质生成量降低。说明维生素 C 在创伤愈合及骨和软骨修复性再生进程中具有不可或缺的作用。此外，维生素 C 还深度参与体内糖代谢与氧化还原反应，有助于增强机体抗感染能力，提升免疫系统的防御效能，从而在维持机体生理平衡和健康方面发挥着多维度的关键作用。

四、急性坏死溃疡性龈炎

急性坏死溃疡性龈炎（acute necrotizing ulcerative gingivitis）发病急，坏死明显，坏死脱落形成溃疡。有很多名称，如急性坏死性龈炎、文森龈炎、战壕口炎等。重症型急性坏死溃疡性龈炎可发展为坏疽性口炎，死亡率很高。

1. 病因 主要致病菌有梭形杆菌、奋森螺旋体，均为厌氧菌，广泛存在于正常牙龈沟或牙周袋的深部，一般情况下并不致病，为机会致病菌。营养不良、严重的全身疾病时，机体抵抗力降低，如果合并口腔不洁等局部因素，两种细菌则可能大量繁殖，毒性增强，引起发病。本病被称战壕口炎，也说明在战壕等恶劣环境下易发病。

2. 临床表现 这种疾病在临床上较为少见，其显著的特征为在龈乳头和龈缘出现坏死现象。坏死的牙龈组织会脱落，像被慢慢侵蚀一样，形成缺损（图 11-6）。牙龈溃疡的表面会覆盖一层灰白色的假膜，把假膜撕开后，下面就是出血的创面。这些病变既可以单独在某个部位发生，也有可能在比较广泛的龈缘区域出现。患者会出现很特殊的腐败性口臭，这是坏死组织在口腔内分解产生的气味。病损区域的疼痛感受很明显，或者会有一种木胀感。同时，还可能伴随着发热、身体疲乏及下颌下淋巴结肿大等体征。当病情变得严重时，会发展为坏疽性口炎，坏死溃疡的范围会扩大，累及唇、颊黏膜，情况最严重时，甚至会导致面颊部出现大面积的缺损，这就是所谓的走马疳，会对患者的容貌和口腔功能造成极其严重的损害。

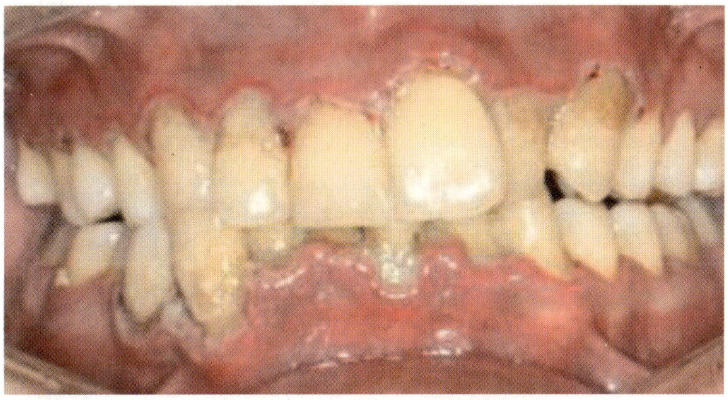

图 11-6 急性坏死溃疡性龈炎

3. 病理变化 坏死组织和纤维素性渗出物共同构成假膜，覆盖于病变表面。表面的假膜脱落，龈缘和龈乳头会出现明显的溃疡。病变的深部炎症反应明显，表现为血管扩张、充血，结缔组织水肿，大量的中性粒细胞渗出，浸润其中。通过对龈沟液进行涂片检查，可以发现大量的梭形杆菌和奋森螺旋体，这两种微生物是导致该疾病发生的关键因素，它们的大量存在也为疾病的诊断提供了重要的依据。

五、浆细胞龈炎

浆细胞龈炎，也被称作浆细胞龈口炎或变态反应性龈炎。特发性浆细胞龈口炎比较特殊，表现为弥漫性龈炎、舌炎及唇炎同时存在，属于浆细胞浸润综合征的范畴。在临床上，患者的牙龈通常呈现红肿、发亮的外观，有时还会伴有疼痛、出血等症状，并且病情容易反复。

1. 病因 浆细胞龈炎作为过敏反应性疾病，过敏原的多样性是导致发病的关键因素之一。日常生活中常见的牙膏、口香糖等物品中的特定成分，都有可能成为诱发牙龈组织发生过敏反应的过敏原。这种疾病具有一定的可逆性。一旦患者停止接触相关过敏原，身体的免疫系统不再受到持续的刺激，病变便有可能逐渐自行痊愈。此外，还有观点认为白念珠菌也与本病的发生存在关联。白念珠菌作为一种机会致病菌，在特定的条件下，可能通过其代谢产物或菌体本身的某些成分，刺激机体产生免疫反应，进而诱发浆细胞龈炎。

2. 临床表现 浆细胞龈炎在人群分布上，年轻女性较为多见。发病部位主要集中在游离龈或附着龈，红肿且光亮。还可能在唇、舌及口底黏膜等部位出现。当发生在唇黏膜时，会有鳞状脱屑的现象。浆细胞龈炎的病变处还可能呈现小结节或颗粒肉芽结构，这种特殊的病变形态，为临床诊断提供了重要的依据。

3. 病理变化 病变特征为大量成熟浆细胞的浸润。表面上皮多完整，也可出现糜烂、溃疡。固有层内浆细胞片状、灶性密集分布，也可浸润至固有层下方的组织中（图 11-7、图 11-8）。

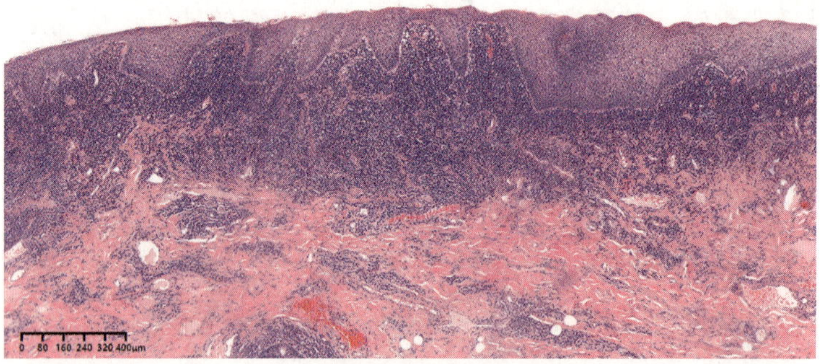

图 11-7 浆细胞龈炎（低倍）

注：牙龈上皮表层糜烂，上皮向结缔组织内增生呈条索状，周围见密集浆细胞浸润。

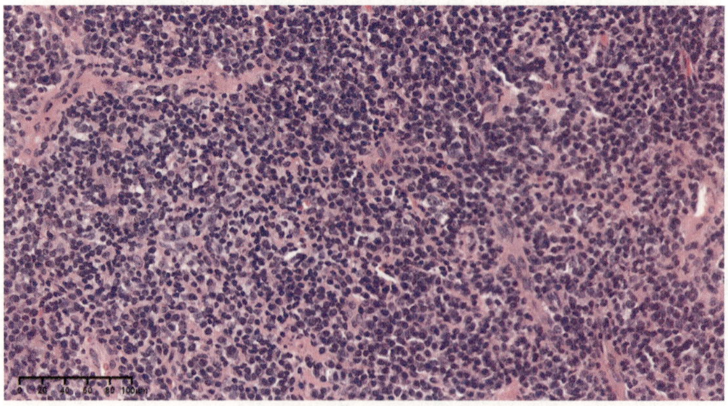

图 11-8 浆细胞龈炎（高倍）

注：上皮结缔组织中见大量浆细胞弥漫浸润。

第二节 牙周炎

牙周炎是牙支持组织的炎症性感染疾病，口腔细菌是发病始动因子，宿主遗传基因与后天因素决定其发展和是否加重。始发于牙龈边缘龈的牙龈沟，逐渐向深部蔓延，破坏牙周膜、牙槽骨和牙骨质（图 11-9），是口腔两大主要多发病之一，也是破坏人类咀嚼器官的关键疾病，世界卫生组织已将牙周健康列为人类保健重要指标。

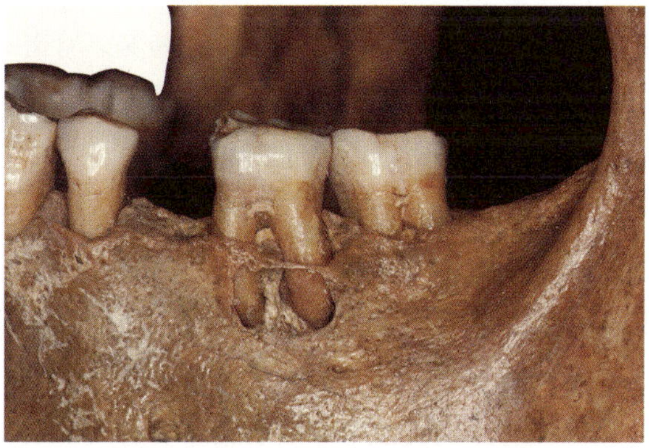

图 11-9 人类化石显示牙周炎

牙周炎的发生发展是细菌与宿主相互作用的结果。细菌感染引发初期炎症，导致牙周组织破坏，宿主易感性对炎症的发展起决定性作用。明确其为细菌感染性疾病是口腔医学的重要成果。人类口腔环境复杂，牙及牙龈沟利于细菌固着繁殖。当宿主易感性对牙周组织的破坏作用大于防御作用时，炎症会扩大、恶化，牙齿松动脱落。近年来，口腔预防医学将口腔菌斑、软垢和牙石作为防治重点，牙周炎的病因、破坏机制研究也成为口腔医学主要课题之一。

一、病因和发病机制

牙周炎病因和发病机制复杂，20 世纪 70 年代前，学界对其病损组织破坏机制、牙周组织破坏的病理特征，以及牙周结缔组织降解、牙槽骨吸收机制了解甚少。20 世纪 70 年代后，随着科学技术进步，牙周病研究快速发展，对牙周炎病因和发病机制的探究步入新阶段，如微生物检测技术助力细菌研究，组织病理学技术深化微观观察，分子生物学技术揭示细胞因子和信号通路作用等，推动了对牙周炎的认识进程。

（一）病因

1. 牙菌斑在牙周炎中的关键作用 口腔细菌是牙周炎主要病因，牙菌斑及其毒性产物是引发牙周炎的起始因素。它不仅会诱发初期炎症，直接破坏牙周组织，还会通过宿主防御系统引发免疫反应，间接损害牙周组织。牙菌斑的形成是一个复杂的过程，主要有三个基本阶段。首先是唾液获得性薄膜的形成，这为后续细菌的附着提供了基础。接着是细菌的黏附和集聚，细菌会逐渐附着在薄膜上，并且同种细菌之间吸附、不同类型细菌聚集在一起。最后是菌斑的成熟阶段。

牙菌斑根据所在部位分为龈上菌斑和龈下菌斑。其中，龈下菌斑与牙周炎的发生密切相关。引起牙周炎的致病菌大多是革兰阴性厌氧菌，并且这些细菌多有菌毛。而在健康的龈沟内，主要是革兰阳性需氧菌。这表明口腔微生物的种类和分布在健康和疾病状态下是不同的，了解这些差异有助于更好地理解牙周炎的发病机制。

牙龈卟啉单胞菌、放线共生放线杆菌和福赛斯类杆菌是多数牙周感染的主要致病菌。其中，牙龈卟啉单胞菌是牙周炎的主要病因，能从病损处分离，菌毛助其黏附牙周组织，还产生毒性物质破坏牙周组织。放线共生放线杆菌是革兰阴性厌氧球杆菌，可杀伤免疫细胞降低宿主防御，也能产生毒性产物破坏牙周组织。

除了已知的主要致病菌，近年来还发现了具核梭杆菌、噬麦芽糖密螺旋体、中间密螺旋体等与牙周炎有关的新菌种。这表明随着研究的深入，人们对牙周炎致病菌的认识在不断扩展。

2. 局部促进因素 软垢和牙石等局部因素有利于菌斑形成，也会损伤牙周组织，或者加重已有的炎症。软垢包含多种成分，牙石是矿化的菌斑或软垢。它们的致病作用主要在于吸附细菌和毒素、刺激和损伤牙龈、妨碍口腔卫生。

其他局部促进因素如咬合创伤、食物嵌塞、不良修复体等，也会对牙周组织产生不良影响，促进牙周炎的发生发展。

3. 全身易感因素 宿主易感性对牙周炎发生、发展很重要，影响其多方面情况。遗传因素与部分牙周炎有关，基因缺陷者易患侵袭性牙周炎，快速进展性牙周炎常有家族发病现象。糖尿病、骨质疏松症、艾滋病等系统疾病患者是易感者，糖尿病更是危险因素。性激素水平改变与牙周炎也有关联。吸烟、营养不良、肥胖、精神压力、老龄等都是全身易感因素。

（二）发病机制

牙周炎的发病机制涉及多个方面，口腔细菌是主要致病因子。在正常情况下，少量细菌的影响能被宿主防御功能控制，两者维持动态平衡，牙周组织得以保持健康。一旦某些细菌变成优势菌，毒力增强，这种平衡被打破，牙周炎就会发生。炎症细胞在牙周组织破坏中的作用逐渐被认识，过去人们对特异性免疫细胞（如淋巴细胞、巨噬细胞等）对牙周组织的破坏作用认识不足。1970 年有学者采用牙周炎患者的牙菌斑作为诱导剂，成功诱导患者末梢血中的单核细胞转化为淋巴母细胞，说明菌斑可能过度激活特异性免疫系统，从而提出细胞介导的变态反应是牙周炎发病的重要机制。现在已经明确，菌斑及其毒性产物在直接损伤牙周组织的同时，激活机体的免疫系统，引发炎症。炎症具有所谓“双刃剑”的作用，一方面能够防御菌斑及其毒性产物；另一方面，激活的免疫细胞会释放细胞因子、蛋白酶，造成牙周组织的进一步降解和破坏。所以，牙周炎是菌斑细菌和宿主相互作用的结果，前者是启动因素，后者释放的介质和因子则造成继发性损伤。

1. 细菌机制 细菌及其毒性产物直接刺激牙周组织造成破坏，其中产生破坏作用的物质主要是内毒素和细菌酶。革兰阴性厌氧菌死亡或裂解，其菌膜上的脂多糖释放出来，即为内毒素。内毒素对牙周组织具有强烈的毒性，主要表现为阻碍牙周膜的营养代谢，造成牙周膜细胞损伤，抑制成纤维细胞的生长繁殖；同时激活巨噬细胞，一方面巨噬细胞释放溶酶体酶，引起损伤和炎症；另一方面，巨噬细胞融合成为活化的破骨细胞，促进牙槽骨的吸收。细菌产生并释放毒性物质，溶解、破坏牙周组织的非细胞成分，这些物质就是细菌酶。细菌酶主要包括蛋白酶、胶原酶、硫酸软骨素酶（A、B、C）和透明质酸酶等。细菌酶降解牙周组织中的胶原和基质，破坏牙周组织的完整性，从而进一步促进牙周袋的形成和牙槽骨的吸收。细菌酶还能够降解结合上皮细胞之间的细胞间质，细胞间隙变大，通透性增强，上皮的屏障作用降低，细菌及其毒性产物更容易由此侵入牙周组织。除内毒素、细菌酶外，细菌代谢产物和表面物质（如纤毛蛋白）也会直接或间接破坏牙周组织。

除直接破坏牙周组织外，细菌及其代谢产物还通过诱导炎症间接损伤牙周组织。内毒素具有抗原性，能够激活宿主的多种免疫细胞，在局部引发免疫反应，间接导致牙周组织的损伤。伴放线杆菌产生的白细胞毒素，一方面损伤中性粒细胞和单核细胞，降低宿主的防御能力；另一方面刺激免疫细胞产生 IgG 型抗体、细胞因子，加重局部的炎症反应。

2. 宿主机制　宿主免疫防御抵御病原体时会引起牙周组织炎症破坏。免疫防御细胞（如 T 淋巴细胞、B 淋巴细胞、巨噬细胞等）释放细胞因子、蛋白酶和炎症介质，介导免疫反应，破坏牙周组织。

中性粒细胞是牙周组织的首道防御屏障。细菌出现时，它被激活并经血液循环进入牙周组织，在细菌趋化下从受损结缔组织进入龈沟或牙周袋，在抗体和补体协助下吞噬细菌。同时，它在龈沟聚集时会释放多种酶参与炎症反应、破坏组织，如胶原酶会破坏胶原引起基质降解。中性粒细胞的质和量对牙周炎的发生发展很关键，功能缺陷者会加速牙周炎发展。中性粒细胞引发的组织损伤较表浅，而免疫应答导致的损伤更严重和持久。

菌斑和毒性产物激活防御细胞，释放细胞因子介导免疫和炎症反应，造成组织损伤。巨噬细胞产生多种细胞因子、溶酶体酶和胶原酶发挥作用。早期牙周炎以 T 淋巴细胞为主，产生细胞因子、激活免疫系统，如果过度激活，则演变为变态反应，造成牙周组织的进一步损伤。中晚期牙周炎以 B 淋巴细胞的渗出为主，B 淋巴细胞进一步分化为浆细胞，产生抗体，在防御的同时可能导致进一步的破坏。除免疫细胞以外，牙周组织中上皮细胞表达的分子可促进中性粒细胞浸润，一方面参与防御，另一方面造成牙周组织的破坏。

炎症反应由炎症介质诱导，细胞因子是重要的炎症介质，与炎症发生发展密切相关。细胞因子少量存在于健康的牙周组织中，对牙周细胞移动、增殖、分化及基质成分的产生、细胞间的相互作用具有重要的调节功能，对维护牙周组织内环境的稳定发挥重要的作用。但是，在炎症情况下，细胞因子的产生和分泌由少量转为大量，平衡被打破，转而对自身组织造成损伤。健康状态下，白细胞介素（interleukin，IL）刺激上皮细胞生长，促进成纤维细胞合成胶原纤维，是牙周组织正常状态的维护因素。牙周炎时，过量的 IL 转而诱导间质细胞产生基质金属蛋白酶，促进纤维和基质的溶解吸收，促进牙槽骨的吸收，直接破坏牙周组织。此外，过量的 IL 促进其他细胞因子如前列腺素的产生和分泌，促进 B 淋巴细胞转化为浆细胞，进一步诱导和加重炎症，导致牙周组织间接损伤。肿瘤坏死因子（tumor necrosis factor，TNF）可以激活破骨细胞，并且和 IL 一起引起骨吸收，还能增强血管通透性，推动炎症发展。前列腺素 E_2（prostaglandin E_2，PGE_2）是牙周炎时促进骨吸收的强力介质，在牙周炎活动期其含量会显著增高。

在牙周炎组织里，中性粒细胞、成纤维细胞、上皮细胞与被激活的巨噬细胞能够共同合成并分泌数量可观的基质金属蛋白酶（matrix metallopro teinase，MMP），这些 MMP 积极地参与到炎症破坏进程中。MMP 属于一类专门对细胞外间质进行降解的蛋白酶，其涵盖了胶原酶、明胶酶、基质溶解酶及部分肽酶。它们能够对胶原、作为变性胶原的明胶、弹性蛋白、层粘连蛋白及纤维连接蛋白等物质实施破坏行为，进而推动结缔组织的降解过程，促使牙周袋得以形成，成为对牙周组织造成侵害的关键因素。

护骨因子（osteoprotegerin，OPG）与破骨细胞分化因子（osteoclast differentiation factor，ODF）是近年来被发现与牙周炎发生存在关联的细胞因子。OPG 能够阻止破骨细胞的形成，相反，ODF 则可以刺激破骨细胞分化并走向成熟，从而推动骨吸收。这两者对于维持牙槽骨的代谢平衡起着至关重要的作用。一旦 ODF 分泌过多，就会导致牙槽骨发生吸收，进而加速牙周炎的发展进程。

总之，牙周炎的病理机制源于细菌侵袭与宿主防御系统的相互作用。宿主防御包含两种，一是非特异性免疫反应，二是特异性免疫反应（涵盖细胞免疫和体液免疫）。牙菌斑在诱发牙周炎时作用关键，是引发初期炎症反应的始动因子。而特异性免疫反应是炎症持续状态的维持因子，包括细胞免疫介导的迟发型变态反应、体液免疫介导的免疫复合物型变态反应。前者以 T 淋巴细胞为中心，通过辅助性 T 细胞诱导其他细胞释放细胞因子，如淋巴毒素、破骨细胞激活因子、巨噬细胞移动抑制因子等，或者通过直接杀伤 T 淋巴细胞杀伤组织细胞发挥作用。后者通过激活补体引发或加重炎症反应。

二、临床表现及发展过程

（一）临床表现

主要临床特征是牙周溢脓和牙齿松动，在早期阶段，症状不显著，主要是牙龈炎的表现，牙龈肿胀和出血。随着病情发展，牙槽骨的破坏日渐严重，表现为固有牙槽骨的牙周膜一侧被吸收，牙周间隙变宽，牙槽嵴顶部分甚至全部被吸收，牙槽嵴高度降低。因失去牙槽骨的支持，牙齿松动、倾斜、伸长或者移位，甚至脱落。患者逐渐出现咀嚼无力的情况，如果合并急性化脓性炎，牙周袋会有脓液溢出，产生口臭（图 11-10）。

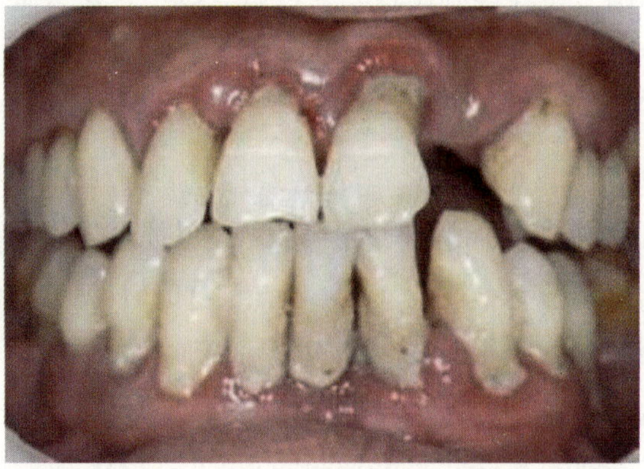

图 11-10　慢性牙周炎

（二）发展过程

牙周炎的发生、发展是一个连续的过程，一般分为始发期、早期、病损确立期、进展期。但这四个时期并不是绝对的，会随着细菌与宿主之间的关系改变而改变。当细菌被有效控制、宿主的免疫力增强时，病变可停止在某个时期，如果出现明显的修复现象，病变可出现逆行性好转。反之，病变可能出现跳跃性发展，直至牙松动、脱落。

1. 始发期　此时期的炎症主要局限于龈沟，实际上属于牙龈炎。龈沟上皮，包括侧壁的龈沟上皮、底部的结合上皮，受到龈沟菌斑微生物及其代谢产物的刺激，产生炎症介质，进一步刺激固有层的血管扩张、充血，血管壁通透性和黏附性增加，流经牙龈的大量中性粒细胞及少量的淋巴细胞、巨噬细胞被血管内皮黏附，渗出到固有层，产生急性渗出性炎症反应。严重时，一部分渗出的炎症细胞甚至穿过结合上皮，进入龈沟内部。临床上会表现出短暂的急性渗出性炎症的特征，这种情况一般会持续 2 ～ 4 天。

2. 早期　此期仍属于牙龈炎阶段，但病变程度比始发期更加严重。此期的显著变化是淋巴细胞大量渗出，主要是 T 淋巴细胞，另外也能看到少量浆细胞和巨噬细胞，同时中性粒细胞仍维持较多的数量。渗出炎症细胞的种类出现变化，意味着炎症开始由急性转为慢性，牙周炎的慢性特征逐渐显现，如龈沟上皮、结合上皮开始增生，胶原纤维出现变性和破坏。临床上会表现出典型的牙龈炎症状，这种情况可以持续三周或者更久。

3. 病损确立期　此期仍以慢性龈炎为主，为早期病变的持续状态。牙龈固有层渗出的 T 淋巴细胞持续增多，同时出现较多的 B 淋巴细胞及其转变而来的浆细胞，说明特异性免疫系统进一步激活。同时可能保持一定数量的中性粒细胞。此期比较明显的变化是结合上皮向根方移动，龈沟变深，形成浅牙周袋。但炎症仍局限于软组织，表现为慢性龈炎。牙周组织及牙槽骨无明显累及。这一时期可能稳定数月至数年，可能长期处于静止状态，也可能进一步发展，形成难以逆转的破坏性病损，进而进入进展期。

4. 进展期　此期为真正的牙周炎时期。突出的变化是牙周袋继续加深、牙槽骨出现显著的吸收。牙周袋继续加深是结合上皮长期受到炎症刺激，朝着牙根方向持续增生，基质及胶原纤维发生广泛变性、溶解及破坏，导致冠方与牙面的结合逐渐剥离的结果。随着牙周袋的加深，炎症的持续，牙周袋内的炎性渗出物、抗体及补体的含量也在不断增多。牙槽骨明显吸收，是巨噬细胞被激活，相互融合成破骨细胞，吸收功能异常活跃的结果。深牙周袋的形成、牙槽骨的吸收，说明牙周组织的结构和功能受到极大的损害，表明牙周炎已经发展到了较为严重的阶段，临床上，会出现明显的牙周溢脓及牙齿松动等一系列典型症状，若不及时治疗，将会进一步影响口腔健康，甚至可能导致牙齿的脱落和咀嚼功能的丧失。

三、病理变化

牙周炎是一个慢性过程，在菌斑微生物刺激、宿主免疫和炎症反应等多种因素影响下，活动期进展破坏，静止期出现修复性变化。进展期和静止期交替，牙周组织破坏和病理表现逐渐形成、加重。

（一）活动期牙周炎的病理变化

活动期牙周炎是指已经出现牙周袋及牙槽骨吸收时，牙周组织的各种病理改变（图 11-11）。

1. 牙面上可见程度各异的菌斑、牙垢及牙石堆积（图 11-12）。

2. 牙周袋内存有大量炎性渗出物，检测时可见多种免疫球蛋白及补体。

3. 龈沟上皮出现糜烂或溃疡，并向深部结缔组织增生成条索状或网眼状，有大量炎症细胞浸润，并见一部分炎症细胞及渗出物移至牙周袋内。

4. 结合上皮朝牙根方向增殖并长出上皮钉突，致使深牙周袋形成，袋周有大量炎症细胞浸润。

5. 龈沟上皮及结合上皮下的结缔组织中，胶原纤维出现变性、水肿与破坏，液化为无结构物，进而被炎症细胞占据。

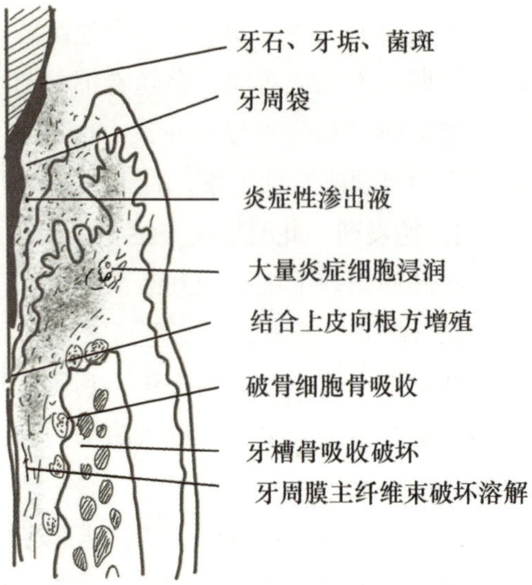

图 11-11　活动期牙周炎的病理变化

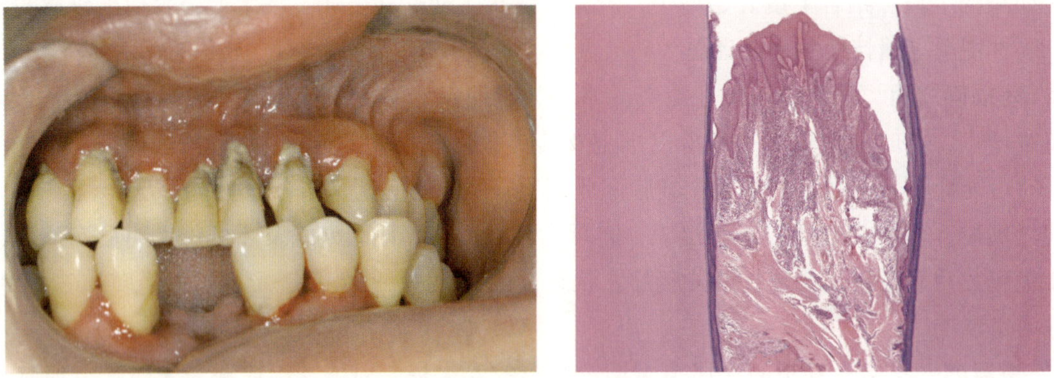

图 11-12　活动期牙周炎

注：牙根面大量菌斑、软垢及牙石附着，牙槽骨吸收，牙周袋形成。

6. 牙槽骨表面出现活跃的破骨细胞及骨吸收陷窝，导致牙槽骨呈不同方向（水平或垂直方向）的吸收破坏（图 11-13）。

7. 牙周膜的基质及胶原变性、降解，致使牙周膜间隙增宽（图 11-14）。

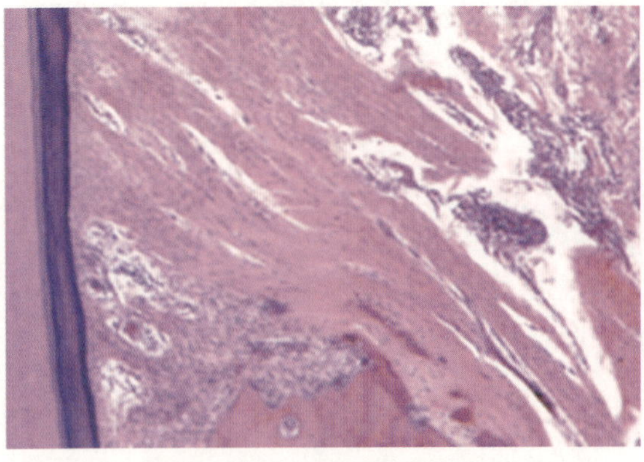

图 11-13　牙槽嵴顶骨吸收

注：牙周袋下方牙槽嵴顶部呈水平方向吸收。

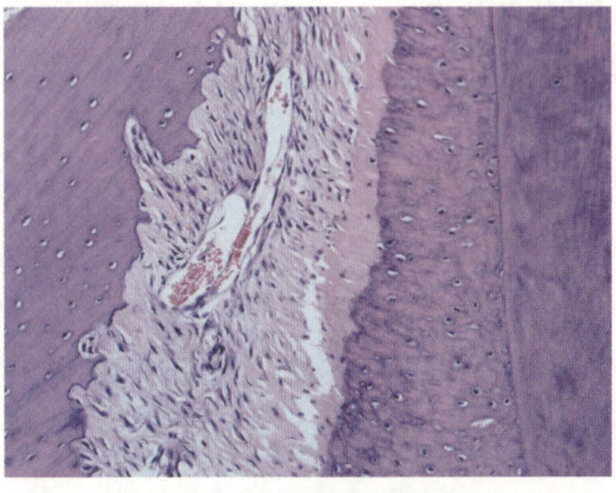

图 11-14　牙周膜玻璃样变性

8. 深牙周袋致使根面的牙骨质暴露，牙骨质上可见有牙石附着。

（二）静止期牙周炎的病理变化

1. 牙龈与牙周组织，包括龈沟上皮、结合上皮及其固有层、牙周袋和牙槽骨之间的炎症显著减轻，浸润的慢性炎症细胞明显减少，同时，修复现象明显，出现新生的毛细血管，大量新生成的纤维结缔组织形成粗大的胶原纤维束，逐步重建之前遭到破坏的牙周组织。

2. 牙槽骨吸收停止，吸收陷窝即使仍存在，但一般也看不到破骨细胞。骨的修复可见原有的吸收陷窝区被新的类骨质取代，后者进一步钙化形成牙槽骨。牙槽嵴顶端的吸收区亦可出现类骨质或新骨，牙槽嵴得到部分恢复。

3. 牙根面的牙骨质吸收区出现新生现象，类骨质或新形成的牙骨质附着在牙根表面，呈棘状增生。牙周膜的主纤维束增生，附着、插入根面新生的牙骨质中，形成穿通纤维，牙周组织的关系逐渐得以重建。

4. 牙槽骨吸收与牙周袋形成在临床病理上可分为三种情况（图 11-15）。

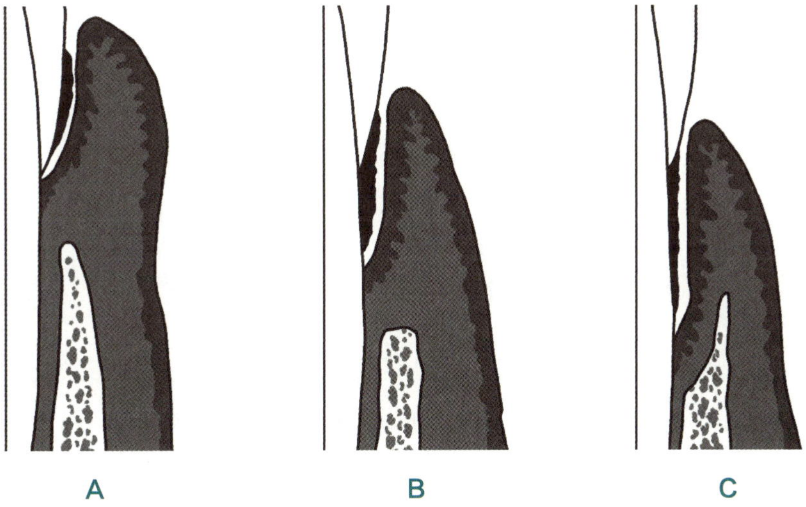

图 11-15　牙周袋的类型及牙槽骨吸收

A. 龈袋：牙槽骨高度未丧失；B. 骨上袋：牙槽骨水平吸收；C. 骨内袋：牙槽骨垂直吸收。

（1）龈袋（gingival pocket）：又称假性牙周袋，牙槽骨尚未出现明显吸收现象，其高度依然保持原有状态，没有发生附着丧失，牙龈组织仅仅受到炎症影响，产生了增生及肿大的变化，使得牙龈边缘延伸并覆盖住了牙冠面，进而形成了所谓的龈袋。

（2）骨上袋（supragingival pocket）：指牙周袋底部处于牙槽嵴顶上方的情况。这是因为牙槽嵴发生了水平型的骨吸收，使得牙槽嵴的高度大幅降低，进而促使了骨上袋的形成，这种牙周袋的形成与牙槽嵴的特定骨吸收类型紧密相关，在牙周疾病的诊断与病情评估中具有重要的指示意义，有助于专业人员准确判断病情并制订相应的治疗策略，以改善牙周组织的健康状况。

（3）骨内袋（intrabony pocket）：牙周袋处于牙槽嵴顶的下方，牙槽骨在其侧方，且位于牙根面和牙槽骨之间。其形成的主要原因是牙槽骨发生了垂直型骨吸收。在这种情况下，牙槽骨整体的高度改变相对较小，但是牙周膜周围的固有牙槽骨有着明显的吸收和破坏情况。从 X 线影像上看，骨内袋所对应的牙槽骨呈现垂直性吸收的特征，同时牙周膜间隙也明显变宽。

▶知识拓展

由量变到质变

牙周组织包括表面的牙龈及深部的牙周膜、牙槽骨。牙菌斑刺激牙龈产生炎症，出现牙龈炎的改变。开始炎症仅波及牙龈的上皮、固有层，出现充血、水肿、炎症细胞进入，上皮、牙龈纤维束破坏等，并未波及下面的牙周膜、牙槽骨。患者虽有表面牙周组织疼痛，但尚无牙齿松动、脱落之虞。此时加以治疗、改善口腔卫生，仍不失为亡羊补牢、时犹未晚。相反，如果牙龈炎继续发展，将逐渐波及牙周膜、牙槽骨，首先是浅层的牙周膜，如主纤维束的牙槽嵴组、水平组，牙槽骨的顶端 - 牙槽嵴等，然后就是更深层次的牙周膜、牙槽骨，最后导致牙根、牙周组织分离，牙齿脱落。

《周易》说：履霜坚冰至;《老子》说：治之於未乱；马克思主义哲学认为量变的积累导致质变，三者均说明居安思危、防患未然的重要性。从牙龈炎到牙周炎最后到牙齿脱落，就是从量变到质变的具体体现。面对牙周组织病，我们一方面要防微杜渐，避免最坏的结局，一方面要大力进行科普宣传，使广大群众了解整个病变过程，及早自我预防、及早就医、及早治疗。

第三节　牙周组织的其他病变

发生在牙支持组织上的其他病理改变，包括牙周组织的变性、创伤和萎缩。当合并菌斑感染时，则会出现牙周炎的各种变化与表征。同时，变性、创伤和萎缩还会加重和促进牙周炎的发生、发展。

一、牙周变性

牙周变性（periodon tosis）这一概念，是用以描述牙周组织所发生的非炎症性、源于营养不良的退行性改变状况，既往被命名为牙周症。客观而言，其并非作为一种具有独立性的疾病实体存在，而多是在全身系统性疾病进程中伴发出现的病理改变表现形式，具体的变性类型包含水样变性、黏液变性及玻璃样变等类别。当牙周变性的情况与局部菌斑感染的因素相互叠加时，将会对牙周炎的起始发生及后续的病情演进起到显著的推动作用。

长期以来，已有诸多报道指出严重的系统性疾病能够致使牙周组织发生变性。1923 年，戈特利布（Gottlieb）曾报道一位因肺炎离世的男性患者，其牙槽骨呈现广泛的吸收状况，牙周膜间隙增宽、质地疏松，且主纤维束消失不见，由此将其命名为牙槽骨弥漫性萎缩。欧利班（Orban）与魏因曼（Weinmann）于 1942 年亦对牙周病所涉及的牙周组织变性病理变化予以了详尽描述。随后，戈德曼（Goldman）在 1947 年报道了一只死于痢疾的蛛猴，其牙周组织中出现了与人类变性相类似的改变。沈国祚在 1957 年、郑麟蕃在 1963 年和 1979 年，分别对全身播散性红斑狼疮、严重系统疾病、高血压长期卧床者的牙周组织进行了观察，发现了变性、各类退行性变化、严重的牙周炎病损等各种变化。这些实例充分表明了严重系统性疾病与牙周组织变性之间存在着紧密的关联，为进一步深入探究牙周组织病变的发病机制及临床诊断治疗提供了关键的参考依据，对于推动口腔医学领域在牙周病研究方面的发展具有重要意义，有助于提高对牙周病的整体认识水平和防控能力，从而更好地维护患者的口腔健康和全身健康状态。

牙周变性伴菌斑感染时，临床表现不仅有类似一般牙周炎之处，还常合并全身性疾病，且会加速牙周炎发展，使其加重。

牙周变性的病理改变涵盖多个方面：牙周膜主纤维束缺失且有水样变性，膜间隙增宽，还会出现玻璃样变、病理性钙化与局灶性坏死等情况。其血管也有多种变化，像增生、扩张、管壁增厚、腔隙狭窄乃至闭塞。牙槽骨形成受阻，有广泛骨吸收与沉积线紊乱等异常成骨现象，牙骨质形成也有障碍，存在颗粒样钙化等病理性沉积。

二、牙周创伤

牙周创伤为除牙周炎之外的物理、化学因素对牙周组织造成的损害，包括咬合创伤、外科创伤、牙髓治疗创伤等类型。咬合创伤（occlusal trauma）是因为咬合方向或咬合力量的异常，致使个别、多个牙所承受的力超过牙周组织所能耐受的限度，造成损伤。咬合创伤能够诱发或加重牙周炎，在牙周疾病进程中作用关键，是临床诊疗需重点关注的因素。

单纯的咬合创伤确实能够致使牙周组织出现病理变化，然而其本身并不会直接引发龈炎或者牙周炎。消除导致创伤的因素后，牙周组织内由创伤引发的病理改变是能够得到恢复的。但倘若咬合创伤与局部菌斑感染同时存在，那么就会使炎症的发生和发展更为严重。尤其在牙周炎的后期阶段，由于牙槽嵴高度下降，即便只是轻微的咬合力，也可能造成较为严重的咬合创伤。这种因牙周炎致使牙周组织自身的支持能力减弱，无法承受正常或较大咬合力，从而让牙周组织遭受进一步创伤的情况被称为继发性咬合创伤，它会加速牙周炎的恶化，并且促使牙齿松动甚至脱落。

病理变化：如前所述，固有牙槽骨的重要特性是受压力侧被吸收，受牵引侧会增生。与此相对应，牙周创伤时，病变主要出现在受压侧，而不是受牵引侧。受压侧的固有牙槽骨出现垂直方向的吸收。在X线片上，表现为硬骨板逐渐消失，牙周组织变性、坏死及钙化等情况；牙根面也可能出现吸收现象。受压侧的牙周间隙先是在压力的作用下变窄，随后又会由于牙槽骨和牙骨质的吸收、牙周膜的破坏而变宽。受牵引侧则出现相反的变化，固有牙槽骨在牵引力作用下处于增生状态，产生层状骨板；牙根部牙骨质部位出现增生；在拉力作用下，牙周间隙有所增宽，牙周纤维被拉紧。如果拉力过大，牙周膜可能被撕裂，进而产生出血坏死等改变，病变蔓延至受牵引侧。在牙周炎的晚期阶段，因为牙周组织的严重破坏，轻微的咬合力就可能诱导出现较为严重的继发性咬合创伤，可能会致使局部牙周组织出现坏死的情况。

三、牙周萎缩

在临床实践中，牙周萎缩主要体现为牙龈退缩（gingival recession），其本质是牙龈边缘与牙槽骨呈现向后缩退之态，进而使得牙根呈现暴露之状。通常而言，其发生的先后顺序为先是牙槽嵴遭受吸收作用，进而致使牙槽骨的高度有所下降，随后才会表现出牙龈退缩的情形。在众多牙周萎缩的实际情况里，以牙周炎的炎症逐步消退之后所出现的组织萎缩状况最为常见。当牙周炎发作时，如果宿主个体所具备的免疫防御能力处于较高水平，且能够及时地接受恰当的治疗措施，那么在牙龈退缩现象发生之后所形成的牙周袋在深度方面便不会过于显著。另外，随着年龄的增长，同样也有可能引发牙周萎缩的情况，此情形被命名为老年性萎缩。一旦牙龈发生退缩，那么牙颈部便会随之暴露于外，这就极大地增加了牙本质过敏及根面龋等不良状况出现的可能性。部分青年群体当中，也会出现早老性萎缩的情况，这或许是由于某些内分泌代谢紊乱对牙周组织所具有的修复再生功能产生了不良的影响。除此之外，不良修复体所施加的压迫力量、牙石所带来的刺激作用及食物嵌塞等局部性因素，同样也能够造成具有局限性特征的牙周萎缩状况，而一旦将这些局部性的影响因素有效去除，那么牙周萎缩的状况便有逐步恢复至原有状态的趋势。

病理变化：牙周组织呈现体积缩减之态，上皮细胞的层级数量有所下降，进而造成上皮组织变薄；结缔组织内部的纤维及细胞构成成分皆出现数量上的减少，使得牙周膜的宽度变窄；牙槽骨的高度下降，骨小梁的分布变得稀疏，这一系列变化在牙周组织的病理生理进程中具有重要意义，为深入探究牙周病的发生发展机制及临床诊断治疗提供了关键的解剖学和组织学依据，对于准确把握牙周组织的健康状况和疾病演变趋势具有不可或缺的价值，有助于口腔医学专业人员制订更为精准有效的预防和干预措施，以维护牙周组织的正常功能和结构完整性，从而保障口腔健康和整体健康水平。

—• 考试知识点总结 •—

—• 本章小结 •—

—• 协和云课堂…… 拓展练习及参考答案 •—

（马继经　孙　振）

第十二章　口腔黏膜病

教学课件

学习目标

素质目标

（1）具备必备的职业道德和伦理观念，自觉遵守医疗卫生相关法律法规。

（2）具备认真的学习态度和严谨的工作作风，有良好的沟通能力、团队合作精神和服务意识。

知识目标

（1）掌握：口腔黏膜基本病理变化。

（2）熟悉：常见口腔黏膜病的病理学表现及相关疾病，包括复发性阿弗他溃疡、天疱疮、口腔念珠菌病、口腔白斑病、口腔扁平苔藓的病理表现及防治要点。

（3）了解：艾滋病在口腔的临床表现。

能力目标

（1）能辨析口腔黏膜病的诊断要点，理解常见口腔黏膜病的病因和临床病理联系。

（2）能分析一些常见口腔黏膜病的发病机制、研究进展及存在的问题。

（3）能运用口腔组织病理学的学习方法，具备能辨识相关病理变化，查阅相关文献，以及为社会服务的能力。

案例导入

【案例】

患者，男，45 岁。无烟酒等不良嗜好。主诉：左侧口角不适 1 周，自感粗糙发涩。查体：左侧颊部咬合线区见大小均匀、颗粒状突起的白色斑块，触之较柔软，其余部位未见异常。

【问题】

1. 口角区的白色斑块是什么病变？
2. 病变发生的原因是什么？

·核心知识拆解·

本章案例导入中，病变部位为口腔颊黏膜口角区，故属于口腔黏膜病。口腔黏膜病是指发生在口腔黏膜和软组织上的类型各异、种类众多的疾病总称。根据损害的来源可以分为4类：①仅发生于口腔黏膜的病损，如复发性口疮、唇舌疾病；②同时发生于口腔黏膜和皮肤的病损，如口腔黏膜感染性疾病、盘状红斑狼疮等；③口腔黏膜合并起源于外胚层和中胚层的某些疾病，如多形红斑和白塞病，可同时累及外阴、肛门、眼结膜和虹膜等多部位；④全身性或系统性疾病在口腔的表现，如维生素缺乏、血液病和某些代谢性疾病。

口腔黏膜病病因复杂，几乎每一种口腔黏膜病在整个病程中的病损都具有更迭性、重叠性和部位差异性，而不同的口腔黏膜病，其病损又具有共存性。因此，除了仔细检查口腔黏膜损害的类型、部位、大小、深浅、软硬等，必须考虑全身因素，结合病史和发病规律，必要时进行一些特殊检查，才能做出较为准确的诊断。

本章案例导入中，病变局限于口腔黏膜，表现为均匀的白色斑块，其诊断与病因请参照第二节的口腔白斑。

第一节　基本病理变化

一、过度角化和角化不良

1. 过度角化（hyperkeratosis） 表面的角化层过度增厚，称为过度角化。分为两种：过度正角化和过度不全角化。两者的主要区别在于角化层细胞是否含有细胞核，如果无，则为前者，如果有，则为后者。次要区别在于前者颗粒层明显，后者颗粒层不明显。因为表层增厚，血液的红色不明显，故两者肉眼观均为乳白色或灰白色，镜下观，上皮表层细胞内含有大量角化物，呈嗜伊红染色（图12-1）。

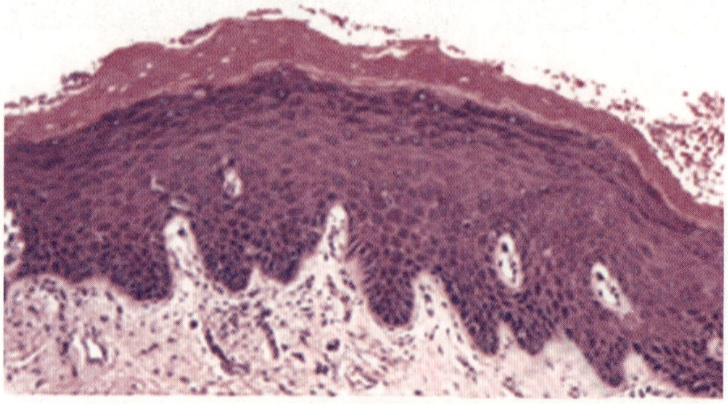

图12-1　口腔黏膜的过度角化

2. 角化不良（dyskeratosis） 指在棘层或基底层内，而非表层细胞发生的异常角化，也称错角化。

二、棘层增生

棘层增生（acanthosis）表现为棘细胞层细胞增生，增厚增加，向下挤压基底层，表现为上皮钉突向固有层内伸长。

三、上皮异常增生

上皮异常增生（epithelial dysplasia）有以下表现。

1. 细胞的异型性 包括细胞和细胞核大小不一、形态不一，核质比（细胞核与细胞质的比例）增大，细胞核染色加深，呈团块状，核仁明显，有丝分裂增加，分裂象上移，可见病理性核分裂象。

2. 结构的异型性 包括从基底层到角化层的有序状态紊乱甚至消失，基底层增厚，上皮钉突增大，角化不良等。

根据这些变化的发生情况，分为轻、中、重度上皮异常增生。需要注意的是上皮异常增生是一种癌前病变，需要密切关注并及早治疗，以免其发展为口腔癌。

四、基底细胞空泡性变和液化变性

空泡性变（vacuolization）即严重的细胞内水肿，HE 染色下胞浆着色极浅，甚至不着色，类似于空泡。长期、严重的空泡性变最后导致不可逆的溶解性坏死，称基底细胞液化变性。基底细胞的损伤必然波及基底膜，表现为模糊不清甚至消失。多见于扁平苔藓、红斑狼疮。

五、棘层松解

棘细胞间存在细胞间桥，为桥粒结构，包括细胞内的角蛋白丝、附着斑和细胞间的桥粒蛋白，如果这些结构物质出现异常，则细胞间桥受损甚至消失，造成棘细胞之间失去联结，细胞之间形成裂隙，称为棘层松解（acantholysis）。见于天疱疮。

六、疱

疱指细胞外液体的积聚。液体可能为水分、血液、脓液，分别称为水疱、血疱、脓疱。小者直径不超过 5mm，称小疱，否则称大疱（图 12-2）。数量多的小疱聚集称疱疹。表面的疱易于破裂，表皮脱去后，浅者称糜烂，深者称溃疡。

1. 上皮内疱 液体积聚于棘细胞之间，为部分水肿的细胞破裂，细胞内液释出所致。见于天疱疮或病毒性水疱。

2. 上皮下疱 液体积聚于基底层与固有层之间，见于类天疱疮、多形渗出性红斑。

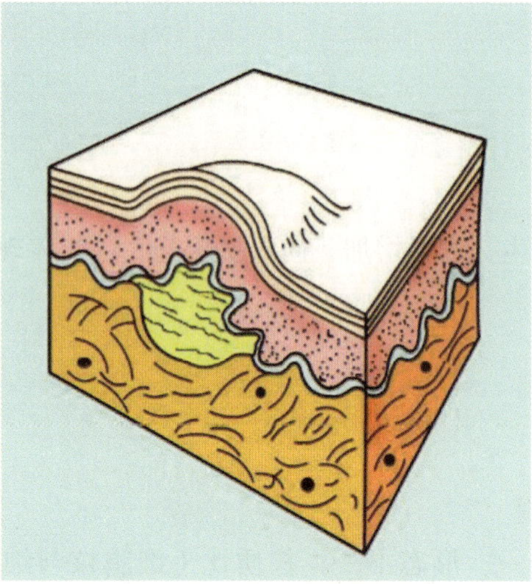

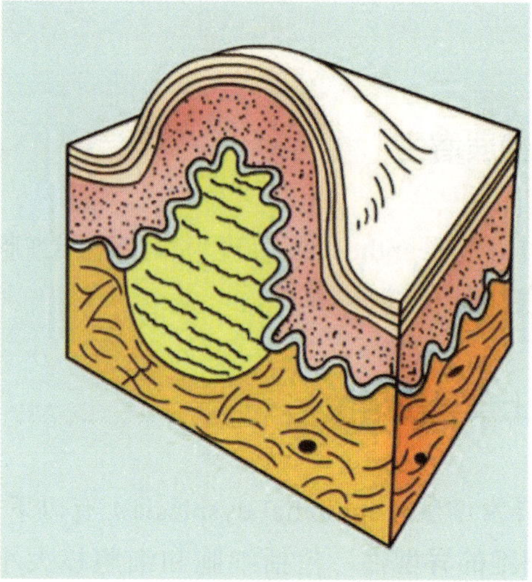

A　　　　B

图 12-2　小疱与大疱

A. 小疱；B. 大疱。

七、糜烂和溃疡

上皮层受损，造成浅表的缺损，称为糜烂（erosion）。上皮层、固有层受损，造成较深的缺失，则称为溃疡（ulcer），分为浅溃疡和深溃疡，前者损伤较轻，类似于糜烂，后者损伤较重。糜烂、浅溃疡一般指波及上皮层，可以由周围上皮细胞的完全再生加以修复（图 12-3）。深溃疡的修复一方面需要上皮的再生修复，另一方面需要肉芽组织参与，故修复后留有瘢痕。肉眼观，糜烂表面鲜红，溃疡表面则往往覆盖有白色的假膜。

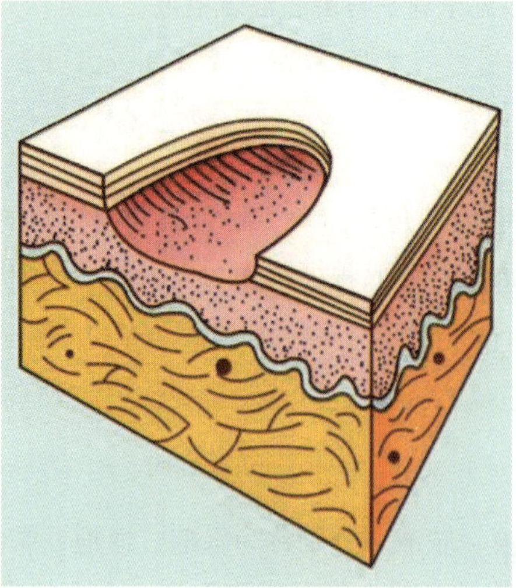

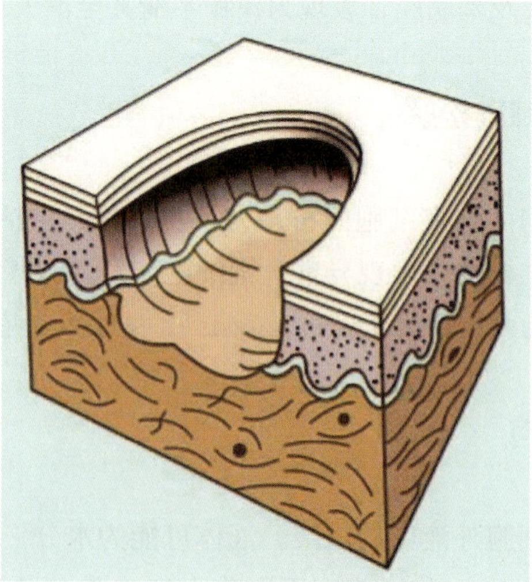

A　　　　B

图 12-3　糜烂与溃疡

A. 糜烂；B. 溃疡。

第二节 口腔黏膜白色和红色病变

微课：
口腔白斑

一、口腔白斑

历史上，“白斑”（leukoplakia）一词首先由 Schwimmer 于 1886 年提出，当时仅是一个临床名词，意思是口腔黏膜表面的斑片状增厚。目前认为，白斑的诊断应该采用排除法，对于具有白斑特征的病变，在排除了其他明确的疾病外，方可诊断为白斑。白斑是最常见的具有恶性潜质的病变，所谓恶性潜质，也称为潜在恶性，或者癌前疾病，是指本身不是恶性病变，但是具有演变为恶性肿瘤的潜在风险。

1. 病因 最常见的病因为吸烟，白斑患者中吸烟者占 80% ～ 90%，烟草中含有大量的刺激性物质，可能导致局部上皮增生。其他的局部刺激因素包括饮酒、酸辣烫饮食、嚼槟榔、白色念珠菌感染等，如果长期存在，也会促进白斑的发生。全身因素可能包括微量元素、维生素、微循环、遗传等方面的异常。

2. 临床表现 白斑临床上表现为局部口腔黏膜增厚呈白色斑块，略高出黏膜表面，患者自觉粗糙、味觉减退，受到刺激可有刺痛。男性多见，颊黏膜多发。分为均质型、非均质型两类。前者的特点为界清，整个病变的质地、颜色分布均匀；后者相反，病变的形状多样化、不规则，可为疣状、结节状、溃疡、红斑等多种表现。非均质型的潜在恶性高于均质型，尤其是发生于口底、舌腹部、舌侧缘的病变。出现红斑、出血、溃疡等表现的非均质型白斑，发生恶变的可能性更高（图 12-4）。

本章案例导入中，患者男性，除颊黏膜出现白色斑块外，并无其他病变，基本可排除其他疾病，考虑为白斑。斑块呈大小均匀的细颗粒状，故考虑为均质型白斑。患者无烟酒等不良嗜好，故发病原因可能与其他因素如酸辣烫饮食、嚼槟榔、白色念珠菌感染等有关。结合白斑的部位、类型，恶变的可能性较小。但是，欲完全排除异型增生及其他疾病，尚需要进一步在镜下对病理变化进行观察。

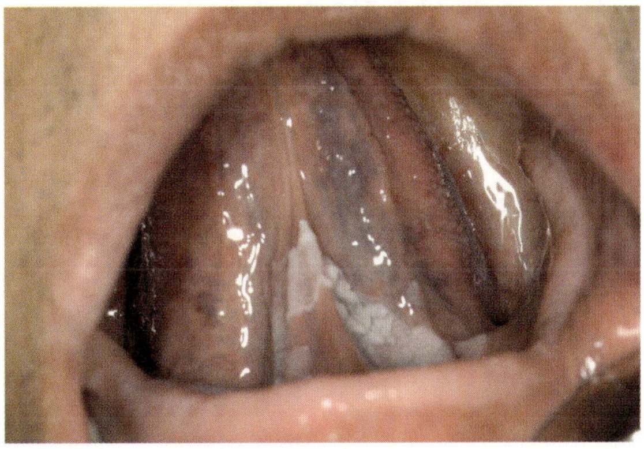

A

图 12-4 均质型白斑、非均质型白斑、白斑伴非典型增生

A. 均质型白斑；B. 非均质型白斑；C. 白斑伴非典型增生。

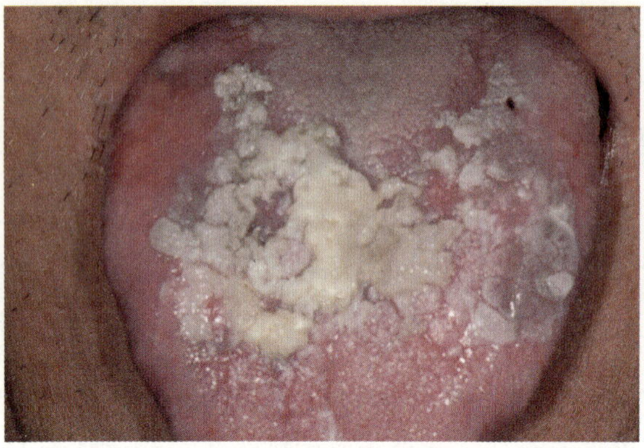

B

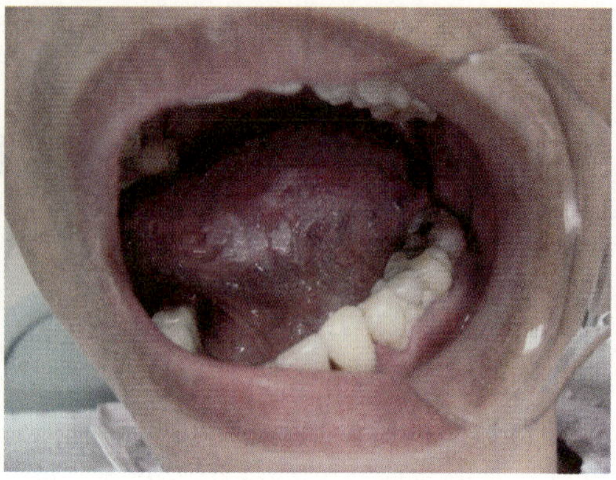

C

图 12-4 （续图）

3. 病理变化 主要的改变是上皮增生、增厚、表层过度角化。增生主要为棘细胞增生，伴上皮钉突增长、增宽。如果增生的上皮细胞在结构、细胞上均无异型性，则称为单纯性增生，这种增生演变为恶性肿瘤的可能性很小。反之，如果增生的上皮细胞在结构、细胞上出现异型性，则称为异常增生。异常增生根据波及的范围、异型的程度可分为Ⅰ、Ⅱ、Ⅲ级，级别越高，发展为浸润癌的可能性越大。Ⅲ级异常增生中如果癌细胞未突破基底膜，也称为原位癌，如果突破基底膜，则称为浸润癌。白斑的基底膜一般清晰整齐。固有层及黏膜下层有少量慢性炎细胞如淋巴细胞、浆细胞浸润，属于对刺激因素的防御性反应（图 12-5）。

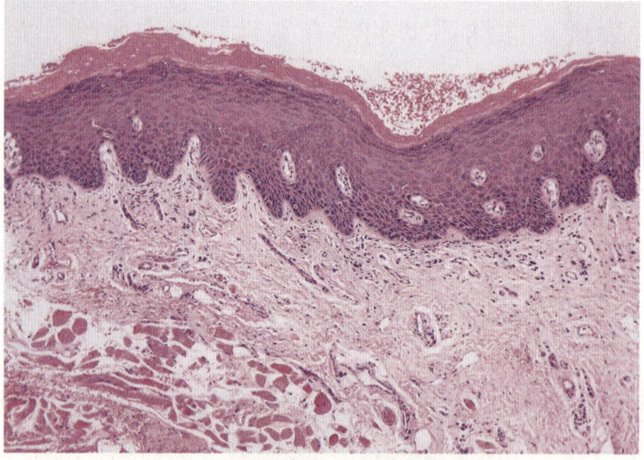

图 12-5 白斑的病理表现

疣状白斑因为固有层增生并突出到上皮层，形成较大的乳头，同时上皮层的增厚并不均匀，故病变黏膜的表面高低不平，呈疣状改变。

二、扁平苔藓

扁平苔藓（lichen planus，LP）属于自身免疫性炎症性疾病，好发于皮肤、口腔黏膜、生殖道黏膜。

1. 病因 目前认为本病为特异性免疫介导的变态反应性疾病。最初患者存在口腔感染、牙科治疗刺激等局部因素，以及精神紧张、内分泌异常、遗传易感性等全身因素，导致上皮细胞基底层异常，诱导局部T淋巴细胞激活、渗出、趋化到基底层附近。T细胞分泌多种细胞因子，进一步激活特异性细胞免疫，针对基底层细胞发动自身免疫攻击，最终导致基底层破坏。

2. 临床表现 本病与白斑相似，颊部多发，可有黏膜粗糙、烧刺感等症状。但本病通常左右对称发病，临床表现也比白斑更加复杂和多样化，大致可分为网状型和糜烂型。前者多见，病变较轻，表现为白色的网状条纹，有时条纹增多甚至融合成为白色斑片状病灶，此时肉眼很难与白斑相区别。后者少见，病变多样，病情较重，表现为因上皮层萎缩，固有层血液颜色易见，形成红色斑块，斑块中心坏死形成糜烂、溃疡、出血。网状型一般无症状，糜烂型因表面坏死，可表现为疼痛，进食时因刺激坏死表面而疼痛尤其明显（图12-6）。

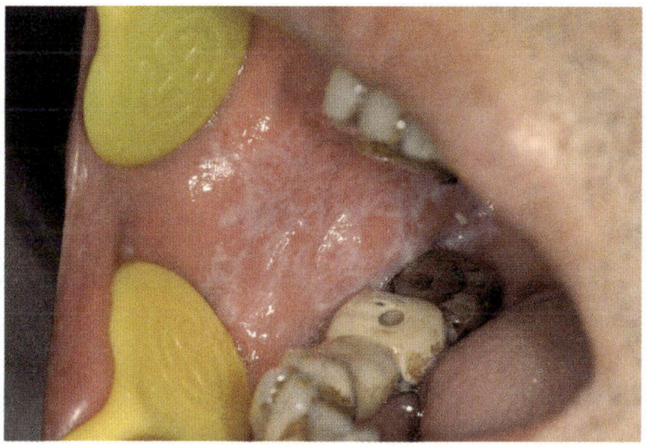

A

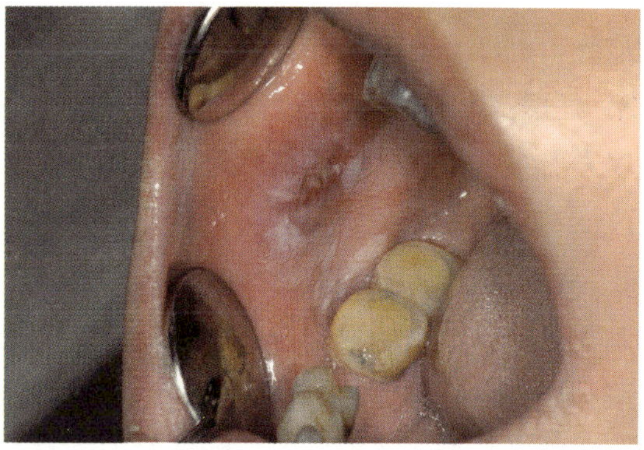

B

图12-6 网状型与糜烂型扁平苔藓

A. 网状型扁平苔藓；B. 糜烂型扁平苔藓。

3. 病理变化 最具有特征的变化为淋巴细胞聚集在固有层浅层，形成密集的炎细胞浸润带，主要为T淋巴细胞，代表了局部细胞免疫的激活。由于受到自身免疫的攻击，基底层细胞出现变性、坏死、凋亡，基底膜受损，边界模糊、不整齐。凋亡的基底层细胞形成均质嗜酸性的凋亡小体，散在分布于固有层、基底层、棘层，称为胶样小体。上皮层由于长期受到炎症的刺激，可表现出多种改变，包括棘层增生、钉突伸长，表层过度角化、萎缩、糜烂等，与临床表现中的白色条纹、红斑、糜烂等相对应（图12-7）。

一般认为，因为无上皮异型增生，因此口腔扁平苔藓无潜在恶性，不属于癌前病变。也有人认为口腔扁平苔藓具有轻微的潜在恶性。虽然本病属于慢性疾病，但无临床症状的患者并不需要治疗。

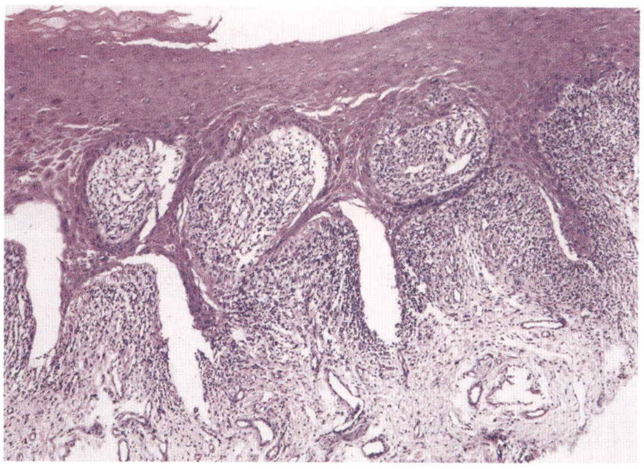

图12-7 扁平苔藓的病理表现

三、盘状红斑狼疮

盘状红斑狼疮与系统性红斑狼疮都属于自身免疫损伤性疾病，盘状红斑狼疮只累及皮肤、口腔黏膜，并不波及内脏，与累及多系统、多脏器的系统性红斑狼疮比较，症状要轻得多，预后也好很多。

1. 病因 与扁平苔藓类似，本病受到攻击的对象也是上皮基底层细胞。如上所述，在各种局部因素、全身因素的作用下，上皮基底层上皮损伤，产生自身抗原，诱导、激活大量淋巴细胞局部渗出、趋化到基底膜区。淋巴细胞包括T、B淋巴细胞，后者在局部产生大量自身抗体，与自身抗原结合后，进而激活体液免疫，导致组织损伤。

2. 临床表现 女性多发，病变局限于皮肤、口腔黏膜。皮肤病变多见，常见于头面部，基本表现为红斑，稍隆起，边界清楚，红斑表面鳞屑较多。口腔黏膜病变仅见于部分患者，多与皮肤病变同时存在，颊黏膜好发，临床表现与糜烂型扁平苔藓相似，也是在红斑中存在一定的糜烂性改变，可造成患者疼痛，在进食时更加明显（图12-8）。但是，与扁平苔藓对称性发病不同，盘状红斑狼疮散乱分布，可有助于两者的鉴别。

3. 病理变化 基底细胞空泡性变和液化变性是本病的特征性改变，与基底层细胞长期受到自身免疫攻击有关。基底膜区损伤严重，边界不整齐，染色不清晰。固有层淋巴细胞浸润。上皮层出现多种改变，包括增生、角化、萎缩等。以上改变均与糜烂型扁平苔藓的镜下改变相似。但是，与后者相比，盘状红斑狼疮的病变更加严重和复杂，主要表现为固有层淋巴细胞浸润的范围更广，往往波及黏膜下层，淋巴细胞的种类更多，不但包括T淋巴细胞，还包括大量的B淋巴细胞。与此相对应，基底层、基底膜、固有层、黏膜下层的损伤也更加严重，后两者内的毛细血管扩张且形状不规则，胶原纤维变性、溶解，由嗜酸性变为嗜碱性，称为嗜碱性变。此外，盘状红斑狼疮表面的过度正角化更加明显，往往形成棘状突起的角质栓塞（图12-9）。

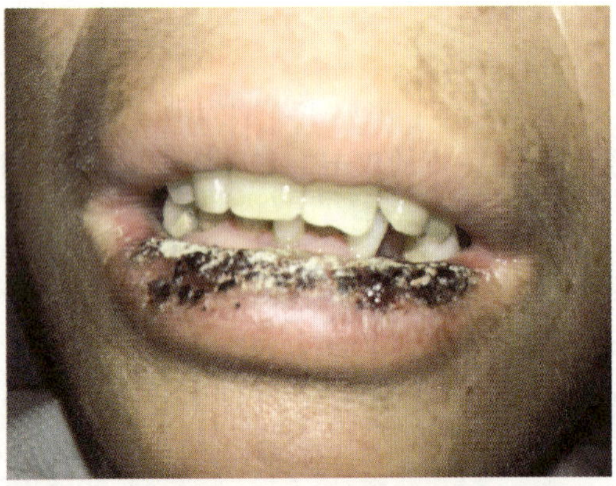

图12-8 口腔盘状红斑狼疮

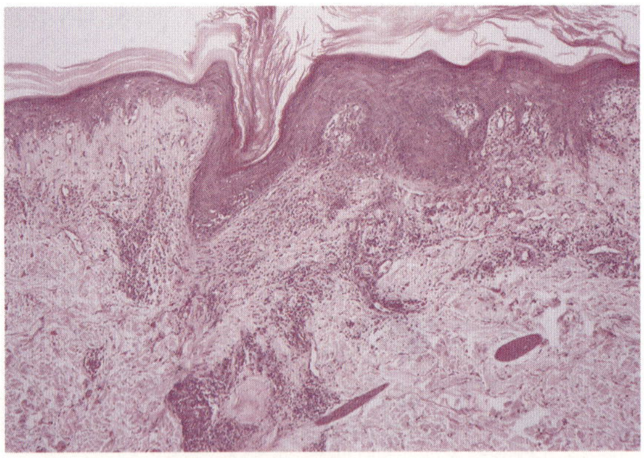

图12-9 口腔盘状红斑狼疮的病理表现

虽然盘状红斑狼疮与扁平苔藓有以上诸多的不同，但是，有学者认为，两者的正确鉴别仍需要直接免疫荧光的支持。盘状红斑狼疮因为有体液免疫的参与，故可见免疫球蛋白在基底膜区形成翠绿色的荧光带，称为狼疮带。相反，扁平苔藓因为只有细胞免疫参与，故并不形成免疫球蛋白的荧光带。

第三节　口腔其他病变

一、单纯疱疹

单纯疱疹（cherpes simplex）又称疱疹性口炎（herpetic stomatitis），病原微生物为单纯疱疹病毒（herpes simple virus，HSV）。好发于儿童，为原发性疱疹，成人在抵抗力低下时也可发生，为复发性单纯疱疹。

1. 病因　单纯疱疹病毒属于DNA病毒，在自然界中广泛存在，成年人大多被感染过。初次感染后，病毒可潜伏于三叉神经节中，在机体抵抗力降低等诱因的作用下，病毒被激活，沿着三叉神经返回到皮肤、黏膜中，利用宿主细胞进行复制，导致再次发病，即为复发性单纯疱疹。

2. 临床表现　如果患者为初次感染单纯疱疹病毒的儿童，则称为原发性单纯疱疹，表现为急性疱疹性龈口炎。儿童口腔周围皮肤、咀嚼黏膜、特殊黏膜出现密集的疱疹，大多内含清亮的液体，直径为2～3mm，可融合为较大的水疱，破裂后形成糜烂或浅溃疡。患者局部疼痛，较重者伴发热、局部淋巴结肿大。但感染具有自限性，7～10天自愈，因为病变较浅，愈合无瘢痕形成，不留痕迹。成人再次发生单纯疱疹，称为复发性单纯疱疹，临床表现与原发性相似，但是部位局限，病情较轻（图12-10）。

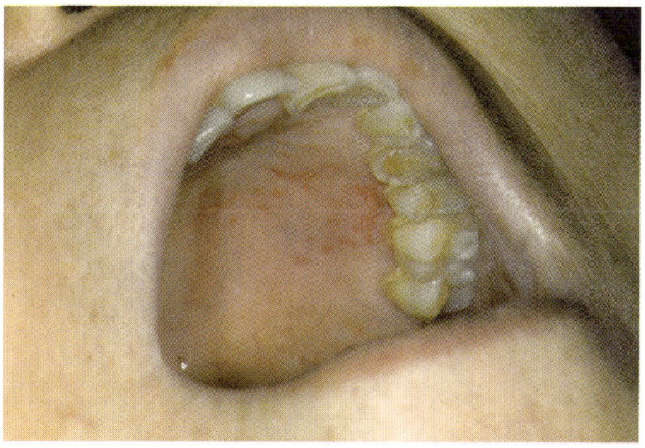

图12-10　口腔复发性单纯疱疹

3. 病理变化　病毒感染的上皮细胞，细胞核呈毛玻璃样半透明，核内可见病毒包涵体，一般为嗜酸性，周围有空晕。如果病毒感染干扰到上皮细胞的分裂，则可观察到多核巨细胞。如果疱疹未破裂，则可见上皮内疱，内含浆液性渗出物，伴有少量炎细胞。病毒感染的细胞位于底部，除病毒包涵体、多核巨细胞，最常见的变化为细胞水肿，水分在胞质内积聚，伊红染色浅淡，称为气球样变。如果疱疹破裂，则可见表面糜烂、浅溃疡形成。

二、复发性阿弗他溃疡

复发性阿弗他溃疡（recurrent aphthous ulcer，RAU）非常常见，表现为反复发作的口腔溃疡，伴疼痛。也称复发性阿弗他口炎、复发性口腔溃疡。

1. 病因 可能属于局部自身免疫性疾病。有证据表明，辅助性 T 细胞（T4）及其产生的肿瘤坏死因子所介导的细胞免疫反应在损伤中发挥了主要作用。激活免疫反应的始动因素非常复杂多样，包括精神因素、遗传易感性、感染、营养缺乏等。

2. 临床表现 大多为轻型，溃疡数量少，直径小，深度较表浅，为规则的圆形或椭圆形，周围皮肤有红晕。初起疼痛，可影响饮食、发音，1～2 周可自愈，不留痕迹。有患者开始为水疱，类似疱疹，水疱破裂后出现数量较多的小溃疡，小溃疡融合，最终形成阿弗他溃疡。重型、复杂型阿弗他溃疡较少见，前者的溃疡大、深，持续时间长，可达数周甚至数月，患者疼痛明显，愈合后瘢痕明显。后者的溃疡数量多，病程长，呈慢性过程，患者深受折磨，消瘦虚弱（图 12-11）。

需要注意的是，复发性阿弗他溃疡可能是白塞综合征（Behcet syndrome）的一部分。白塞综合征为罕见性疾病，其基本病变为小血管炎导致的多系统炎症，可出现口腔黏膜、眼、生殖器的溃疡三联征，而复发性阿弗他溃疡往往为首发症状。可以根据多系统损伤、小血管壁的炎症及破坏、血清中自身抗体如抗动脉壁抗体、抗核抗体滴度增高等加以鉴别。

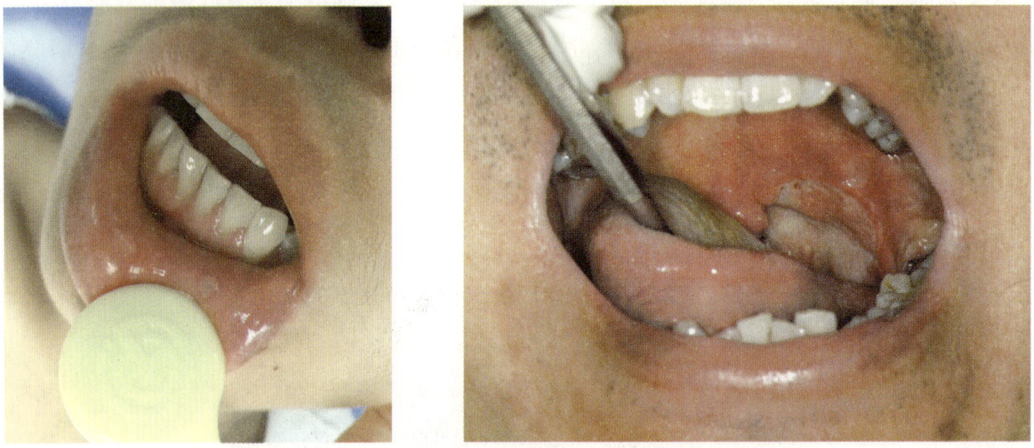

A B

图 12-11 轻型与重型复发性阿弗他溃疡

A. 轻型复发性阿弗他溃疡；B. 重型复发性阿弗他溃疡。

3. 病理变化 无特异性的改变，主要为伴发溃疡的炎症性病变。表面由渗出的纤维蛋白、坏死的组织细胞形成一层假膜，可含有中性粒细胞。其下为修复性肉芽组织，主要成分为增生的毛细血管、成纤维细胞、渗出的炎细胞。重型者在肉芽组织的底部可见到瘢痕组织形成（图 12-12）。

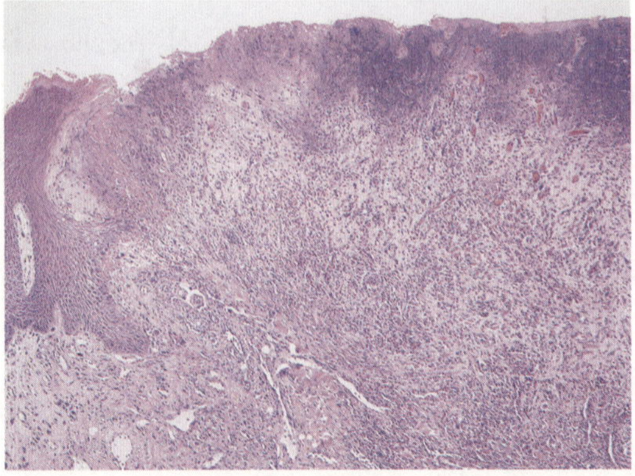

图 12-12 复发性阿弗他溃疡的病理表现

三、口腔红斑

诊断原则与白斑相似，指不能诊断为其他明确性疾病的红色斑片状病变。也属于具有恶性潜能的病变，恶变的可能性甚至高于白斑，远比白斑少见。光镜下，上皮的异型增生比白斑多见，程度较重，重度异型增生较多，一些患者甚至表现为浸润型癌。与白斑相反，红斑是上皮层萎缩、固有层血管扩张的结果，表层上皮并无角化。因此，红斑表面柔软，稍微凹陷，边界清楚，多见于年长者的口腔被覆黏膜，一般无特殊感觉（图 12-13）。

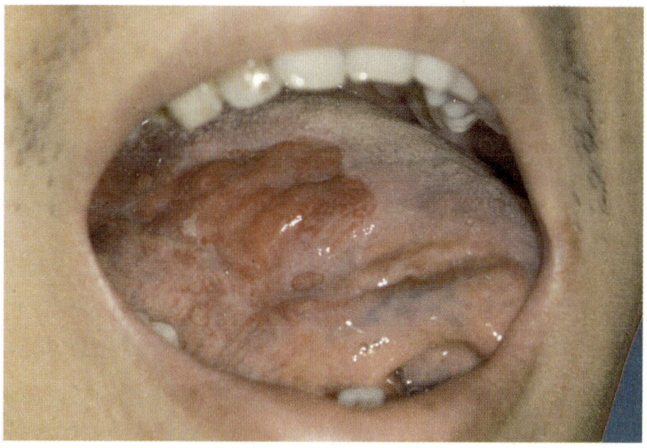

A

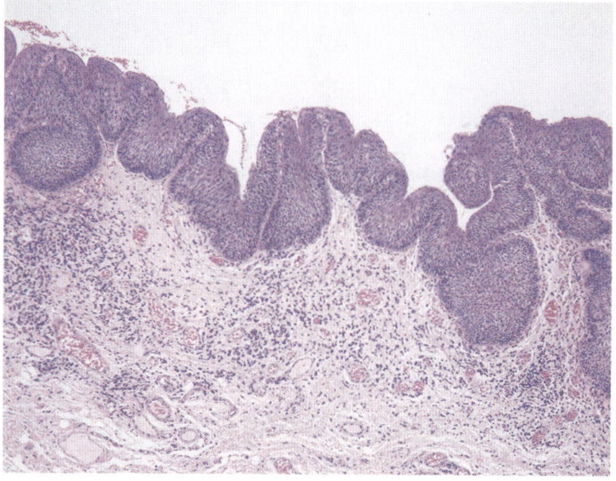

B

图 12-13　口腔红斑

A. 口腔红斑的口腔内表现；B. 口腔红斑的病理表现。

四、多形渗出性红斑

不同于口腔红斑，本病为自身免疫性炎症，无上皮异型增生，不属于具有恶性潜能的病变。皮肤、口腔黏膜出现红斑，红斑中央为水疱，水疱破裂后形成糜烂、溃疡，表面可由渗出物及坏死组织形成的假膜覆盖。光镜下，主要呈渗出性改变，渗出液积聚可形成上皮内疱或上皮下疱，结缔组织水肿，可见较多的嗜酸性粒细胞浸润，呈现变态反应的特征。

五、天疱疮

口腔黏膜形成上皮内大疱，破裂后疱的上层剥脱，形成大片不规则的糜烂面，湿润、潮红、触之易于出血，疼痛明显，严重影响进食、发音。其病理变化主要为棘层松解、上皮内疱。原因是宿主产生针对棘细胞间桥的自身抗体，在棘细胞之间沉积，继而激活局部的自身体液免疫，破坏棘细胞之间的连接。光镜下，失去连接的棘细胞可游离为单个细胞、小的细胞团，细胞水肿，核周的胞浆出现空晕，称为天疱疮细胞。如果大疱破裂，则在疱底部基底膜之上仍可见到有基底层上皮细胞附着，进一步证明病变为上皮内疱。基底膜下方的固有层中可见淋巴细胞浸润（图 12-14）。直接免疫荧光可见位于上皮层内的抗体沉积，可以与盘状红斑狼疮基底膜区的抗体沉积相鉴别。本病的大疱及溃疡常发展迅速，难以治愈，重症患者可能因疼痛明显、继发感染而死亡。

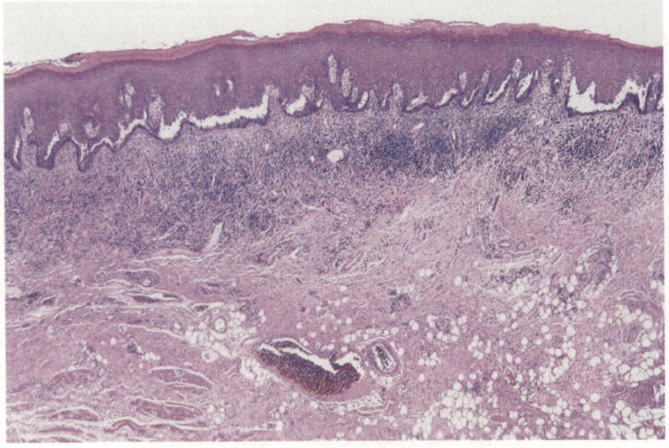

图 12-14　天疱疮的病理表现

六、良性黏膜类天疱疮

本病与天疱疮类似，主要区别在于自身免疫损伤的部位不同，前者在基底膜，故形成上皮下疱，后者在棘细胞间桥，故形成上皮内疱。良性黏膜类天疱疮产生抗基底膜抗体，导致基底膜破坏，上皮全层与固有层分离（图 12-15）。直接免疫荧光可见免疫球蛋白沉积于基底膜区，需要与盘状红斑狼疮鉴别。局部临床表现与天疱疮相似，但有时能看到完整的水疱，这可能与上皮内疱相对不容易破裂有关。本病呈慢性过程，预后较天疱疮好，但部分患者可出现眼部病变，并在愈合过程中形成较多的瘢痕，最终导致失明。

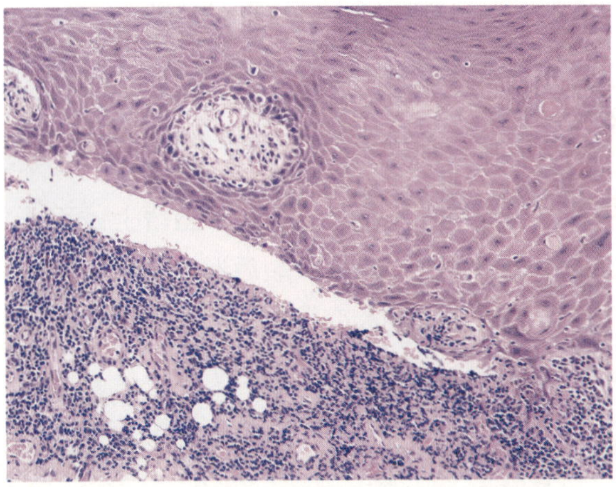

图 12-15　口腔良性黏膜类天疱疮的病理表现

七、念珠菌病

念珠菌是口腔正常菌群，在宿主抵抗力降低等特殊情况下引发条件性感染，导致念珠菌病。光镜下，最突出的特征为上皮角化层中出现念珠菌菌丝，嗜伊红染色，与表层成一定角度。炎细胞渗出明显，中性粒细胞渗出到上皮内，形成微小脓肿，淋巴细胞、浆细胞则分布于固有层。上皮采用特殊染色如 PAS 染色能使细菌壁着色，也可以确定念珠菌感染。病变表面往往覆盖由炎性渗出物、坏死的组织细胞混合而成的假膜。临床常表现为颊黏膜上白色的斑块，类似白斑，但白色斑块实则为表面覆盖的假膜，故可以擦去，形成糜烂面。如果转为慢性，则可见较为明显的上皮增生，形成的白斑样改变不易擦去，类似真正的白斑。有时候，念珠菌病仅表现为口角充血、糜烂、疼痛，类似口角炎。

八、口腔黏膜下纤维化

口腔黏膜固有层、黏膜下层的结缔组织广泛纤维化，胶原纤维增多，相互融合形成玻璃样变性，临床表现为病变黏膜挛缩变硬，当病变影响到深层的咀嚼肌时，可导致张口受限。光镜下，上皮层呈萎缩性改变，但部分病例可见上皮异型增生，因此，本病属于具有恶性潜能的疾病。其原因在于导致本病的原因如吸烟、咀嚼槟榔等，同时也是刺激上皮发生恶性转化的常见因素。

▶知识拓展

红斑狼疮中的狼疮是什么意思

红斑狼疮中的红斑比较易于理解，是因为表面的复层鳞状上皮萎缩，同时上皮下固有层、黏膜下层中的毛细血管增生、扩张、充血，加深的血液颜色易于透过萎缩的上皮层被人感觉到，从而形成所谓的红斑。那么，狼疮是什么意思呢，是因为上皮表面过度角化，形成角质栓，导致红斑表面干燥、多鳞屑吗？如果是这样，又何至于创造出如此令人恐怖生厌的一个名称？

关于这一问题，目前一般有两种看法。一种是从疾病的凶险程度来考虑。系统性红斑狼疮是一种多系统、多脏器的自身免疫性疾病，涉及皮肤黏膜、肾脏、心脏、关节、脾等器官，以急性坏死性细、小动脉炎为特征，常导致弥漫性增生性狼疮性肾炎，并发展成为硬化性肾小球肾炎，最后肾衰竭而死亡。这一过程猛烈而凶险，像狼那样具有强烈的攻击性、强大的破坏性，故称为狼疮。另一种观点是从皮肤红斑及其变化的特征来考虑。病变初期，红斑狼疮的皮肤红斑颜色鲜红，如果伴有糜烂、溃疡，则红色更鲜艳潮湿，非常类似于被狼抓破后的情况。病变后期，由于愈合导致的瘢痕形成与皮肤萎缩、色素沉着混合在一起，又非常类似于被狼抓伤后愈合的皮肤，故称为狼疮。

第一种解释只能针对系统性红斑狼疮，因为盘状红斑狼疮并无多系统、多脏器损伤，预后要好得多。第二种解释则对系统性红斑狼疮、盘状红斑狼疮均适用，故目前为大家普遍接受。不知道您更加认同哪一种解释呢？

考试知识点总结　　**本章小结**

协和云课堂……　拓展练习及参考答案

（刘　玮　韩玲玲）

教学课件

第十三章　口腔颌面部囊肿

学习目标

素质目标

具备关爱患者的人文素养及严谨认真的工作态度。

知识目标

（1）掌握：牙源性角化囊肿、含牙囊肿、鳃裂囊肿、黏液囊肿及舌下囊肿的病理变化。

（2）熟悉：牙源性角化囊肿易复发的原因及组织来源；含牙囊肿、鳃裂囊肿的组织来源；黏液囊肿的发生过程。

（3）了解：牙源性角化囊肿、含牙囊肿、鳃裂囊肿、黏液囊肿及舌下囊肿的临床表现。

能力目标

（1）能分析和解决常见口腔颌面部囊肿疾病。

（2）能与患者进行有效沟通。

案例导入

【案例】

患者，男，21 岁。主诉：上腭部可触及肿物 5 个月，有时疼痛。CT 平扫检查结果显示，左侧上颌骨存在一个低密度的囊肿性肿块，该肿块呈现膨胀性生长趋势；在囊肿壁的周围区域，观察到有骨质硬化现象；囊腔内的密度稍高于水的密度，在囊腔内部还可见到形状不规则的小牙齿牙冠部分。病理检查：巨检，灰白灰红色囊壁样组织一块，大小为 1.8cm×1.0cm×0.6cm，囊壁厚 0.2cm，另见牙齿二枚；镜检，壁状组织结构，内衬鳞状上皮，纤维壁内有较多的慢性炎细胞浸润。

【问题】

1. 患者可能的诊断是什么？

2. 该病的好发部位是哪里？

·核心知识拆解·

本章案例导入中，患者上颌骨内出现囊肿，属于口腔颌面部囊肿范畴。囊肿（cyst）为病理性的囊腔，囊壁由内侧表面衬里上皮组织的纤维结缔组织构成，内容物为液体或半流质。需要注意的是，如果内容物为脓液，则称为脓肿，属于化脓性炎的范畴，并不是这里所说的囊肿。另外，有少数囊肿缺乏上皮衬里，我们称之为假性囊肿。

口腔颌面部及牙的发育涉及面突的形成及其融合、牙板上皮及成釉器的分化及退化，以及牙的形成、萌出及替换。胚胎发育过程复杂，解剖结构多样，故容易出现囊肿性病变。牙的发育、萌出、替换均在颌骨中进行，故颌骨是人体骨骼中最易发生囊肿的部位。

口腔颌面部囊肿的分类如下：依据发生位置，分为颌骨囊肿和软组织囊肿两大类。依据囊肿组织来源，分为牙源性和非牙源性囊肿。其中，牙源性囊肿的衬里上皮起源于与牙齿形成相关的上皮结构及其上皮剩余。依据病理性质，牙源性囊肿又可分为发育性和炎症性两大类。不同类型的牙源性囊肿可能来源于不同的上皮结构或其剩余。

本章介绍的发育性牙源性囊肿包括含牙囊肿、萌出囊肿、牙源性角化囊肿，其发生与牙齿发育、萌出过程中的异常有关，而与炎症刺激无关。含牙囊肿和萌出囊肿又称滤泡囊肿，下颌第三磨牙区最常见，较大时可引起颌骨膨隆或面部不对称、牙移位及邻近牙的根吸收，囊肿边界清楚，镜下被覆上皮类似于缩余釉上皮。牙源性角化囊肿因具有潜在的侵袭性、较高的术后复发倾向、部分与痣样基底细胞癌综合征相关而受到人们的重视。炎症性牙源性囊肿主要包括根尖周囊肿、炎症性根侧囊肿，其发生于颌骨内存在的炎症刺激。其中，根尖周囊肿的发生过程比较复杂，首先发生龋病，然后导致牙髓炎，炎症由根管牙髓穿过根尖孔蔓延至根尖周组织，导致根尖周炎，炎症刺激Malassez上皮剩余增殖形成上皮性根尖周肉芽肿，最后，上皮中央退化发生囊性变。炎症性根侧囊肿则主要由比较严重的龈炎、牙周炎刺激所导致。非牙源性囊肿主要包括皮样或表皮样囊肿、鳃裂囊肿、甲状舌管囊肿、黏液囊肿。其中，鳃裂囊肿，又名颈部淋巴上皮囊肿，起源于鳃裂或咽囊的上皮剩余，好发于颈部中线的外上方；甲状舌管囊肿起源于甲状腺、舌形成过程中的甲状舌管，一般发生于颈部中线或接近中线的位置。黏液囊肿是黏液外渗性囊肿和黏液潴留性囊肿的统称。外渗性黏液囊肿没有衬里上皮。舌下囊肿又称蛤蟆肿，是发生于口底的黏液囊肿。

本章案例导入中的囊肿内含两枚牙的牙冠部分，故首先考虑为含牙囊肿。该囊肿最好发于下颌第三磨牙区。虽然牙源性角化囊肿也可以内含牙齿，但囊肿内衬上皮具有独特的组织学特点，可以鉴别。

第一节　牙源性囊肿

微课：牙源性囊肿

牙源性囊肿（odontogenic cyst）起源于与牙的发育相关的上皮组织，如牙板、成釉器、缩余釉上皮、上皮根鞘等。依据病变性质分为发育性、炎症性牙源性囊肿。发育性囊肿源于牙发育、萌出、乳恒牙替换过程中的异常，炎症性囊肿则与颌骨内的炎症病灶相关。目前对于前者（如发育性根侧囊肿、含牙囊肿等）的组织来源和发病机制，尚未能深入理解，很多理论都是基于推测；对于后者的发生、发展则有比较深入的认识，形成了比较明确的理论。

关于口腔颌面部囊肿囊壁内侧衬里上皮的来源，有如下几种可能性。

1. 来源于牙板上皮剩余（即 Serres 上皮剩余） 如发育性根侧囊肿、牙龈囊肿。这些囊肿的好发部位与牙发育过程中牙板上皮及其剩余的位置接近，均可见由于局灶衬里上皮增厚形成的上皮斑（epithelial plaque）。

2. 来源于缩余釉上皮 如含牙囊肿、萌出囊肿、炎性牙旁囊肿。此类囊肿衬里上皮较薄，由少数几排立方、扁平细胞构成，上皮平坦，无钉突、角化，类似于缩余釉上皮。

3. 来源于 Malassez 上皮剩余 如根尖周囊肿、残余囊肿和炎性根侧囊肿。这些囊肿的好发部位靠近牙根，与牙根发育过程中的上皮根鞘、上皮隔及其残余位置接近。

在临床上，不应只依据囊肿的病理变化做出诊断，因为即使是发育性囊肿，也可能合并感染，出现与炎症性囊肿类似的病理变化，而静止期的炎症性囊肿，却可能表现出发育性囊肿的部分特征。因此，应依据患者的临床表现、X 线检查和组织病理检查结果进行牙源性囊肿的诊断和分型。

一、发育性牙源性囊肿

（一）含牙囊肿

含牙囊肿（dentigerous cyst）也叫滤泡囊肿（follicular cyst）。所谓含牙，是指囊腔内含有发育良好的牙冠，囊壁包绕牙冠，并紧贴于牙颈部。在牙的发育过程中，牙冠形成之后，成釉器退化为缩余釉上皮，颈环部分紧贴牙颈部分，其余部分与牙冠之间隔着一层釉小皮。如果釉小皮被较多的液体取代，则发展为含牙囊肿。少数情况下，牙冠尚未完全形成，而囊肿已经发生，成釉器与牙冠隔开，牙釉质不可能继续发育，故可能出现包含牙的牙釉质发育不全的情况。

含牙囊肿在 X 线片上有典型的特征，即一个边界清楚的圆形透射影像，内含未萌牙冠，如图 13-1 所示，少数较大的囊肿也可出现多个透射影像（多房）。但应注意，此特征并非含牙囊肿所特有，牙源性角化囊肿、牙源性腺样瘤、单囊性成釉细胞瘤均为牙源性的囊肿或肿瘤，都可能出现类似的 X 线特征。因此，不能单独依据 X 线片表现就诊断为含牙囊肿。

1. 临床表现 生长缓慢，早期一般不会感到不适，往往在出现牙齿萌出异常、缺失或排列不齐等问题时，做 X 线检查被意外发现。后期囊肿可以长得较大，导致颌骨膨胀、面部不对称、牙移位、邻近牙齿牙根被吸收等临床表现。囊肿所含牙齿以恒牙居多，有时亦可见乳牙或额外牙。多发生于易于牙阻生的部位，如下颌第三磨牙区，其次为上颌单尖牙、上颌第三磨牙、下颌前磨牙等区域。多见于 10 ～ 39 岁的人群，男性多于女性。

2. 病理变化 肉眼观察，圆形完整囊腔，内含黄色液体及牙冠，牙冠多发育良好。囊壁菲薄，大部分包绕牙冠，部分紧贴牙颈部。镜下观察，囊壁内衬覆一层薄的复层鳞状上皮（图 13-2），构成简单，仅有 2 ～ 5 排细胞，细胞扁平或呈矮立方状，无角化、无钉突，非常类似于缩余釉上皮演变而成的结合上皮。但合并继发性感染时，上皮受到炎性刺激显著增生，则会出现明显的上皮钉突。如果上皮增生过于旺盛，也可能深入纤维囊壁中形成牙源性上皮剩余。少数病例可能出现区域性角化，通常是正角化。上皮还可能发生化生，大多为黏液化生，出现产黏液细胞或纤毛柱状细胞，少数可发生皮脂腺化生。

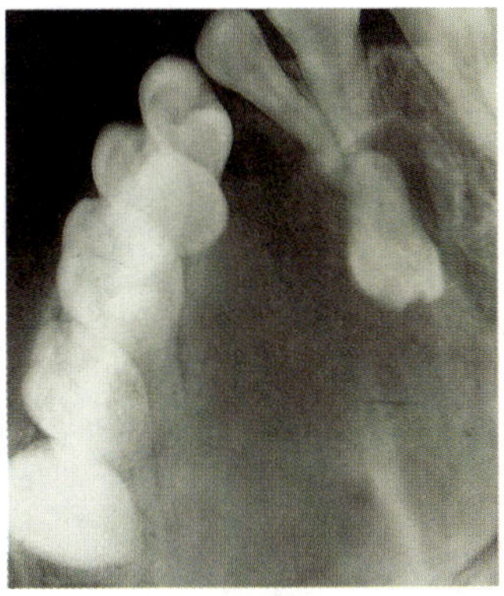

图 13-1　含牙囊肿的 X 线表现

注：X 线示一圆形透射区内含一未萌牙冠。

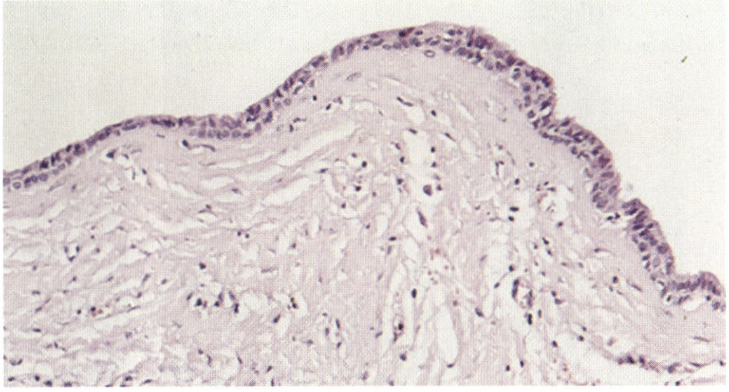

图 13-2　含牙囊肿的病理变化

纤维囊壁内的炎症反应相对较轻，但含有丰富的糖蛋白和黏多糖。当囊肿出现继发感染时，囊壁组织内会有大量炎症细胞浸润。

经过手术治疗的含牙囊肿，复发的情况比较少见，整体预后比较理想。

（二）牙源性角化囊肿

牙源性角化囊肿（odontogenic keratocyst）曾被称为牙源性角化囊性瘤，2017 版 WHO 分类又重新考虑了其病变性质，恢复了牙源性角化囊肿的命名和分类。其特征为内衬不全角化的复层鳞状上皮，上皮的来源虽然可能为牙板上皮剩余（即 Serres 上皮剩余），但具有非常独特的病理组织学特征。牙源性角化囊肿之所以引起人们的关注，主要在于其潜在的侵袭性、术后较高的复发率、某些情况下与痣样基底细胞癌综合征（nevoid basal cell carcinoma syndrome）的关联性。

1. 临床表现　有症状者主要表现为颌骨膨大。但是，牙源性角化囊肿一般沿着颌骨的前后方向生长，骨髓腔的空间较为充裕，因此，即便囊肿变化范围较大，也不会严重压迫颌骨，导致明显的颌骨膨大，故多数患者并无明显症状，往往是在进行常规 X 线检查时意外发现。但当继发感染时，患者的临床表现会明显加重，出现颌骨疼痛、肿胀，若有瘘管形成，则可能伴有脓液流出，严重时甚至可能引发病理性骨折或神经麻木等。囊肿多位于下颌骨磨牙区及升支部位，上颌骨则以第一磨牙后区较为多见。囊肿可为单发或多发，其中多发性病例约占 10%。男性患病概率高于女性，10 ～ 29 岁为第一个发病高峰，40 ～ 50 岁为第二个发病高峰。

X 线观察，表现复杂多样，缺乏特异性，总体而言，囊肿为单房或多房性透射区，边缘处呈现扇形的压迫切迹（图 13-3）。因 X 线表现与含牙囊肿、发育性根侧囊肿、根尖周囊肿、成釉细胞瘤等有重叠，因此，病变组织的病理学特征对于确诊该病具有极其重要的意义。

2. 病理变化　肉眼观察，为境界清楚的单房或多房性囊肿，内含类似干酪的物质，稀薄、淡黄色或血性囊液，囊壁菲薄。镜下观察，牙源性角化囊肿在组织学上有着极为显著的特征，主要表现如下。

（1）复层鳞状上皮结构简单，类似于结合上皮。由 5 ～ 8 层组成，薄且厚度一致，上皮无钉突，上皮、结缔组织囊壁界面平坦，两者如果分离，则出现上皮下裂隙。电镜下观察，出现裂隙的区域，基底细胞一侧的基板结构仍然完整，基底膜依然附着在上皮一侧，因此，推测导致上皮与结缔组织分离的薄弱环节位于结缔组织一侧，可能与纤维囊壁内胶原溶解酶的活性增强导致网板锚纤维溶解有关。

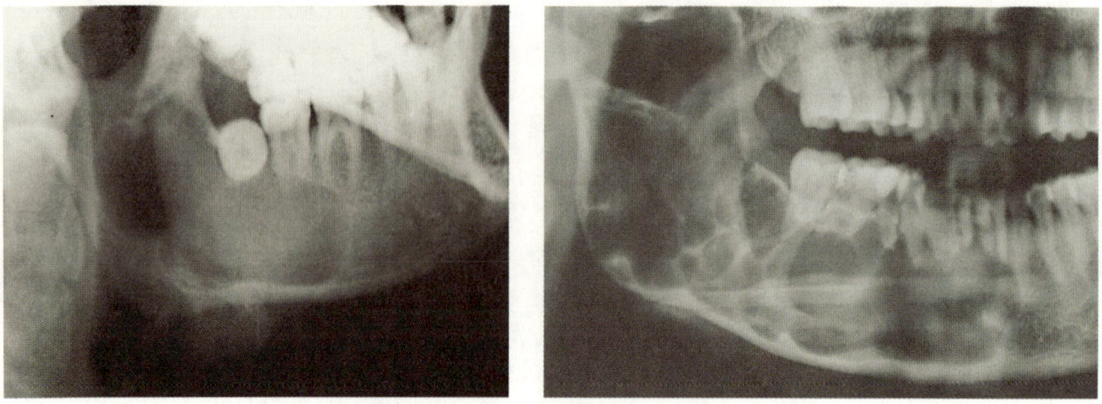

图 13-3　右下颌骨牙源性角化囊肿

（2）复层鳞状上皮出现比较简单的分化，既不同于未成熟的结合上皮，也不同于成熟的鳞状上皮，而是呈现一种介于两者之间的状态。表现为：基底细胞界限清楚，呈柱状或立方状，细胞核深染，远离基底膜，呈栅栏状排列；较薄的棘细胞层与角化层的过渡较为突然；表层多呈不全角化，呈波浪状或皱褶状（图 13-4）。

囊肿一般情况下无炎症，发生感染时，上皮增生形成上皮钉突，角化消失，囊壁内出现大量炎症细胞，有时可在囊壁中见到微小的子囊和 / 或上皮剩余（图 13-5）。

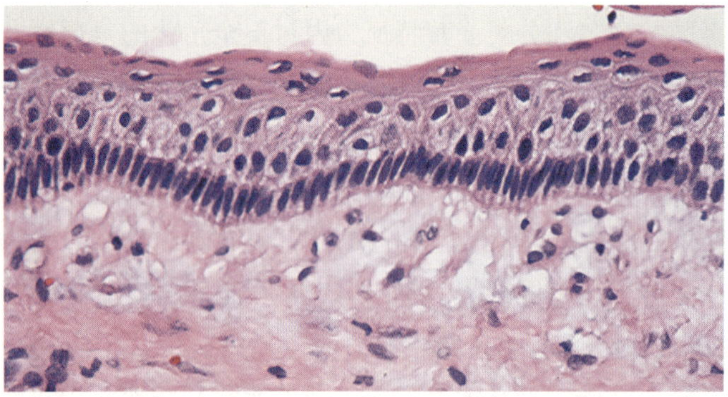

图 13-4　典型衬里上皮为较薄的、厚度一致的复层鳞状上皮构成

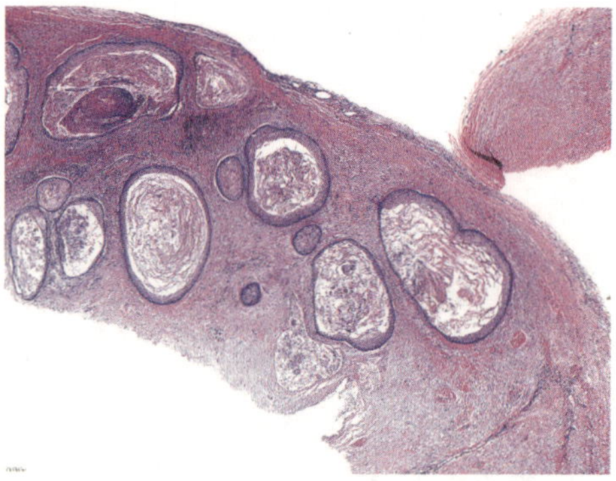

图 13-5　纤维囊壁内的多个微小子囊

牙源性角化囊肿在手术后复发的可能性较高，相关文献中报告的复发率大多超过了 20%。增殖细胞核抗原（proliferating cell nuclear antigen，PCNA）和 Ki67 均为代表细胞增殖的常用指标，定量分析表明，牙源性角化囊肿衬里上皮中 PCNA、Ki67 表达明显高于含牙囊肿和根尖周囊肿，并且集中在副基底层或基底上层，而不是通常的基底细胞层，说明牙源性角化囊肿衬里上皮具有较强的增殖能力。另外，电镜观察发现衬里上皮的鳞状上皮分化程度低于口腔黏膜，表现为：虽然从上皮基底层到表层，细胞内的细胞器逐渐减少，张力原纤维逐渐增多，表现出一定的分化特征，但是各层的过渡性变化不如口腔黏膜上皮那样有规律，表层附近的细胞变化也不一致。牙源性角化囊肿衬里上皮的高增殖性、低分化性，可能是导致术后复发的原因之一。

一些研究结果也支持上述观点，如手术前使用 Carnoy 固定液或者冷冻制剂对囊肿衬里上皮进行处理，使其失去活性，能够有效减少术后复发的概率。但是，也有一些研究结果并不支持上述观点，如在组织学上，分别对复发囊肿、未复发囊肿的衬里上皮增殖细胞进行计数，并未发现两者之间有明显的区别，说明复发囊肿并不是一组生长更为活跃的病变。因此，牙源性角化囊肿术后复发率较高，除了与衬里上皮的高增殖性、低分化性有关，还可能有其他的因素参与。目前主流的观点认为，这些因素包括：①牙源性角化囊肿的囊壁较为薄弱、容易破裂，在手术过程中很难完整地将其摘除。②囊壁内含有微小子囊或卫星囊，若手术未能彻底清除，可长大形成囊肿。③囊肿在颌骨骨髓内生长，可沿骨小梁之间呈浸润性生长，实际范围会超出 X 线片所示的病变边缘，若仅依据 X 线检查结果确定手术范围，则可能导致切除不彻底而复发。④部分牙源性角化囊肿来源于口腔黏膜上皮的基底细胞，此时应该把这些细胞连同囊肿一并切除，若手术时未能如此操作，则残留的基底细胞仍可导致复发。

关于牙源性角化囊肿的组织起源，普遍的观点是它源自牙板上皮剩余或 Serres 上皮剩余。此外，也有观点认为它可能来源于口腔黏膜，尤其是下颌磨牙升支区域附近的黏膜上皮。

部分牙源性角化囊肿可能为痣样基底细胞癌的临床表现之一，相关内容可参考知识拓展。

▶知识拓展

什么是痣样基底细胞癌综合征

基底细胞癌，多见于老年人受日晒较多的部位，如头面部，是一种低度恶性的癌，生长缓慢，浸润性生长，破坏周围组织，但很少发生转移。因为癌细胞生长缓慢，可能在很长时间无明显恶性表现，如果有色素沉着，则非常像良性的痣，即所谓痣样基底细胞癌。

所谓痣样基底细胞癌综合征，除了全身多发性痣样基底细胞，还有骨骼、钙磷代谢、面部、脑膜异常等临床表现，其中，颌骨多发性牙源性角化囊肿见于 65% ~ 75% 的患者，是较为常见的表现。此时的牙源性角化囊肿并不是独立的病变，而是痣样基底细胞癌综合征的一种表现。与独立性的病例比较，伴有综合征的牙源性角化囊肿患者较为年轻，且常有家族病史，其纤维囊壁内存在较多的卫星囊和上皮剩余，复层鳞状上皮的核分裂活性明显增强。

痣样基底细胞癌综合征患者存在果蝇体节极性基因（*Drosophila* segment polarity patched gene，Ptch）人类同系物 *PTCH* 的异常。*PTCH* 为肿瘤抑制基因，可抑制生长因子 - β（癌基因）家族成员的基因转录，存在于 9 号染色体的长臂。痣样基底细胞癌综合征家族成员存在 *PTCH* 基因的杂合性丢失，即携带一个拷贝的遗传性病变，因为另一个拷贝尚正常，故此时并不发病。当另一个等位基因出现异常时，患者出现综合征的临床表现。

（三）发育性根侧囊肿与牙龈囊肿

发育性根侧囊肿（lateral periodontal cyst）指发生于牙根一侧或者相邻牙根之间的囊肿，牙龈囊肿（gingival cyst）指发生于牙槽黏膜软组织的囊肿。两者的发生都与炎症无关，都可能起源于牙板上皮剩余（Serres 上皮剩余），囊壁内衬的复层鳞状上皮细胞都可发生局灶性增厚，同时伴细胞水肿，形成所谓上皮斑（epithelial plaque）。

（四）牙源性钙化囊肿

牙源性钙化囊肿（calcifying odontogenic cyst）曾被称为牙源性钙化囊性瘤。其囊壁内衬上皮类似于牙发育过程中牙胚的成釉器，其基底细胞呈高柱状、立方状，细胞核远离基底膜，类似于成釉细胞，浅层细胞呈星形，排列稀疏，类似于星网状细胞。与其他牙源性肿瘤不同的是，囊壁内可见数量不等的影细胞（ghost cell），可伴有钙化。所谓影细胞，指上皮细胞退化，细胞核消失，在 HE 切片上仅有残留阴影，故称影细胞。影细胞常可发生钙化，故称牙源性钙化囊肿（图 13-6）。

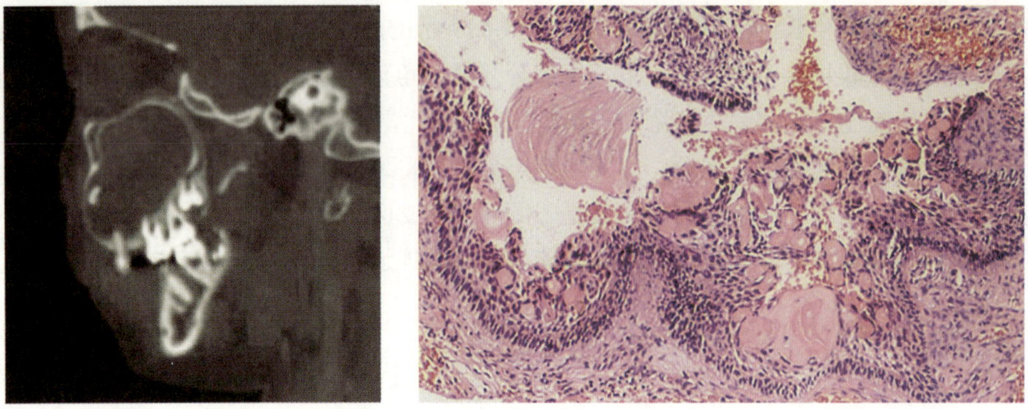

A　　　　B

图 13-6　牙源性钙化囊肿

A. X 线表现；B. 光镜表现。

二、炎症性牙源性囊肿

（一）根尖周囊肿

牙齿历经龋病、牙髓炎、上皮性根尖周肉芽肿、上皮团块中心部位液化，最后形成囊肿，称为根尖周囊肿（periapical cyst），是颌骨中最常见的牙源性囊肿。发展至根尖周囊肿阶段，患牙的牙髓一般已经坏死，故根尖周囊肿多见于死髓牙的根尖部位。根尖周囊肿的一种特殊情况为，死髓牙被拔除后，根尖周炎继续发展，最后成为囊肿，这种情况就被称作残余囊肿（residual cyst）。

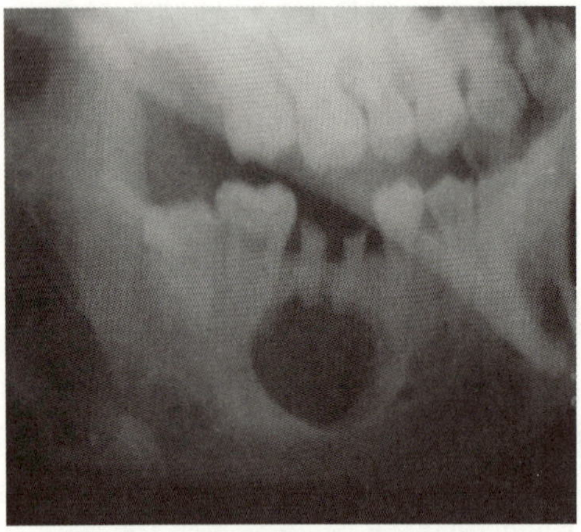

图 13-7　根尖周囊肿的 X 线表现

注：X 线片示根尖区有一卵圆形透射区。

1. 临床表现　通常与晚期龋病、残根或变色的死髓牙相伴出现，囊肿大小不一，大者压迫颌骨，可导致骨质吸收，骨壁变薄，颌骨膨胀，触诊时会感觉颌骨薄而有弹性。20 ～ 49 岁人群多见，男性多于女性。好发部位为上颌切牙、单尖牙区域。与成人不同，10 岁以下儿童发生的龋病很少伴发根尖周囊肿。X 线片观察，龋病、牙髓炎患牙根尖区域出现圆形或卵圆形透射区（图 13-7），边缘整齐，界限清晰。如果囊肿发展缓慢，周围颌骨组织可出现修复性再生，此时 X 线透射区周围会有一层薄薄的阻射线。

2. 病理变化　肉眼观察，多为随患牙一起带出的囊壁样碎组织，在拔牙过程中囊肿已经破裂，内容物已经流失。如果囊肿较小，也可能附着于患牙根尖区域被完整带出。镜下观察，囊壁内衬复层的非角化鳞状上皮，在炎症的刺激下，上皮增生，钉突变长、变多，相互交织，形成网状结构（图 13-8）。囊壁内出现明显的炎细胞浸润，上皮内以中性粒细胞浸润为主，如果中性粒细胞渗出较多，可出现明显的细胞间水肿，也可导致上皮的连续性中断。纤维囊壁内以慢性炎细胞浸润为主，包括淋巴细胞、浆细胞等，也可见到中性粒细胞、泡沫状吞噬细胞。对于时间较长的囊肿，纤维囊壁内可见比较明显的含铁血黄素、胆固醇晶体沉积。HE 染色的切片中，有时在囊壁中可见到弓形线状、环状的均质状物体，嗜伊红染色，称透明小体（Rushton body），可能来源于血液，也可能为上皮细胞产生的某种角蛋白或者特殊的分泌产物。常规制片过程中，囊壁中的胆固醇被有机溶剂溶解，成为针状、裂隙状改变。胆固醇作为异物能够趋化、聚集、激活巨噬细胞，形成异物性肉芽肿。巨噬细胞吞噬的胆固醇在胞浆内聚集，制片过程中大部分被有机溶剂溶解，残余部分成为网格状结构，类似肥皂泡沫，故此时的巨噬细胞被称为泡沫细胞，临床上行囊肿穿刺检查时，抽吸的囊液中可见闪闪发亮的物质，镜下为长方形缺一角的晶体，实际上为穿过囊壁进入囊腔的胆固醇。

根侧型的根尖周囊肿需要与发育性根侧囊肿进行鉴别。前者囊壁内有明显的炎细胞浸润，伴随死髓牙发生；后者一般不伴有炎症，伴随活髓牙发生。

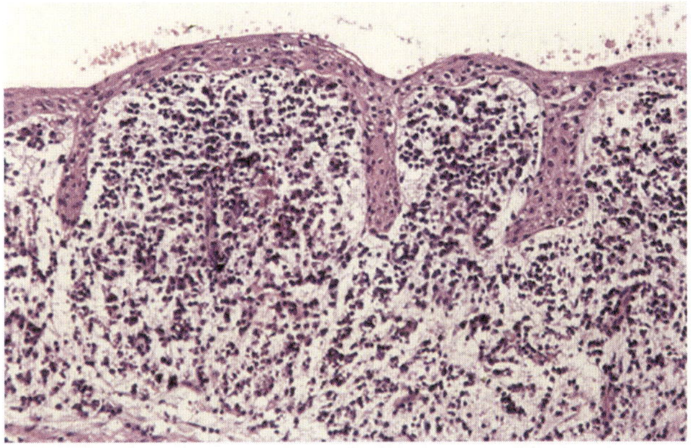

图 13-8　炎症性纤维囊壁内衬不规则的复层鳞状上皮

（二）炎症性根侧囊肿

牙刚刚萌出或仅部分萌出，其牙根即发生的颊侧炎症性囊肿，称为炎症性根侧囊肿（inflammatory collateral cyst）。约占所有牙源性囊肿的 5%，20 ～ 40 岁人群好发，男女之比 2∶1，下颌为高发部位。有两种类型：一种是较浅的牙旁囊肿（paradental cyst），与反复发作的冠周炎有关，伴疼痛、肿胀，受累牙为活髓，好发于下颌第三磨牙；另一种为下颌颊侧根分叉囊肿，位置较深，发生于下颌第一、第二磨牙，与较为严重的牙周炎有关，可见较深的牙周袋，伴肿胀、患牙向颊侧倾斜，一般无疼痛，但炎症加重时可出现疼痛。镜下观察，病理变化与根尖周囊肿颇为相似，囊壁内衬复层鳞状上皮，无角化，囊壁有较多炎症细胞浸润，时间较长的病变其囊壁内也可见到胆固醇结晶裂隙及其所导致的异物性肉芽肿。根尖周囊肿发生于死髓牙，而牙旁囊肿发生于活髓牙，可以进行鉴别。另外，牙旁囊肿与发育性根侧囊肿的位置相似，但前者囊壁伴明显炎症，而后者一般不会出现炎症反应，有助于进行鉴别。

微课：
非牙源性
囊肿

第二节　非牙源性囊肿

一、皮样囊肿或表皮样囊肿

皮样囊肿（dermoid cyst）或表皮样囊肿（epidermoid cyst）发生于口腔颌面部软组织，如口底、舌等部位，表现为圆形、卵圆形的无痛性肿块，生长缓慢，表面光滑，边界清晰。口底是最容易出现皮样囊肿或表皮样囊肿的部位，浅者位于颏舌骨肌和口底黏膜之间，称舌下位；深者位于颏舌骨肌和下颌舌骨肌之间，称颏下位。因为囊壁相对较薄，囊腔内为灰白色的豆腐渣样物，而非液体，故触摸无明显波动感，而是似生面团的柔韧感，压之则出现凹陷。

肿瘤名称来自组织学观察。镜下观察，如果纤维囊壁内同时有皮肤附属器（毛发、毛囊、皮脂腺、汗腺），则称为皮样囊肿；如果囊肿壁内衬的仅是角化复层鳞状上皮，即称为表皮样囊肿，如图13-9所示。囊腔内灰白色豆腐渣样物实际为层层排列的角化物，有时还伴有钙化。角化物质有时穿过表面上皮，进入周围的纤维囊壁，作为异物激活、趋化巨噬细胞，导致异物性肉芽肿。

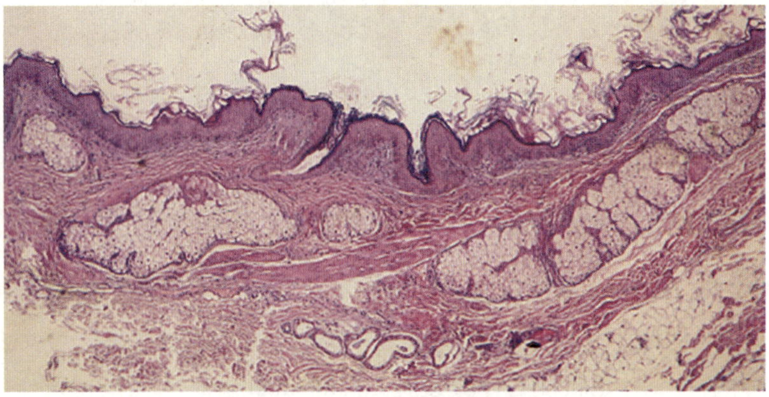

图 13-9　皮样囊肿的病理表现

关于囊肿的组织起源，推测与胚胎发育过程中残留的上皮有关，如第1、2对鳃弓融合残留的上皮组织可导致口底皮样囊肿或表皮样囊肿。另外，外伤导致的上皮组织植入可能是囊肿发生的另一个原因。

二、鳃裂囊肿

鳃裂囊肿（branchial cleft cyst）是由鳃裂或咽囊的上皮残留所形成的囊肿，因为纤维囊壁内含有大量的淋巴样组织，甚至形成淋巴滤泡（图13-10），因此也称颈部淋巴上皮囊肿（cervical lymphoepithelial cyst）。大部分鳃裂囊肿起源于第2鳃裂，发病位置大致在肩胛舌骨肌水平以上、下颌角以下的区域。如果起源于第1鳃裂，囊肿则位于下颌角以上和腮腺；如果起源于第3、4鳃裂，囊肿则位于颈根部。大体来说，鳃裂囊肿多见于颈部上部靠近下颌角、胸锁乳突肌上 1/3 前缘的位置（图 13-11）。大多位于颈部的一侧，但在少数情况下，也可能在颈部两侧同时出现。

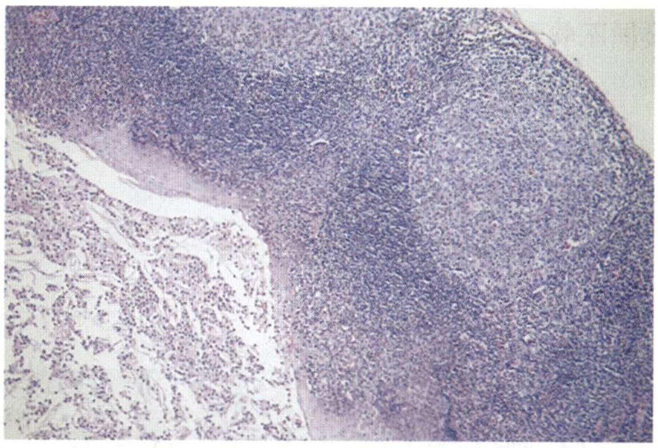

图 13-10　囊壁内衬复层鳞状上皮（纤维囊壁内含有大量淋巴样组织并形成淋巴滤泡）

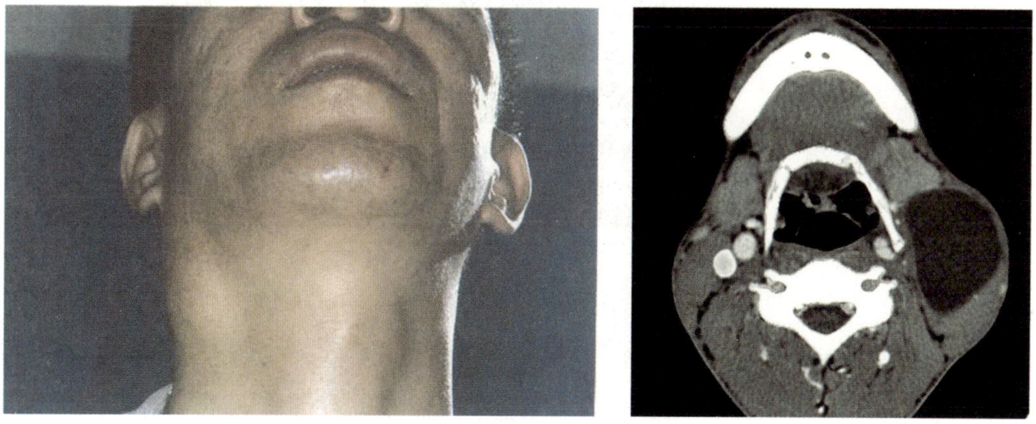

A　　B

图 13-11　鳃裂囊肿

A. 颈部外观；B. X 线表现。

囊肿好发于 20 ～ 40 岁人群，通常无明显临床表现，但如果继发感染，则可能出现疼痛。肉眼观察，囊肿质地柔软，边界清晰，具有一定的活动性，内含黄绿色或棕色清亮液体，也可能为浓稠的胶状物或黏液状物质。镜下观察，囊壁内衬复层鳞状上皮或假复层柱状上皮，前者表层角化，也可能无角化。除第 1 鳃裂来源的囊肿外，纤维囊壁内含有大量的淋巴样组织，故有人推测，鳃裂囊肿也可能与胚胎时期唾液腺上皮陷入颈淋巴结内并发生囊性变有关。

口腔淋巴上皮囊肿（oral lymphoepithelial cyst），发生于口腔咽淋巴环（Waldeyer 环）的淋巴组织。组织起源方面，可能与胚胎发育过程中唾液腺上皮陷入这些部位的淋巴组织，并发生增殖、囊性变有关；如果伴人类免疫缺陷病毒（human immunodeficiency virus，HIV）感染，则可能与 HIV 感染导致的腮腺内淋巴结发生病变有关。组织学特征与鳃裂囊肿颇为相似，但好发于口腔内，包括口腔底部、舌部、软腭等部位，可与发生于颈部外侧的鳃裂囊肿进行鉴别。

鳃裂囊肿手术切除后很少复发。鳃裂囊肿上皮发生癌变时需要与鼻咽部恶性肿瘤经淋巴管转移至颈部淋巴结的情况进行鉴别。

三、甲状舌管囊肿

甲状舌管囊肿（thyroglossal cyst）起源于甲状舌管残留上皮。好发于颈部中线或接近中线的位置，与甲状舌管自舌根部至甲状软骨的下行路线相吻合。胚胎发育第4周，第1、2鳃弓的原始口咽腔侧中线处的外胚间充质增生，形成上、下两个隆起，即上面的奇结节、下面的联合突，奇结节、联合突之间的内胚层（后退化为舌盲孔）上皮增生、内陷，形成甲状舌管。甲状舌管以舌盲孔为起点，沿着颈部腹侧中线处下移至甲状软骨处，最终发育为甲状腺。正常情况下，甲状舌管会退化消失。如果甲状舌管有残留，则可能发展为甲状舌管囊肿，位置可能为甲状舌管下行所经过的任何部位，但以甲状舌骨区最为常见（图13-12）。

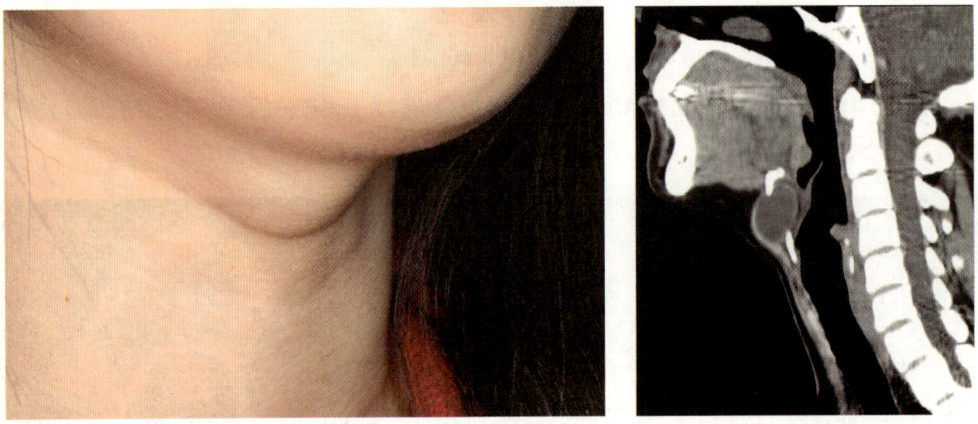

A　　B

图13-12　甲状舌管囊肿

A. 颈部外观；B. X线表现。

甲状舌管囊肿可发生于任何年龄，以青少年多见，男女比例约为2∶1。肉眼观察，囊肿直径2～3cm，表面平滑，边界清晰，随吞咽动作上下移动，触摸时有波动感。剖开囊肿，内含清亮黏液，发生感染时可为脓性或黏液脓性液体。镜下观察，颈部上侧的囊肿，囊壁内衬复层鳞状上皮；颈部下侧的囊肿，囊壁内衬假复层纤毛柱状上皮；颈部中侧的囊肿，常可见上述两种上皮的过渡形态。纤维性囊壁内偶尔可见甲状腺、黏液腺组织（图13-13）。

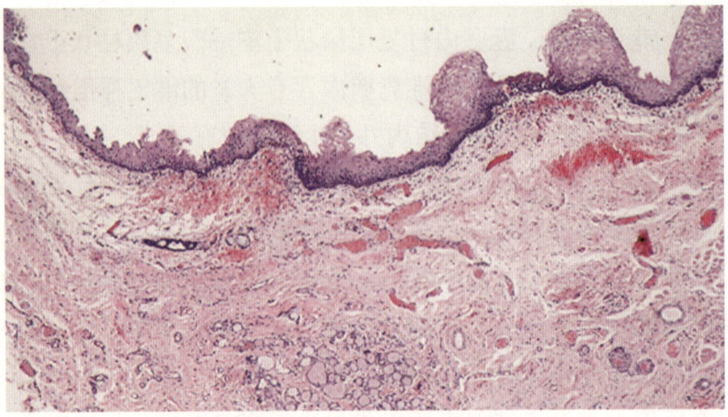

图13-13　甲状舌管囊肿

注：囊壁内衬较薄的复层鳞状上皮和纤毛柱状上皮。

甲状舌管囊肿发展为癌变的病例罕见，仅占所有甲状舌管囊肿病例的 1% 以下。

四、黏液囊肿

小唾液腺的黏性分泌物潴留或外渗而发生的软组织囊肿，称为黏液囊肿（mucocele）。

潴留性黏液囊肿（mucous retention cyst）是由于唾液腺导管发生阻塞，导致黏性唾液积聚，导管扩张，形成囊性病变；外渗性黏液囊肿（mucous extravasation cyst）是由于唾液腺导管破裂，黏液溢出并渗入结缔组织中，形成囊性病变。两者的主要区别在于有无上皮衬里，前者的囊壁实际为扩张的导管，故其囊壁内侧为假复层、双层柱状、立方状的上皮细胞（图 13-14），有时还能观察到嗜酸性上皮细胞；后者的导管已经破裂，故其囊壁并无上皮细胞作为衬里（图 13-15），纤维结缔组织直接与黏液接触，形成炎性肉芽组织，呈非特异性慢性炎症改变。

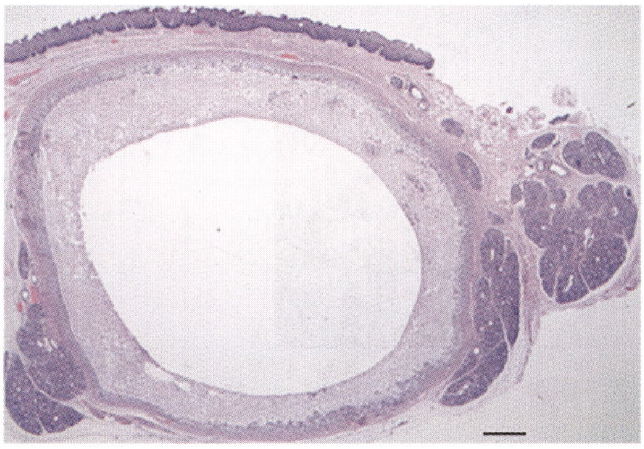

图 13-14 黏液囊肿

注：镜下观囊肿具有衬覆上皮 。

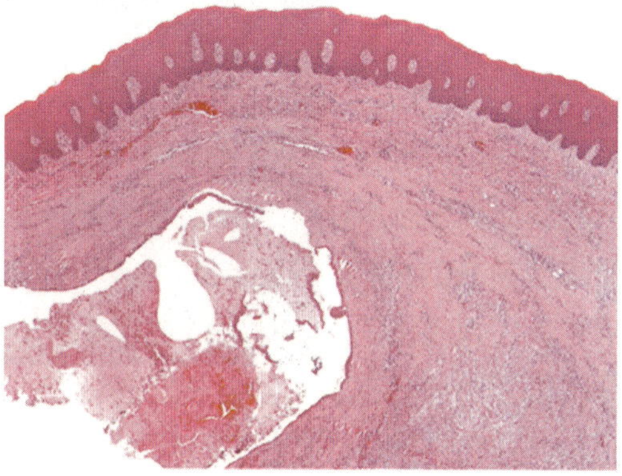

图 13-15 外渗性黏液囊肿

注：囊肿内无衬覆上皮。

黏液囊肿多见于下唇、颊部、口底、舌、腭等部位的黏膜，深浅不一，大小不一，直径从几毫米到 1 厘米不等。浅的囊肿，其表面会呈现透明的淡蓝色，容易受到挤压而破裂；深的囊肿，表面颜色无变化，不容易破裂。黏液囊肿可自行消退，如果发生破溃，且其囊内的黏液不能完全排出，则容易反复发作。相对来说，浅在型的黏液囊肿复发的概率更高（图 13-16）。

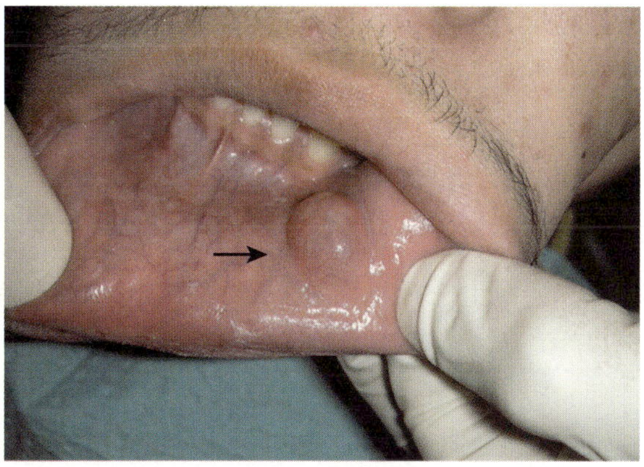

图 13-16 黏液囊肿

五、舌下囊肿

舌下囊肿（ranula）专指口底部的黏液囊肿，也被称作蛤蟆肿。临床上，舌下囊肿是专用术语，但在组织学上，与其他黏液性囊肿相比并无特殊之处，也可以分为潴留性、外渗性两种类型。大多数舌下囊肿属于外渗性囊肿，少数为潴留性囊肿，其镜下改变与一般的黏液性囊肿完全相同。

舌下囊肿多见于青少年，男性略多于女性，大部分位于下颌舌骨肌上方的舌下区域，比较表浅，少部分穿透下颌舌骨肌，成为潜突型囊肿。表浅者，当体积增大时，表面的黏膜会变得较为薄弱，呈现浅蓝色（图 13-17）；潜突型者，为柔软且无痛的肿块，有时可能伴有口底的肿块。囊肿内的黏液大多来源于舌下腺，也可来源于下颌下腺。

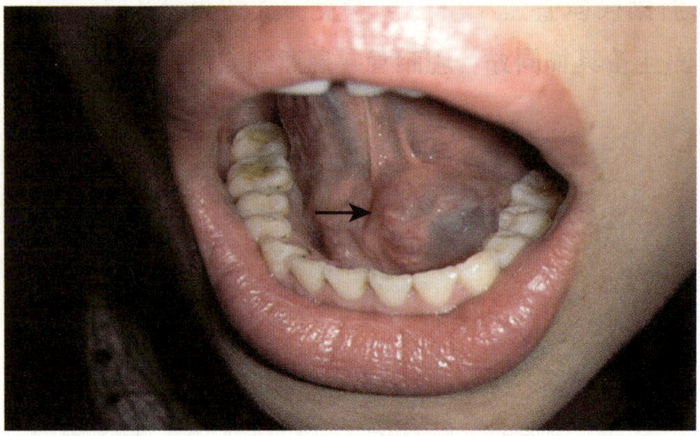

图 13-17　舌下囊肿

▶知识拓展

中国现代牙医学之父——林则博士

艾西理·渥华德·林则（Ashley W. Lindsay，1884—1968），加拿大魁北克人，多伦多大学牙科学学士、牙科理学硕士，皇家牙外科学院博士和口腔外科教授，医学教育家，中国口腔医学创始人，被誉为“中国现代牙医学之父”。

1906 年秋，林则博士要求到中国西部做牙医。来到中国最开始的一段时间，牙科学并未获得重视，林则博士克服各种困难，努力、认真地为每一位中国患者看病，直至患者越来越多，名声越来越响。1912 年他与唐茂森博士（Dr. John E. Thompson）合作修建起一所牙症医院，逐渐地将口腔医学的业务扩大。1912 年，他招收了邓真明和刘仲儒两名中国人为徒，在牙症医院学习牙科修复工艺学。1914 年华西协和大学医科开办后，他和唐茂森开始为医科学生讲授牙科课程。1917 年吉士道博士（Dr. Harrison J. Mullett）与他们合作，在华西协和大学赫斐院建立了牙科系，林则博士任牙科系主任。1919 年牙科扩建，成立了牙科学院，他担任院长，直至 1950 年离开中国。

—• 考试知识点总结 •—

—• 本章小结 •—

—• 协和云课堂…… 拓展练习及参考答案 •—

（曾　梅）

教学课件

第十四章　口腔颌面部肿瘤

学习目标

素质目标

（1）树立以患者为中心的意识，同情与理解患者及其家属，耐心倾听他们的担忧与诉求，对患者真正做到“有时能治愈，常常是帮助，总是去安慰”。

（2）具备勇于探索的科学精神，对新知识、新技术的好奇心和旺盛的求知欲，不断更新知识结构，紧跟学科前沿，确保在口腔颌面部疾病诊疗领域保持敏锐的洞察力和高超的技能水平。

知识目标

（1）掌握：成釉细胞瘤、腺样囊性癌、黏液表皮样癌、口腔癌的分类、临床表现、病理变化；多形性腺瘤的临床表现、病理变化。

（2）熟悉：牙瘤的分类、临床表现、病理变化。

（3）了解：牙龈瘤的分类，牙龈瘤、鳞状细胞乳头状瘤的临床表现、病理变化。

能力目标

能根据肿瘤的临床表现、病理学特征和生物学行为，对口腔颌面部肿瘤进行全面评估，进而做出准确诊断。

案例导入

【案例】

患者，女，45岁。主诉：腮腺区无痛性包块逐渐增大。查体：腮腺区包块呈结节状，质地中等硬度，表面光滑，与周围组织无粘连，活动度好。CT检查显示腮腺区占位性病变，边界清晰，形态规则。细针穿刺活检组织病理学检查，镜下可以观察到肿瘤性腺上皮细胞和肿瘤性肌上皮细胞，背景中含有软骨黏液样基质。

【问题】

1. 患者可能的诊断是什么？
2. 该疾病的病理特征什么？

·核心知识拆解·

本章案例导入中，患者腮腺区出现结节状肿块，CT、细针穿刺病理学检查均证明病变为肿瘤性质。肿瘤呈膨胀性生长，实质为腺上皮、肌上皮来源，间质含黏液软骨。故大致推断，本案例为发生于唾液腺的良性肿瘤，属于口腔颌面部肿瘤的范畴。

口腔颌面部肿瘤是一类发生在口腔及颌面部的肿瘤，根据来源和性质的不同，可以分为牙源性肿瘤及瘤样病变、唾液腺肿瘤及其他来源的肿瘤及瘤样病变。“第二章　牙的发育”讲过，牙体组织来源于牙胚，故来源于牙胚的肿瘤，即称为牙源性肿瘤（odontogenic tumor）。其中，成釉器是牙胚中来源于牙板的上皮结构，能继续分化出上皮根鞘。牙板的残余称为 Serres 上皮剩余，上皮根鞘的残余称为 Malassez 上皮剩余。起源于上述上皮性组织、结构的牙源性肿瘤，即称为牙源性上皮性肿瘤。牙胚中的牙乳头、牙囊为间充质，起源于这些组织、结构的牙源性肿瘤，称为牙源性间叶性肿瘤。牙源性肿瘤主要发生于颌骨内，少数情况下也可发生于软组织内。牙源性肿瘤与其起源细胞、组织有一定的相似性，称为肿瘤的分化。目前 WHO 对牙源性肿瘤的分类主要是依据肿瘤的生物学行为结合其组织来源划分的。本章将根据 WHO 第五版（2022 年）的牙源性肿瘤的分类（表 14-1）来重点介绍良性牙源性上皮性肿瘤 – 成釉细胞瘤及良性牙源性上皮和间叶组织混合性肿瘤 – 牙瘤。

表 14-1　牙源性肿瘤的组织学分类（WHO，2022）

1. 良性牙源性上皮性肿瘤	2. 良性牙源性上皮和间叶组织混合性肿瘤	3. 良性牙源性间叶性肿瘤	4. 恶性牙源性肿瘤
（1）成釉细胞瘤，非特殊类型	（1）成釉细胞纤维瘤	（1）牙源性纤维瘤	（1）成釉细胞癌
（2）单囊型成釉细胞瘤	（2）牙源性始基瘤	（2）牙源性黏液瘤 / 黏液纤维瘤	（2）原发性骨内癌
（3）骨外型 / 外周型成釉细胞瘤	（3）牙瘤 牙瘤，组合型 牙瘤，混合型	（3）成牙骨质细胞瘤	（3）牙源性硬化癌
（4）腺样成釉细胞瘤	（4）牙本质生成性影细胞瘤	（4）牙骨质 - 骨化纤维瘤	（4）牙源性透明细胞癌
（5）转移性成釉细胞瘤			（5）牙源性影细胞癌
（6）牙源性鳞状细胞瘤			（6）牙源性癌肉瘤
（7）牙源性钙化上皮瘤			（7）牙源性肉瘤
（8）牙源性腺样瘤			

唾液腺肿瘤是口腔颌面部常见的肿瘤，发病率较高，在我国，约占人体全部肿瘤的 2.3%，在组

织学结构上具有特异性。目前多认为，唾液腺肿瘤的起源包括闰管、排泄管的储备细胞，两者均具有向多个方向分化的能力，如前者可分化为腺泡、闰管、分泌管上皮细胞与肌上皮细胞，后者可分化为鳞状上皮、导管上皮等。这种特点使得唾液腺肿瘤的细胞形态、组织结构和生物学行为较复杂。本章案例导入即属于唾液腺肿瘤，其起源可能为闰管储备细胞，向腺上皮、肌上皮方向分化，并产生软骨黏液间质，形成了多样的组织结构形态，故称为多形性腺瘤。

唾液腺肿瘤有多种组织学分类，目前为全世界广为接受的是 WHO 分类。2022 年发表的 WHO 唾液腺肿瘤组织学分类是目前最新的 WHO 分类。唾液腺上皮性肿瘤的分类目录列表如表 14-2。本章重点介绍唾液腺良性上皮性肿瘤 – 多形性腺瘤，唾液腺恶性上皮性肿瘤 – 腺样囊性癌、黏液表皮样癌。

表 14-2　唾液腺肿瘤的组织学分类（WHO，2022）

1. 恶性上皮性肿瘤	2. 良性上皮性肿瘤	3. 唾液腺特异性间质肿瘤
（1）黏液表皮样癌	（1）多形性腺瘤	唾液腺脂肪瘤
（2）腺样囊性癌	（2）基底细胞腺瘤	
（3）腺泡细胞癌	（3）Warthin 瘤	
（4）分泌性癌	（4）嗜酸性腺瘤	
（5）微小分泌性癌	（5）肌上皮瘤	
（6）多形性腺癌	（6）管状腺瘤	
（7）玻璃样变透明细胞癌	（7）囊腺瘤	
（8）基底细胞腺癌	（8）导管乳头状瘤	
（9）导管内癌	（9）乳头状涎腺瘤	
（10）涎腺导管癌	（10）淋巴腺瘤	
（11）肌上皮癌	（11）皮脂腺瘤	
（12）上皮 - 肌上皮癌	（12）闰管腺瘤和闰管增生	
（13）黏液腺癌	（13）纹管腺瘤	
（14）硬化性微囊性腺癌	（14）硬化性多囊性腺瘤	
（15）癌在多形性腺瘤中	（15）角化囊性瘤	
（16）癌肉瘤		
（17）皮脂腺癌		

续　表

1. 恶性上皮性肿瘤	2. 良性上皮性肿瘤	3. 唾液腺特异性间质肿瘤
（18）淋巴上皮癌		
（19）鳞状细胞癌，非特殊类型		
（20）唾液腺母细胞瘤		
（21）腺癌，非特殊类型		

除牙胚、唾液腺外，口腔颌面部肿瘤的来源还包括颌骨、口腔黏膜的上皮及结缔组织等，本章主要讨论口腔黏膜上皮来源的良、恶性肿瘤。除真性肿瘤，即由基因突变或表达异常导致细胞增生形成的肿块外，口腔颌面部还有一些因为炎症或其他刺激因素导致的增生，也可以形成类似肿瘤的肿块，但不属于真性肿瘤，被称为瘤样病变。去除发病原因后，瘤样病变可停止生长，甚至消失。

第一节　牙源性肿瘤

一、成釉细胞瘤

微课：成釉细胞瘤

成釉细胞瘤（ameloblastoma）是较常见的牙源性上皮性肿瘤，起源于牙板上皮，约占牙源性肿瘤的 60%。WHO 最新分类简化了成釉细胞瘤分型，成釉细胞瘤这一名称被用于专指所谓实性 / 多囊性或经典的骨内型成釉细胞瘤，另外单列了单囊型、骨外 / 外周型和转移性成釉细胞瘤三种类型。因目前对促结缔组织增生型成釉细胞瘤的生物学行为认知尚不一致，新分类中没有再单列该项。

1. 临床表现　常见于青壮年，无明显性别差异，好发于下颌骨（80%），尤其是下颌牙区和下颌升支部。上颌发病多见于磨牙区。X 线呈透射阴影，界清，病程长者周围骨质可见反应性硬化带。在骨质吸收区，随着牙槽骨的吸收，牙根逐渐失去附着，最后丧失（图 14-1）。肿瘤呈现良性肿瘤的特点，生长较缓慢，周围骨质受压发生吸收，骨质逐渐变薄，但随着肿瘤的增大，颌骨整体呈现渐进性膨大，导致面部变形。

2. 病理变化　肉眼观，肿瘤大小不一，病损区颌骨膨大，周围骨质变薄，严重者呈薄片状。切开，肿瘤呈囊实性，实性区灰白色、质韧，可有多个囊性区，内含黄褐色液体。光镜下，成釉细胞瘤向成釉器分化，能看到类似内釉上皮、星网状上皮的肿瘤细胞，前者位于周边，与间质以基底膜相连接，核呈柱状排列并远离基底膜，后者位于中央，细胞之间充满糖胺聚糖，可吸收水分挤压细胞成多边形，并使细胞分离，但细胞之间仍以纤细的突起相连接。根据肿瘤细胞、结构的差异，成釉细胞瘤可分为如下几种类型，其中以滤泡型、丛状型最为常见。这些分型对于病理医师固然有用，但对于术后复发概率的判断并无帮助。

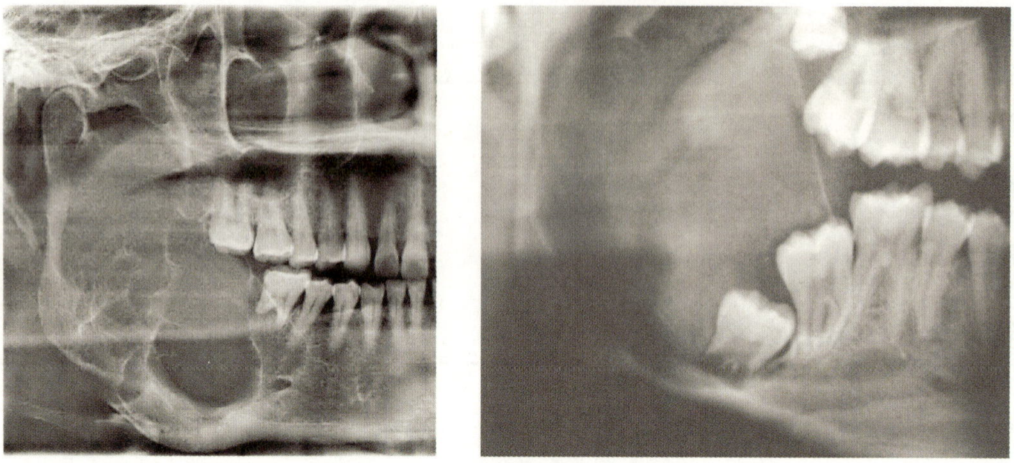

图 14-1　成釉细胞瘤 X 线片

注：单房或多房性透射影，周缘有扇形切迹，病灶内牙根出现吸收。

（1）滤泡型（follicular pattern）：肿瘤呈团块状分布，相互之间以间质相隔。团块周围由内釉上皮样肿瘤细胞组成，柱状的细胞核远离基底膜，呈栅栏样整齐排列。团块中央为星网状肿瘤细胞，细胞排列疏松，以纤细的突起相互连接，类似网状，可因吸收水分过多导致细胞过度受压退变，形成囊性变。此时，肿瘤团块与甲状腺滤泡非常相似，故称为滤泡型（图 14-2A）。

（2）丛状型（plexiform pattern）：肿瘤细胞呈条索状相互连接，条索之间为疏松的间质（图 14-2B）。条索周围为内釉上皮样肿瘤细胞，中间为星网状肿瘤细胞，细胞及排列特点与滤泡型相同。此型的间质可发生囊性变，挤压肿瘤细胞条索，使丛状型的特点更加突出。

（3）棘皮瘤型（acanthomatous type）：为滤泡型中间的星网状肿瘤细胞化生为鳞状上皮，化生而成的主要成分是棘细胞，故称为棘皮瘤型（图 14-3A）。

（4）颗粒细胞型（granular cell type）：如果肿瘤细胞内溶酶体增多，在光镜下即为被伊红染色的嗜酸性颗粒，颗粒充满细胞胞浆，细胞体积增大，称为颗粒细胞型（图 14-3B）。

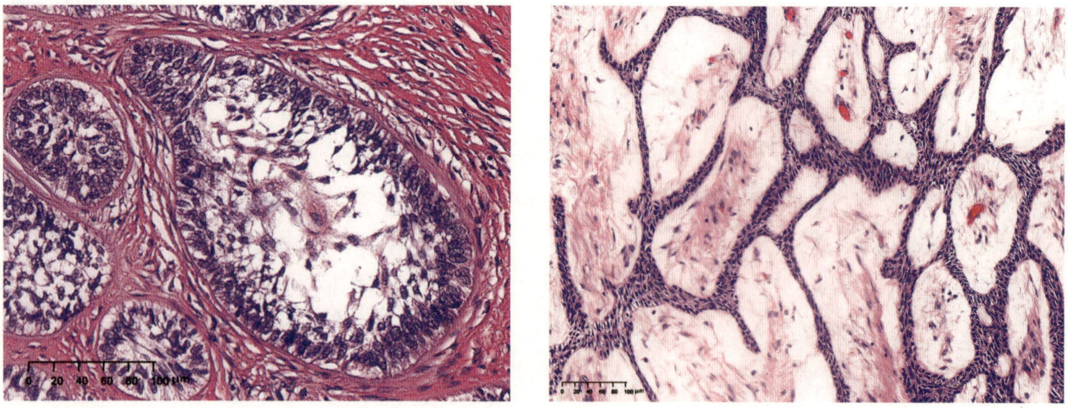

A　　　　B

图 14-2　滤泡型及丛状型成釉细胞瘤

A. 滤泡型：肿瘤主要由上皮团构成，中央细胞常发生鳞状化生和囊性变；

B. 丛状型：肿瘤由网状连结的上皮条索构成，间质常发生水样变性。

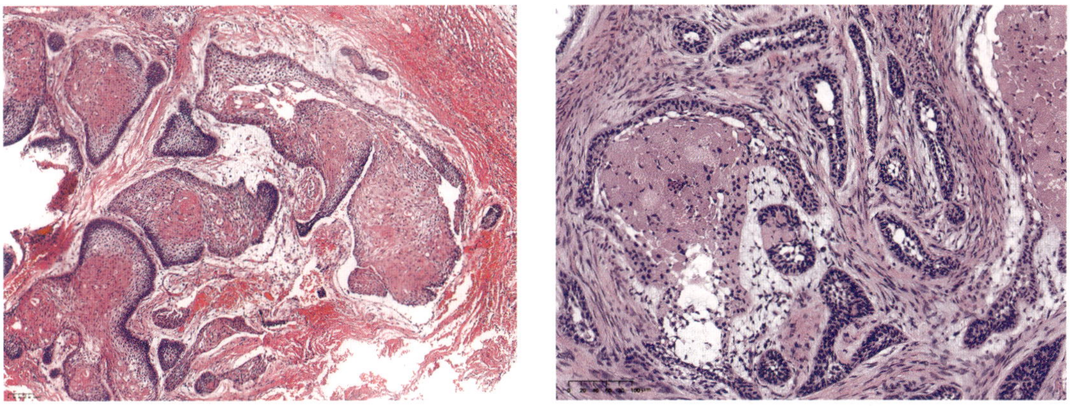

A B

图 14-3 棘皮瘤型及颗粒细胞型成釉细胞瘤

A. 棘皮瘤型：肿瘤性上皮团中出现大量细胞鳞状化生；B. 颗粒细胞型：肿瘤细胞体积变大，胞浆富含红染颗粒。

（5）基底细胞型（basal cell type）：少见，肿瘤细胞小而一致，类似于上皮层的基底细胞，缺少向内釉上皮样肿瘤、星网状肿瘤细胞的分化，故称基底细胞型。

（6）角化成釉细胞瘤（keratoameloblastoma）：罕见，肿瘤呈多囊性改变，囊壁内衬不全角化的复层鳞状上皮，囊腔内含大量的角化物。因常伴有乳头形成，又称乳头状角化成釉细胞瘤（papilliferous keratoameloblastoma）。

3. 生物学特性 成釉细胞瘤生长缓慢、异型性小，故属良性肿瘤，但因具有浸润性的生长方式，手术不易彻底切除，术后复发率较高，少数还可能恶变，故成釉细胞瘤应该采用超出 X 线范围的扩大手术切除，术后长期随访。

4. 成釉细胞瘤还可表现为以下三种特殊亚型。

（1）单囊型成釉细胞瘤（unicystic ameloblastoma）：临床及 X 线片表现颇似颌骨囊肿。患者多为 10 ～ 29 岁的青年人，X 线片上呈单囊性改变，边界清楚。衬覆于囊壁内表面的肿瘤细胞具有向内釉上皮样肿瘤细胞、星网状肿瘤细胞分化的特点，前者靠近基底层，后者靠近囊腔；间质内成巢团的肿瘤细胞，似内釉细胞者靠近间质，似星网状细胞者位于中间（图 14-4）。根据是否向囊腔内增殖、向囊壁内浸润，可分为Ⅰ型、Ⅱ型、Ⅲ型。Ⅰ型肿瘤细胞衬于囊壁内侧，既不向囊内、也不向囊壁增殖，又称为单纯囊肿型；Ⅱ型肿瘤细胞向囊腔内呈结节状增殖，又称为伴囊腔内瘤结节型；Ⅲ型的特点为肿瘤细胞向周围的纤维囊壁中呈浸润性生长，又称囊壁内浸润型（图 14-5）。Ⅰ型、Ⅱ型一般不浸润周围骨质，单纯摘除后较少复发，治疗简单，类似于单纯囊肿。Ⅲ型的治疗、预后同实性 / 多囊性成釉细胞瘤。

（2）骨外 / 外周型成釉细胞瘤（extraosseous or peripheral ameloblastoma）：一般的成釉细胞瘤发生于颌骨内，而本型发生于颌骨外的牙龈、牙槽突黏膜软组织中，位置表浅，有利于早期发现、完整切除，故治疗效果好，术后无复发。肿瘤对颌骨的影响主要是因局部压迫造成的骨吸收。

（3）转移性成釉细胞瘤（metastasizing ameloblastoma）：转移性成釉细胞瘤虽发生转移，但其转移灶表现成釉细胞瘤的良性组织学特点。原发肿瘤多见于上颌，多为实性或多囊型，约 60% 的转移灶发生于肺部，其次为淋巴结（28%）和骨（12%）。转移性成釉细胞瘤是由其临床行为而定义的，并非依据组织学表现。该病总体 5 年生存率为 70%，主要取决于转移的部位及是否手术，放疗和化疗的有效性尚不确定。

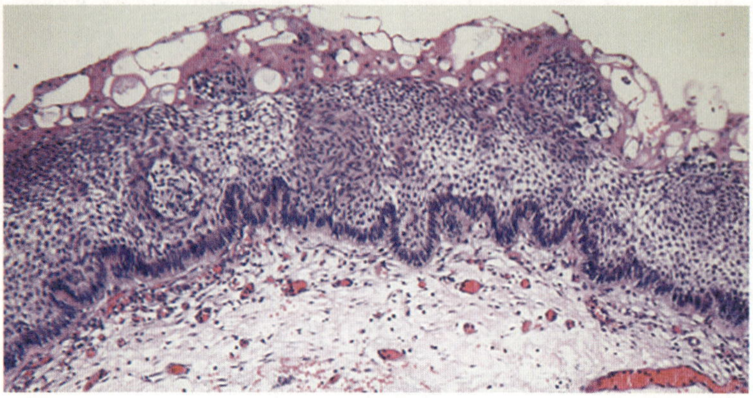

图 14-4　单囊型成釉细胞瘤

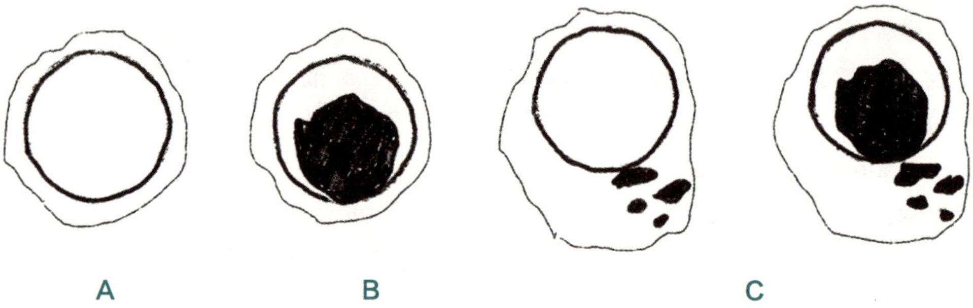

图 14-5　单囊型成釉细胞瘤的三种组织学亚型

A. 单纯囊性型（Ⅰ）; B. 伴囊腔内瘤结节型（Ⅱ）; C. 囊壁内浸润型（Ⅲ），可不伴（左）或伴（右）囊腔内肿瘤结节。

二、牙瘤

成釉细胞瘤仅仅能够向牙胚的成釉器分化，并且不含牙体组织。如果肿瘤同时向牙胚的三种结构分化，并且能够产生牙体组织，如牙釉质、牙本质、牙骨质、牙髓，则称为牙瘤（odontoma）。一般认为，牙瘤并不是真正的肿瘤。

（一）混合性牙瘤（complex odontoma）

混合性牙瘤内含有成熟的牙胚结构、各种牙体组织成分，但是各成分之间排列紊乱，无正常组合可循，似胡乱混杂在一起，故称混合性牙瘤。X 线片上呈边界清楚的透光区，内含结节状阻射区。多见于青少年，通常无症状，具有自限性，预后良好（图 14-6）。

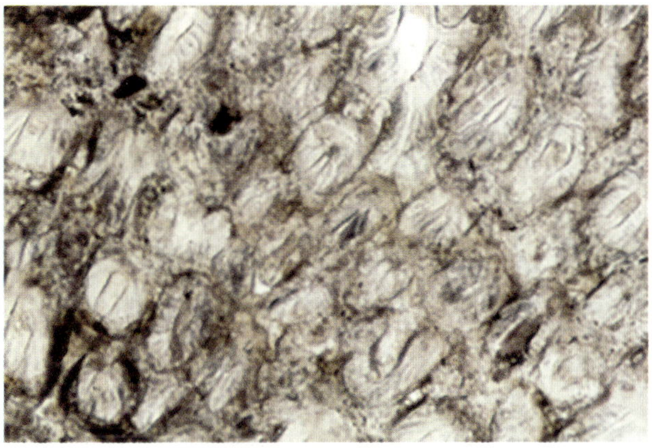

A

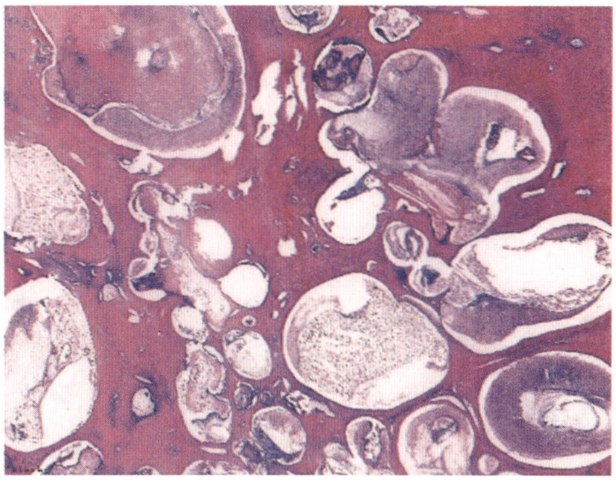

B

图 14-6 混合性牙瘤

A. 磨片；B. 切片。

（二）组合性牙瘤（compound odontoma）

与混合性牙瘤不同的是，本肿瘤中的三种牙胚结构、多种牙体组织成分能够有序排列，虽然与正常发育中的牙并不完全一样，但还是能看出其中的有序组合，故称为组合性牙瘤（图 14-7A）。X 线片中能看出病灶中的阻射物有序组合为牙样小体（图 14-7B）。

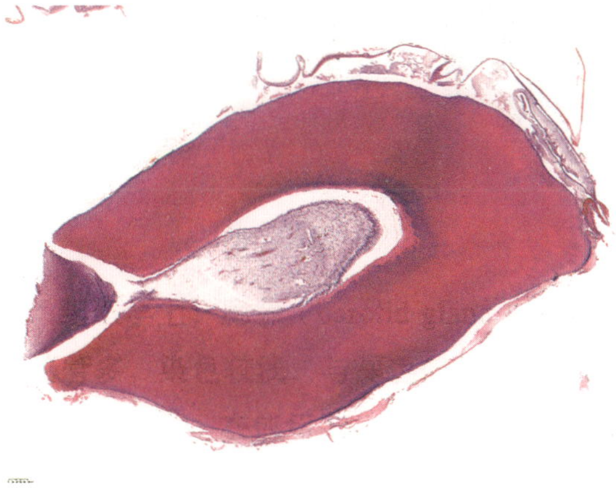

A

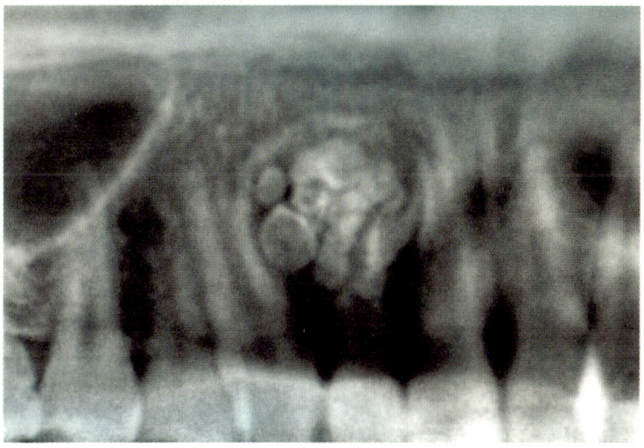

B

图 14-7 组合性牙瘤

A. 组合性牙瘤的病理表现；B. 组合性牙瘤的 X 线表现。

第二节　唾液腺肿瘤

一、多形性腺瘤

多形性腺瘤（pleomorphic adenoma）是一种以结构多形性为特征的肿瘤，通常上皮和变异肌上皮成分与黏液、黏液样组织或软骨样组织混合存在，故又称混合瘤（mixed tumor）。

1. 临床表现　多形性腺瘤好发于腮腺、颌下腺，男女发病率大致相当，为唾液腺最常见的良性肿瘤，约占所有上皮肿瘤的一半。肿瘤为良性肿瘤的临床表现，呈膨胀性生长，可有结节，边界清楚，与周围组织无粘连，触诊时不易固定，活动度好（图 14-8）。肿瘤生长缓慢，患者无疼痛。如果生长加快并伴有疼痛，则需要警惕恶变的可能性（图 14-9）。

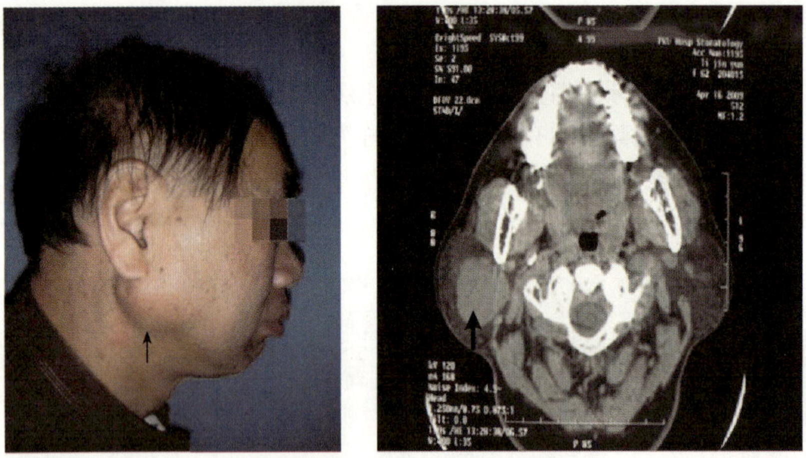

A　　B

图 14-8　多形性腺瘤

A. 面相表现；B. CT 表现。

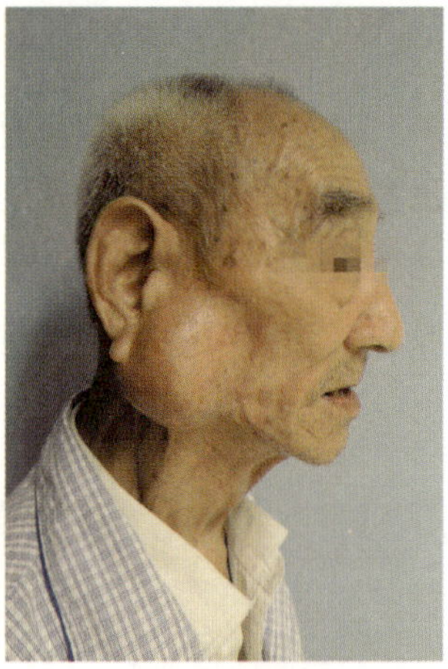

图 14-9　多形性腺瘤癌变

2. 病理变化

（1）肉眼观察：肿瘤边界清楚，不规则，可呈分叶状、结节状，直径 2 ～ 5cm，一般有包膜，但包膜可能不完整或者无包膜。切面多为实性区域，可有囊性变区域，内含黏液。肿瘤实性部分呈多形性改变，由灰白色、黄色、红色、半透明胶冻样、透明软骨样、出血、钙化区域混合形成。

（2）镜下观察：与肉眼观察相对应，肿瘤的组织结构也显示出多形性特征，主要包括黏液样组织、软骨样组织、腺管样结构、肌上皮样结构（图 14-10）。

1）腺管样结构：腺管内外由两种细胞构成，与正常的闰管相似。腔面为立方形腺上皮细胞，整齐排列于管腔内侧，核圆形，位于细胞中央，胞质淡淡红染。周围为肌上皮细胞，呈梭形，绕腺上皮细胞分布，细胞体、细胞核均较小，胞浆少。管腔内含有腺上皮细胞分泌的黏液，如果黏液过多，则管腔膨胀呈囊状，囊壁细胞被挤压呈扁平状。

2）肌上皮结构：由肌上皮样肿瘤细胞构成，为多形性腺瘤中的主要结构。肌上皮细胞能够演化出多种形态，一些细胞胞浆丰富，嗜伊红染色，细胞核偏位，在细胞一侧，类似于浆细胞；一些细胞呈梭形，呈编制状排列，类似平滑肌细胞；一些细胞呈多边形，排列成腺腔样结构，为上皮样肌上皮细胞；一些细胞胞浆透亮，为透明细胞样肌上皮细胞。

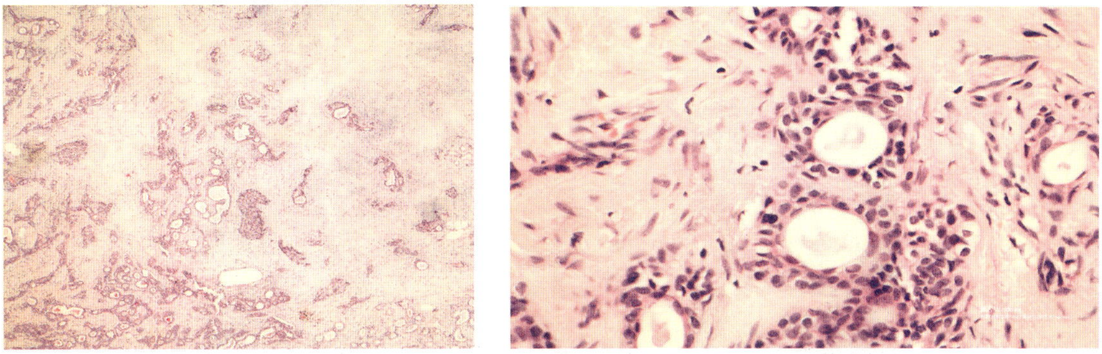

图 14-10　多形性腺瘤

注：低倍镜下可见黏液、软骨样结构，高倍镜下可见腺管样结构。

3）黏液样组织和软骨样组织　均为肌上皮样肿瘤细胞产生的细胞间质，肌上皮细胞从腺管样结构周围向外，排列为肌上皮条索样结构，再逐渐向外分散，产生黏液样物质，细胞分散于黏液中，以细胞突起彼此连接，形成网状结构。如果细胞分泌软骨基质，则产生透明软骨样组织，细胞逐渐被软骨样基质包埋，类似于软骨细胞。

3. 免疫组织化学和分子生物学　免疫组织化学方面，腺上皮细胞仅表达上皮标志物，如细胞角蛋白（CK）阳性，肌上皮细胞呈双重表达，不仅 CK 阳性，间叶性标志物肌动蛋白、波形蛋白、P63、钙调理蛋白（calponin）、神经特异性蛋白 S-100 均可阳性。黏液样、软骨样基质则只表达间叶志记物。分子生物学方面，最具有特征性的改变为 8、12 号染色体易位导致的转录因子基因 *PLAG1*、*HMGA2* 的融合。

4. 生物学特性　多形性腺瘤为良性肿瘤，其多形性仅表现为多样化的组织结构及切面外观，细胞分化良好，并无异型性。肿瘤呈膨胀性生长，但包膜可不完整，甚至没有包膜，一些肿瘤细胞可侵入包膜，甚至达到包膜以外，表现出一定的恶性潜能，故手术可能切除不干净，导致术后复发。病程较长、体积较大的多形性腺瘤，在多次复发之后，恶变的可能性随之升高。如果突然生长加速、伴有局部疼痛，则要警惕恶变的可能性。

5. 组织发生　目前认为，该瘤来自闰管储备细胞，它既可向腺上皮分化，又可向肌上皮分化，肿瘤性肌上皮细胞又可进一步形成黏液软骨样组织，从而构成肿瘤的多形性结构。

二、腺样囊性癌

腺样囊性癌（adenoid cystic carcinoma，ACC）是一种以腺上皮、肌上皮细胞双相分化为特点，具有管状、腺样和实性结构，病程缓慢但长期预后不佳的唾液腺恶性肿瘤，又称为圆柱瘤（cylindroma）。

1. 临床表现　腺样囊性癌是常见的唾液腺恶性肿瘤，占唾液腺上皮性肿瘤的 10.3%，占恶性肿瘤的 28.0%。可发生于任何年龄，多见于 40 ～ 60 岁的中老年人，性别无明显差异。小唾液腺发病比大唾液腺多，以腮腺和腭腺最常见，其他依次为下颌下腺、舌和口底、唇、颊、舌下腺、磨牙后区、牙龈。舌下腺一旦发生肿瘤，应首先考虑此瘤（图 14-11）。此瘤生长缓慢，病程可较长，但早期易侵犯神经，出现疼痛、麻木、神经麻痹等症状（图 14-12）。触诊肿块呈圆形或结节状，质地中等硬度，与周围组织粘连，一般不活动，向表面突出不明显。在腭部，覆盖肿物的黏膜可发生溃疡或腭骨穿孔。

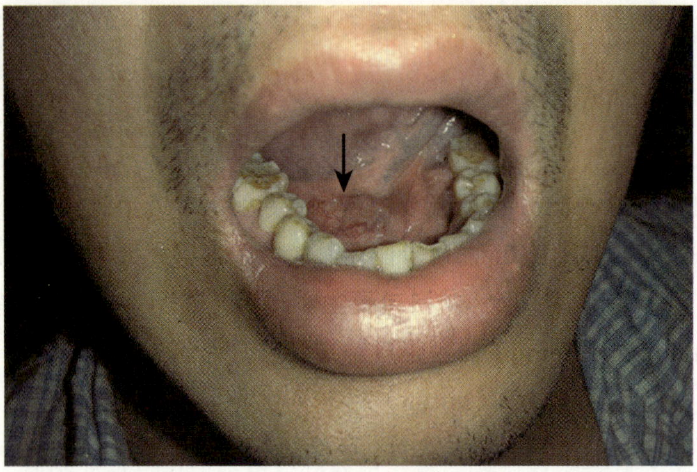

图 14-11　舌下腺腺样囊性癌

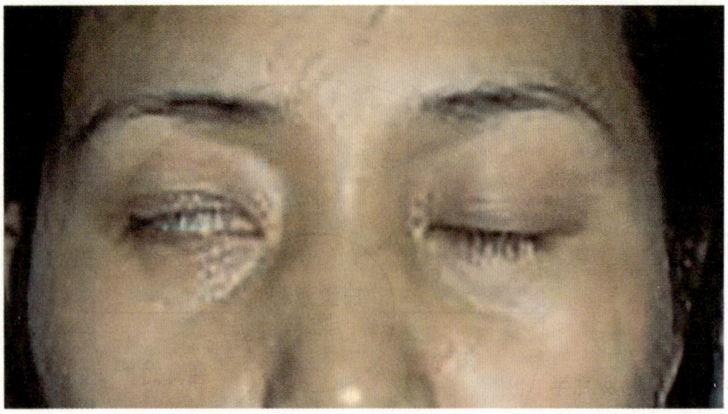

图 14-12　腺样囊性癌侵犯神经

2. 病理变化

（1）肉眼观察：肿瘤呈圆形或结节状，平均直径 3cm，无包膜，呈浸润性生长，质地较硬，切面灰白色或浅褐色，多为实性，其间有数量不等的白色条纹间隔。可见透明条索、出血及囊性变。

（2）镜下观察：肿瘤实质主要由导管内衬上皮细胞和变异肌上皮细胞构成。前者呈立方状，卵圆形，胞质少，通常透明，核较大，圆形或卵圆形，深染；后者呈扁平状、梭形或不规则形，核染色深。瘤细胞排列成筛状、管状和实性结构，同一肿瘤中常可见两种以上的结构混合存在，但常以某一种结构为主。肿瘤间质常有玻璃样变，呈均质红染的表现。有时广泛玻璃样变，而上皮成分较少。常见肿瘤细胞侵犯神经，甚至沿神经扩展至相当远的距离，而临床无法确定浸润范围。

上述两种细胞可排列成多种组织结构，WHO 将腺样性癌分为管状型、筛状（腺样）型和实性型。筛状型最常见，实性型最少见。

1）筛状型（cribriform type，腺样型，中分化或Ⅱ级）：是腺样囊性癌最具特征性的结构，占腺样囊性癌的 44%。肿瘤细胞形成团块状，内含筛孔状囊样腔隙，与藕的断面相似；筛孔内充满嗜酸或嗜碱性黏液样物质，PAS 染色弱阳性，阿辛蓝染色强阳性。有的囊腔内为粉染的玻璃样变性间质，腔隙周围有基底膜样结构（图 14-13A）。

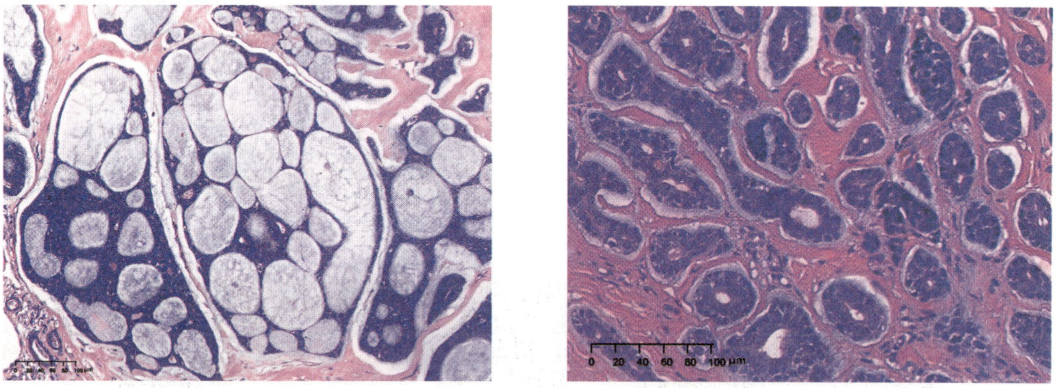

A　　　　　　　　　　B

图 14-13　腺样囊性癌

A. 筛状型：肿瘤形成明显的筛状结构，筛孔外侧为基底膜样物质；

B. 管状型：肿瘤中见较多的管状结构，管状结构的内层为胞质嗜酸性的导管上皮细胞，外层为肌上皮细胞。

2）管状型（tubular type，高分化或Ⅰ级）：占腺样囊性癌的 35%。肿瘤细胞以小管状或条索状结构为主，管状结构内层为导管上皮细胞，外层为肌上皮细胞，中央为管腔，腔内含 PAS 染色阳性的黏液（图 14-13B）。

3）实性型（solid type，低分化或Ⅲ级）：占腺样囊性癌的 12%。肿瘤细胞排列成大小不等的上皮团，大的团块中心组织可变性坏死。管状和筛孔状结构较少。实性型通常比其他类型容易复发和早期转移，预后差。

3. 免疫组织化学　肿瘤性肌上皮细胞表达上皮肌平滑肌标志物泛角蛋白、肌球蛋白（Myosin）和平滑肌肌动蛋白（SMA）。

4. 生物学特性　此癌无包膜，侵袭力强，肿瘤易向神经血管和骨呈浸润和破坏性生长，浸润范围常超过手术时肉眼所见肿瘤范围，因此，术后常有复发。局部淋巴结转移相对少见，可发生肺、骨、脑和肝等远处转移（图 14-14）。

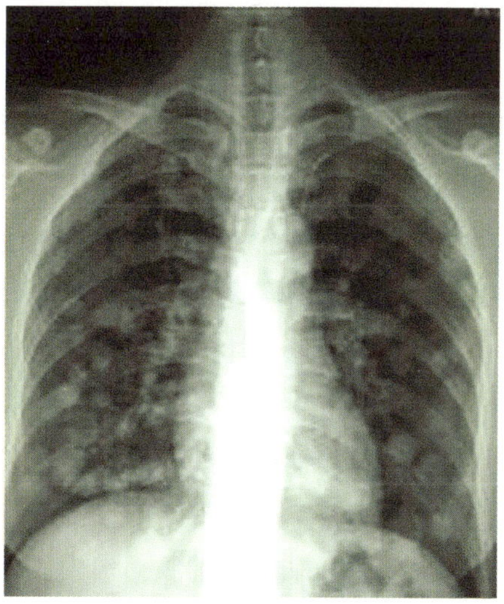

图 14-14　腺样囊性癌肺转移

5. 组织发生　多数人认为其来源于唾液腺闰管的储备细胞或闰管、排泄管的基底细胞。

三、黏液表皮样癌

黏液表皮样癌（mucoepidermoid carcinoma，MEC）是由不同比例的黏液细胞、中间细胞和表皮样细胞构成的恶性唾液腺上皮性肿瘤，又称为混合性表皮样和黏液分泌性癌（mixed epidermoid and mucus secreting carcinoma），为常见的唾液腺恶性上皮性肿瘤之一。

1. 临床表现 黏液表皮样癌是在儿童和成人中常见的唾液腺恶性肿瘤，占唾液腺上皮性肿瘤的9.6%，占唾液腺恶性肿瘤的26.1%。患者年龄分布广，发病高峰是中年或中年以上。女性较多见，约占2/3。大多发生于腮腺，小唾液腺多发于腭腺。临床表现与肿瘤的分化密切相关。黏液表皮样癌分化好的标志是黏液细胞多、无异型性，表皮样成分相对较少、也无明显的异型性。如果表皮样细胞成分多，黏液细胞成分少，并且异型性明显，则为低分化。高分化的黏液表皮样癌临床表现类似于良性肿瘤，生长缓慢，局部无疼痛，但与良性者不同的是，即使高分化，本肿瘤也呈浸润性生长，触诊不易推动，活动度差。低分化表皮样癌的恶性特质则更为明显，生长迅速，体积较大，浸润性生长，局部出现疼痛，波及面神经时可出现面瘫，早期局部淋巴结转移，晚期血行播散到肺、肝、骨和脑，预后差（图14-15）。

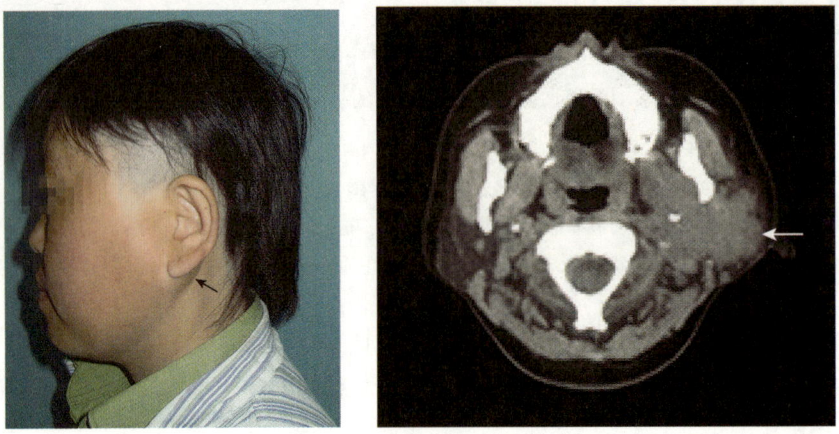

A　　B

图14-15 腮腺黏液表皮样癌

A. 相面表现；B. CT表现。

2. 病理变化

（1）肉眼观察：高分化黏液表皮样癌似良性肿瘤，边界尚清楚，切面灰白，可见小的囊性变区域，但一般无包膜。低分化者体积较大，呈显著的浸润性生长，与周围正常腺体界限不清，切面除可见囊性变之外，常可见到恶性肿瘤的继发性改变，如明显的坏死、出血等。

（2）镜下观察：本肿瘤由两种基本的肿瘤细胞构成，一种为黏液细胞，一种为鳞状上皮样细胞。后者又可分为两种，即中间细胞、表皮样细胞。分化好的黏液细胞呈三角形，细胞核小，位于细胞基底部，胞浆呈空白网格状，细胞可组成类似黏液样腺泡的结构，并能够分泌黏液。中间细胞类似于鳞状上皮的基底样细胞，细胞小，核位于中间，核质比较高，具有未分化干细胞的特点。表皮样细胞类似于鳞状上皮的棘细胞，细胞较大，呈多边形，细胞之间由间桥（即桥粒）连接，核质比降低，由中间细胞分化而来。另外，黏液表皮样癌中还可见到透明细胞、柱状细胞、嗜酸性细胞。

根据细胞与结构的异型性，对黏液表皮样癌分级如下。

1）高分化（低度恶性）型：未分化的中间细胞少，分化好的黏液细胞、表皮样细胞占肿瘤细胞的一半以上。黏液细胞排列为结构良好的腺腔并分泌黏液，黏液如果较多，有时会突破腺腔外溢至周围间质，间质出现异物巨细胞性炎症反应，可导致间质的纤维化。细胞异型性不明显，同种类型的细胞细胞核大小、形态基本一致，缺乏分裂象，无病理性核分裂象。患者病情进展缓慢，预后较好。

2）低分化（高度恶性）型：各种细胞的比例发生逆转，最能代表肿瘤分化成熟的黏液细胞减少至不到10%，而分化特异性较差的表皮样细胞、未分化的中间细胞增加至超过90%。故总体呈低分化状态。因为黏液细胞少，很难形成完整的黏液性腺泡，黏液产生少，甚至只少量存在于单个分布的黏液细胞内，不易于觉察。另外，所有细胞的异型性较为明显，与正常的起源细胞相比差异性突出。细胞核质比增加、分裂象增加，甚至可见病理性核分裂象（图14-16）。

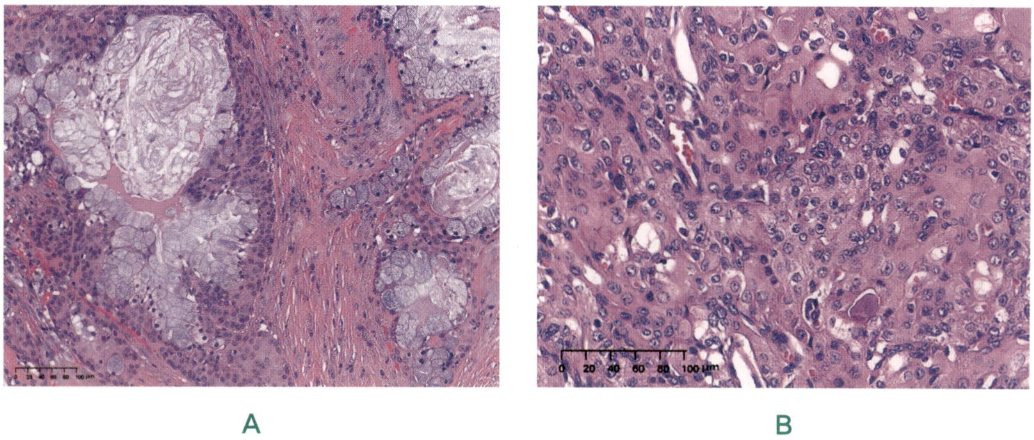

图14-16　黏液表皮样癌

A. 高分化型：肿瘤细胞团主要由黏液细胞构成，肿瘤岛的外周细胞有表皮样细胞分化；
B. 低分化型：肿瘤主要由表皮样细胞构成，细胞核较大，核仁明显；黏液细胞少见。

3）中分化（中度恶性）型：黏液细胞占所有肿瘤细胞数量的比例为10%～50%，组织结构、细胞方面的异型性介于高分化、低分化者之间。

3. 组织化学和免疫组织化学　黏液细胞和腔内容物PSA、卡红和阿辛蓝染色均呈阳性。肿瘤细胞除表达细胞角蛋白外，黏液细胞癌胚抗原（CEA）呈阳性。

4. 生物学特性　取决于肿瘤的分化程度，高分化者的生物学特性类似于良性肿瘤，转移率低，术后复发率低，预后较好。低分化者恶性特点明显，转移概率高，术后复发率高，预后差。中间分化者的生物学特性介于高分化、低分化者之间。

5. 组织发生　肿瘤来源于排泄管的储备细胞，该细胞为多潜能干细胞，具备向黏液细胞、鳞状上皮样细胞分化的能力，故肿瘤中可见到上述几种细胞。其中分化较为彻底的表现为高分化肿瘤，分化不全的则表现为中间分化、低分化肿瘤。

第三节　口腔颌面部其他来源的肿瘤

一、鳞状细胞乳头状瘤

鳞状细胞乳头状瘤（squamous cell papilloma）是口腔颌面部常见的良性上皮性肿瘤。有资料显示其占所有口腔颌面部肿瘤的3.8%。据统计，约5%的病例与人乳头瘤病毒（human papilloma virus，HPV）亚型6/11感染有关。此外，HIV携带者较健康人群更易发生鳞状细胞乳头状瘤。

1. 临床表现 多见于男性，可发生于任何年龄、任何部位，其中以腭、唇、舌、牙龈多见。肿物大小不等，直径可从几毫米到几厘米。常为单发，亦可多发。肿物质软、有蒂，呈乳头状或疣状突起，表面呈白色或淡红色。

2. 病理变化 镜下观察，肿物为外生性，复层鳞状上皮增生呈指状突起，其中心为血管结缔组织支持。上皮表层为不全角化或正角化，棘层增生，基底层细胞偶有核分裂，无明显异常增生，上皮下可见炎细胞浸润。

二、牙龈瘤

牙龈瘤（epulis）一词来自希腊文，意为“龈上包块”，为临床名称，没有组织病理或病变性质的内涵。较多学者认为牙龈瘤是指牙龈局限性慢性炎性增生，而非真性肿瘤，少见的新生儿牙龈瘤除外。一般情况下，牙龈瘤与创伤和局部慢性刺激有关，以龈下菌斑和结石为主要病因，有些女性患者发病与内分泌改变有密切关系。

1. 临床表现 可发生于任何年龄，以中青年多见，女性多于男性。常发生于前牙区牙间组织，其次为尖牙区，表现为牙龈局限性肿大，上、下颌无明显差异。肿物一般较小，呈圆形、椭圆形或分叶状，可有蒂或无蒂。若存在局部菌斑和结石除去不全和（或）手术切除不完全，术后可复发。

2. 病理变化 组织病理学上，牙龈瘤可分为四型，即肉芽肿性牙龈瘤、血管性牙龈瘤、纤维性牙龈瘤和巨细胞牙龈瘤。也有学者认为在组织学上，肉芽肿性龈瘤与血管性龈瘤非常相似，难以区分，因此将其统称为血管性牙龈瘤。

（1）血管性牙龈瘤（vascular epulis）：其特征为牙龈固有层中血管增加、血液增加，肿瘤组织呈红色、柔软、潮湿的血管团样表现。因为受到摩擦后易于破裂，故常见出血、溃疡。

妊娠性牙龈瘤是妇女在妊娠期由于内分泌发生改变，而发生的化脓性肉芽肿，多见于妊娠前3个月。分娩之后，妊娠性牙龈瘤可自行消退或缩小，缩小者表现为纤维性牙龈瘤。手术治疗时容易出血且难以控制，术后易复发。

镜下观察，肿瘤成分为受到刺激后大量增生的血管内皮细胞，细胞小，细胞核圆形居中，胞质较少。细胞可组成扩张的血管样结构，内含较多的血液（图14-17）。

（2）纤维性牙龈瘤（epulis fibromatosa）：多由血管性龈瘤纤维化而形成。可发生于任何年龄，以10～40岁人群多见，是质地坚实且有蒂或无蒂的包块，颜色随肿瘤含血量、表面是否有溃疡而不同，含血量少、无溃疡者，肿瘤颜色与周围正常黏膜相似，含血量多者色红，表面有溃疡者呈黄白色。

镜下观察，所谓纤维性牙龈瘤，实则为创伤后纤维性修复的过程性改变。修复之初以疏松结缔组织即肉芽组织为主，富含成纤维细胞、毛细血管、炎细胞、水肿液。成纤维细胞不断合成胶原纤维，同时细胞、血管逐渐减少，肉芽组织逐渐向瘢痕组织过度。修复后期，肿瘤成为成熟的瘢痕组织（图14-18）。

（3）巨细胞性牙龈瘤（giant cell epulis）：又称外周性巨细胞肉芽肿（peripheral giant cell granuloma），较少见。以30～40岁女性患者多见。好发于前牙区的牙龈或牙槽黏膜，上颌较下颌多见。包块呈暗红色，有蒂或无蒂，可发生溃疡。

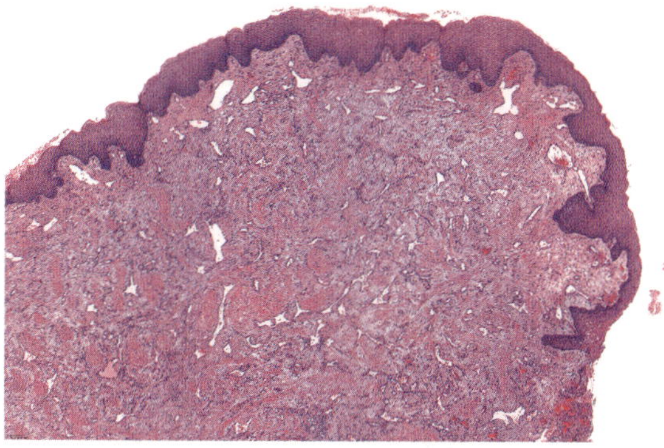

图 14-17　血管性龈瘤

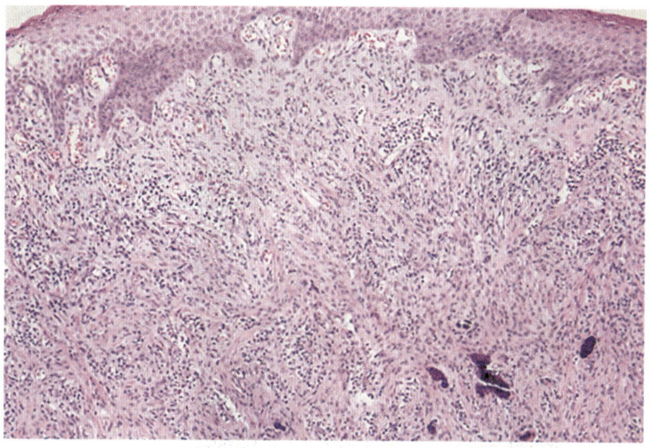

图 14-18　纤维性龈瘤

镜下观察，富含血管和细胞的间质内含有数目不等的破骨细胞样多核巨细胞，常呈灶性聚集，周界清楚，数量多，大小、形态不一，灶间有纤维间隔。毛细血管丰富，常见出血灶、含铁血黄素沉着，炎细胞浸润。病变区与覆盖的鳞状上皮之间有纤维组织间隔。病变内偶见少许骨小梁或骨样组织。

三、口腔癌

口腔癌是指发生于口腔黏膜的鳞状细胞癌（squamous cell carcinoma），亦称口腔黏膜癌，是口腔临床上最常见的恶性肿瘤，大约占整个口腔恶性肿瘤的 90%。

1. 病因　口腔癌确切的发病原因不十分明了。近年研究表明，口腔癌最主要的危险因素是吸烟、酗酒，它们具有很强的协同作用。在欧洲、美洲和日本，75% 的口咽癌患者有吸烟、饮酒的嗜好，印度次大陆、东南亚、中国台湾省及有这些国家和地区的移民的口咽鳞状细胞癌患者的主要病因大多与无烟烟草有关，尤其是用含槟榔壳和氢氧化钙的烟叶。目前研究表明，人乳头瘤病毒也与口咽部鳞状细胞癌的发生相关。

2. 临床表现　本病好发于 50 ～ 60 岁的男性，可发生在口腔的任何部位，舌黏膜是好发部位，其次为牙龈、颊、唇、腭及口底黏膜。其中舌癌好发于舌侧缘；牙龈癌好发于磨牙区牙龈和牙槽突（图 14-19）；颊癌好发于颊黏膜后部，常延伸至上、下前庭沟；唇癌好发于下唇唇红缘；腭癌较少见，好发于硬腭中线的一侧。

口腔癌早期一般无症状或症状不明显，因此对有吸烟及饮酒嗜好患者的口腔小病损的诊断更应谨慎。患者黏膜面可出现红色、白色或红白相间病损。大多数患者就诊时已为黏膜增生溃疡或菜花状肿块等晚期的病损表现，同时可出现疼痛、出血、张口和咀嚼困难及消瘦、颈部淋巴结肿大等症状和体征。

3. 病理变化

（1）鳞状细胞癌（squamous cell carcinoma）：肉眼观察，病变常呈菜花状或溃疡状，基底硬结，癌组织也可向深处浸润性生长。镜下观察，鳞状上皮呈异型增生，团块或条索状侵入周围组织内，称为癌巢。癌巢的外周细胞相当于基底细胞，中心出现层状角化物，称为角化珠。鳞状细胞癌属于浸润性癌，一般由原位癌发展而来。当癌细胞刚刚突破基底膜，尚处于基底膜下方，距离基底膜很近时，称为微浸润性鳞状细胞癌，与原位癌一样，都属于早期病变，若能及时发现，可以完全手术切除，治疗效果非常好（图 14-20）。

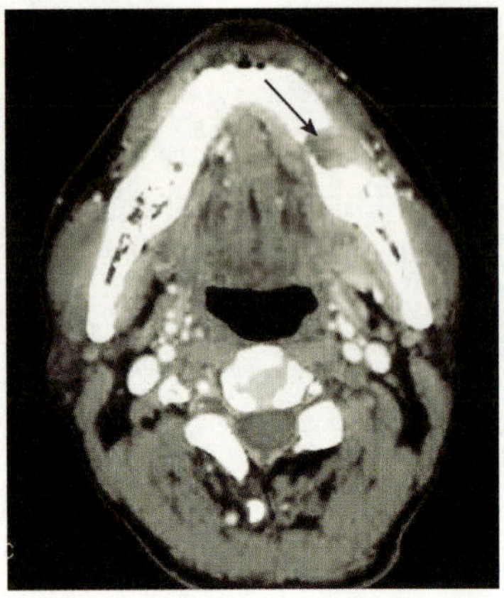

图 14-19　牙龈癌

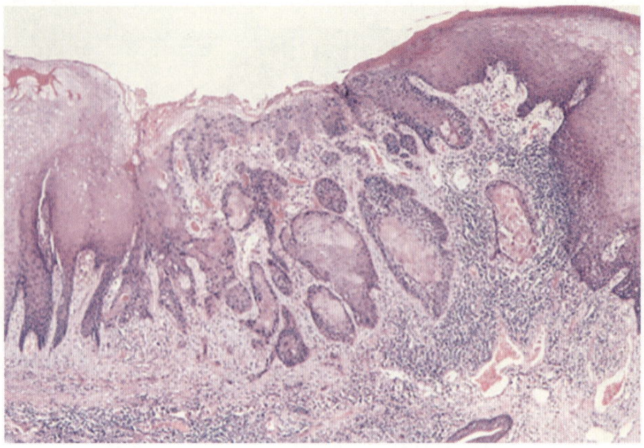

图 14-20　微浸润性鳞状细胞癌

根据肿瘤的恶性程度、细胞和细胞核的多形性及细胞分裂活性等，可将其分为高、中、低分化三级，分化程度越低，肿瘤的恶性程度越高，以中分化多见。

1）高分化（低度恶性）型（Ⅰ级）：形态学表现类似于正常鳞状上皮，角化珠明显，细胞间桥显著，细胞和细胞核多形性不明显，细胞分裂少。

2）中分化（中度恶性）型（Ⅱ级）：角化珠较少，细胞间桥不显著，细胞和细胞核多形性较明显，细胞分裂较多。

3）低分化（高度恶性）型（Ⅲ级）：以不成熟的细胞为主，角化少见，细胞间桥极少见，细胞和细胞核多形性明显，细胞分裂常见（图 14-21）。

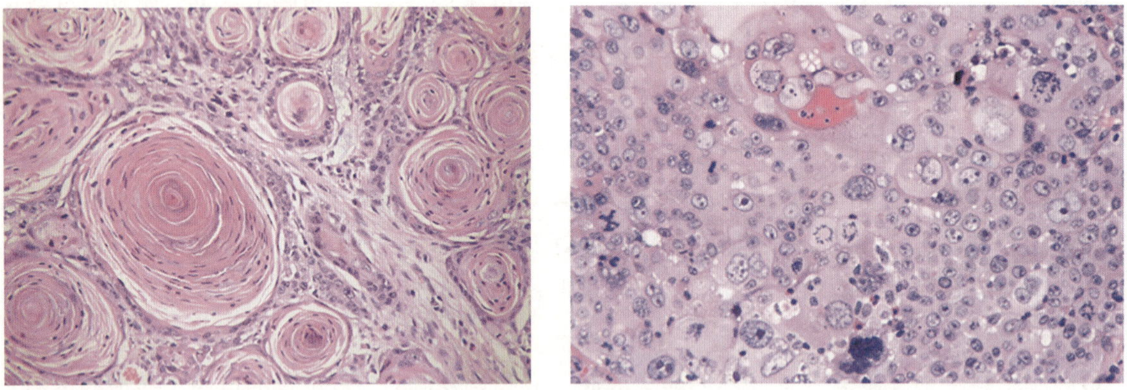

A　　B

图 14-21　口腔鳞状细胞癌

A. 高分化鳞状细胞癌；B. 低分化鳞状细胞癌。

如前所述，黏液表皮样癌的分级对于患者的预后、临床治疗效果具有非常重要的意义，但是对于鳞状细胞癌来说，上述分级对于患者预后、疗效的作用有限。这种情况可能与分级的局限性有关，因为分级存在一定的主观性、片面性，并不能反映肿瘤的全貌、发生发展、演变。

目前认为，对于判断鳞状细胞癌治疗效果和预后的指标有浸润前沿分级、肿瘤侵袭深度、手术切缘状况、颈部淋巴结转移情况等。所谓浸润前沿分级，即对肿瘤与周围正常组织交界处癌细胞所做的分级，分级除考虑组织结构、细胞形态外，还需考虑浸润方式、浸润深度、间质炎细胞浸润程度。如交界处单个癌细胞的浸润比巢团状浸润的分级高，预后差。与其他恶性肿瘤相同，鳞状细胞癌处于不断的演化之中，癌细胞之间具有异质性，如果进展较快，细胞之间的异质性可能比较明显。一般认为，处于浸润前沿的癌细胞侵袭性最高，最具代表性，这就不难理解为什么浸润前沿分级要优于普通的肿瘤分级。

口腔鳞状细胞癌在浸润和转移方面与身体其他部位的鳞状细胞癌无明显差异。预后与多种因素有关，如临床分期、颈部淋巴结状态、颈部淋巴结累及区域等。其播散途径为直接扩展至邻近组织或通过淋巴道或血道转移。

（2）疣状癌（verrucous carcinoma）：疣状癌是非转移性高分化鳞癌的亚型，1948 年 Ackerman 最先将其作为一型独立的肿瘤加以描述，以外生性、疣状缓慢生长和边缘推压为特征。吸烟可能是其主要致病因素。常发生于 50 岁以上的中老年患者，75% 为男性。好发于下唇，其次为颊、舌背、牙槽、牙龈黏膜。

肉眼观察，此癌呈白色刺状或乳头状突起，高出表面，乳头之间有深裂隙。镜下观察，瘤细胞呈外生性生长，过度增生伴有明显角化，同时以球状钉突的形式向下方结缔组织内呈局部推进式生长，无浸润边缘，基底膜较完整。细胞轻度多形性，核分裂较少见。结缔组织内常有大量慢性炎症细胞浸润（图 14-22）。若疣状癌中含有传统性的鳞状细胞癌的病灶时称为杂交瘤。

疣状癌生长缓慢，有局部侵蚀性，切除不彻底易复发，但一般不转移，局部淋巴结增大为炎症所致。

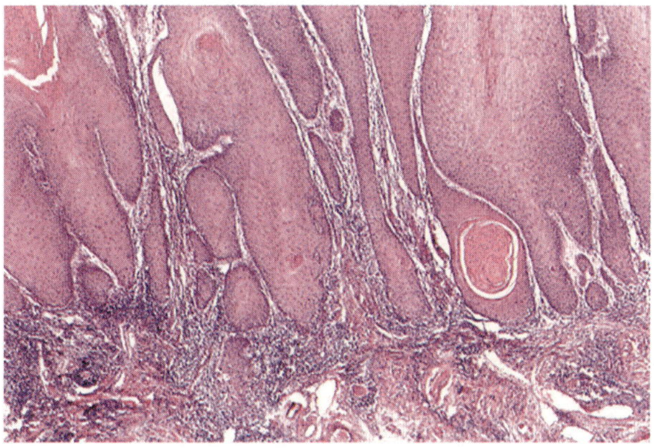

图 14-22 口腔疣状癌

四、基底细胞癌

基底细胞癌（basal cell carcinoma）是向鳞状上皮基底层细胞分化的、非转移性、低度恶性肿瘤。好发于头面部，老年人多见，男性多于女性。肿瘤发生与日晒有关，白种人皮肤黑色素少，对紫外线的防护能力差，故为基底细胞癌的好发人种。

1. 临床表现 基底细胞癌发展缓慢，病程较长，可有多种不同的临床表现。早期者病变表浅，可以表现为红斑；增生明显者可以表现为丘疹、结节；含色素较多者可以表现为痣、雀斑、黑色素瘤；如果肿瘤间质受到癌细胞刺激而出现纤维化，则表现为类似瘢痕组织的瘢痕样改变；上述各种表现的癌组织如果侵犯到表面上皮，则可以出现糜烂、溃疡。基底细胞癌主要在局部浸润性生长，破坏周围的正常组织，但几乎不会发生转移，故呈低度恶性，预后较好。

2. 病理变化 癌细胞体积小，细胞质少，细胞核位于细胞中央，核质比高，类似于正常鳞状上皮的基底层细胞。癌细胞聚集成巢，周围与间质相邻的细胞呈柱状紧密排列，癌巢中间的细胞排列比较疏松。癌巢呈浸润性生长，无包膜。因为癌巢的组织学结构、浸润深度、细胞分化方向及程度有所不同，故基底细胞癌可以分为多种亚型，

基底细胞癌的预后与肿瘤大小、浸润深度关系密切。一般来说，易于手术彻底切除，预后较好。

▶知识拓展

颌骨里的“不请自来”：成釉细胞瘤的“驱逐战”与大招集锦

你知道吗，成釉细胞瘤是一种有点儿神秘的牙源性肿瘤，它就像一个不速之客，经常在颌骨里悄悄地出现。治疗这种肿瘤就像是一场大作战，医生们会根据肿瘤的大小、位置、是不是喜欢捣乱（侵袭性）还有患者的身体情况来制订作战计划。

首先来个“手术大扫除”吧！这是治疗成釉细胞瘤的主要手段。医生会小心翼翼地把肿瘤连同周围的一小部分正常组织都切掉，确保把那个讨厌的家伙彻底消灭。如果肿瘤特别坏（侵袭性强），可能还得把一部分颌骨也给拿掉呢。

手术有时候还得来点“补丁”工作，如果颌骨被切除，医生会用一些方法来重建骨头，让你能继续正常吃东西和说话。

除了手术，还有其他的辅助治疗手段。①放疗：就像用激光枪打怪兽，术后用这个方法来消灭可能漏网的小怪兽。②化疗：这是一种用药物来消灭肿瘤的疗法，虽然用得不多，但有时候也能派上用场。③介入治疗：对于一些特殊情况，比如肿瘤位置或者患者身体不太允许手术，医生可能会选择一些微创的方法。

有时候，医生们会联合使用多种治疗方法，这就是所谓的“综合治疗”，就像打怪兽时同时用很多种武器一样。

总之，治疗成釉细胞瘤就像是一场精心策划的战斗，医生们会根据每个人的情况来制定最佳策略。治疗过程中，医生们会密切观察肿瘤的变化，如果需要，会随时调整治疗方案，确保战胜这个不速之客！

—• 考试知识点总结 •—

—• 本章小结 •—

—• 协和云课堂…… 拓展练习及参考答案 •—

（贺志金）

第三篇

实 验 指 导

第三篇

学术论文

实验一　口腔颌面部发育

【目的和要求】

1. 掌握神经嵴、鳃弓、咽囊的概念；面部发育基本过程；腭发育的基本过程；舌发育的基本过程。

2. 熟悉面部发育异常；腭的发育异常。

3. 了解舌的发育异常。

【实验内容】

1. 观察口腔颌面部发育的模型。

2. 观察头颈部发育及口腔颌面部发育的图谱。

【实验步骤】

1. 观察头颈部发育图谱　观察神经嵴细胞与神经板、神经沟、神经管的关系，分析神经嵴的来源及其在头颈部发育中的作用。

2. 观察口腔颌面部发育模型及图谱

（1）观察面部发育的过程中，各突起的形成过程、相互关系，分析思考面部发育的时间、面部各突起的形成、相互联合（融合）的关系及面部相关畸形的形成原因。

（2）观察腭发育的过程中，前腭突和侧腭突的形成过程、相互关系，分析思考腭发育的时间、前腭突和侧腭突的形成、与鼻中隔相互联合（融合）的关系及相关畸形的形成原因。

（3）观察舌发育的过程中，侧舌隆突、奇结节和联合突的形成过程、相互关系，分析思考舌发育的时间，舌体和舌根的形成，与界沟、舌盲孔的关系及相关舌畸形的形成原因。

【实验作业】

绘制面部唇裂及面裂的发生部位图。

（徐　欣）

实验二　牙的发育

【目的和要求】

1．掌握牙胚、成釉器发育蕾状期、帽状期、钟状期的形态分化和细胞分化特点；牙本质、牙釉质、牙髓的形成。

2．熟悉上皮板和牙板的结构特点。

3．了解牙板、成釉器的结局。

4．能够准确描述上皮板、牙板、牙胚蕾状期、帽状期、钟状期、牙冠形成、牙根形成等一系列连续、动态的演变过程。

5．具备运动、发展、全面的唯物主义辩证思维，理解牙发育过程；树立珍惜和保护牙齿的意识。

【实验内容】

1．观察牙发育模型和图谱。

2．观察蕾状期、帽状期、钟状期牙胚的组织切片。

【实验步骤】

1．蕾状期成釉器

（1）低倍镜下观察：首先认识头面部发育的整体背景，辨认上颌、下颌、舌、鼻腔等主体结构和相互关系。循上下颌牙槽突表面增厚的上皮板观察，找到向间充质深部陷入的牙板，注意其末端的膨大。观察末端膨大即蕾状期成釉器的外形，注意成釉器周围结缔组织的变化，成釉器与牙板及口腔黏膜的关系。体会所谓“蕾状”的含义、上皮与间充质的相互诱导。

（2）高倍镜观察：蕾状期成釉器的细胞形态、细胞分裂情况和深面结缔组织的细胞形态。注意观察成釉器细胞与口腔黏膜上皮是否相似、成釉器及其周围聚拢过来的间充质细胞有无特殊的分化。

2．帽状期成釉器

（1）低倍镜观察：首先认识口腔的主体结构，要点同蕾状期成釉器。观察成釉器的形态，体会所谓“帽状”的含义，注意切片仅能够显示较浅的弧形结构，还原到立体形态，此时的成釉器类似于一顶帽子。注意成釉器与牙板、牙乳头、牙囊之间的关系。体会此时的牙乳头已经从游离于成釉器之外，开始陷入“帽子”的内部，上皮与间充质的接触面积比蕾状期增加了许多。不要被切片上成釉器与牙乳头之间比较大的间隙所误导，因为这是制片过程中组织收缩所致的假象，实际上两者之间紧密接触，中间仅隔一层基底膜。注意是否能观察到釉结。

（2）高倍镜观察：帽状期成釉器的形态层次，辨认外釉上皮、星网状层、内釉上皮的位置及细胞形态。与蕾状期成釉器比较，体会帽状期成釉器的“分化”，即三层细胞由大致相同演变为明显不同，其中内釉上皮的变化最为显著，已经呈现出一定的高柱状形态。间充质的形态层次，辨认牙乳头和牙囊，注意细胞形态特点，牙乳头细胞更加密集，其外层隐约可见成牙本质细胞的雏形，由此体会到间充质的“分化”。

3. 早期钟状期成釉器

（1）低倍镜观察：首先认识口腔的主体结构，要点同蕾状期成釉器。观察成釉器的整体形态，虽然切片上仅显示为深陷的弧状，通过观察模型，可以将其还原为立体，则呈现所谓的“钟状”。注意深入跟进的牙乳头，切片上与成釉器内层接触可能不甚紧密，甚至可能出现裂隙，需注意两者实则紧密接触。与帽状期比较，成釉器与牙乳头的接触面积因为内陷而进一步增加，为两者的相互诱导并进一步产生牙体组织创造了更为有利的条件。辨认钟状期成釉器的内釉上皮、中间层、星网状层和外釉上皮层。辨认牙囊的外形和范围。

（2）高倍镜观察：钟状期成釉器的内釉上皮、外釉上皮、星网状层和中间层的分布及细胞形态、牙乳头和牙囊的细胞形态特点。注意观察内釉上皮细胞单层整齐排列、核远离基底膜等特点，内釉上皮细胞从切缘（或牙尖）到牙颈部分化逐渐减弱的变化，体会这种变化与生长中心的对应关系。注意观察牙乳头最外层的成牙本质细胞逐渐呈现出与成釉细胞类似的分化特点，但与后者比较，此层细胞排列不甚整齐，核的位置不甚一致，以致有些类似于假复层。所谓的中间层不太容易观察。

4. 晚期钟状期成釉器

（1）低倍镜观察：首先认识口腔的主体结构，要点同蕾状期成釉器。此时牙胚的形态变化已达极致，成釉器内陷与牙乳头跟进已达极限，牙切缘（或牙尖）处已经有少量牙硬组织产生。注意在牙的生长中心，星网状层和中间层消失，内、外釉上皮已经紧贴在一起，类似缩余釉的雏形，而成釉器的其他部分仍保持 4 层结构。观察颈环结构，切片上呈现为线状，根据模型将其还原为立体，则类似于一口钟的下沿，实则为环状结构。观察恒牙胚与乳牙胚的相对位置，根据形态特点确认其分期。

（2）高倍镜观察：在牙组织生长中心从所处位置和含钙量差异等方面区分牙釉质与牙本质，注意观察此处成釉细胞与成牙本质细胞的高度分化状态，以及两者逐渐被牙硬组织隔开而渐行渐远的趋势。观察成釉细胞的头部陷入牙釉质内部，形成所谓的 Tomas 突，观察紧邻牙乳头的前期牙本质，注意观察其染色特点，以及成牙本质细胞后退在牙本质形成的线状结构，即牙本质细胞突起。从生长中心向牙颈部移动，观察牙体组织的厚度逐渐变薄，最薄处只有牙本质，证明牙本质产生早于牙釉质。体会牙本质、牙釉质层层相叠，从牙切缘（或牙尖）至牙颈部逐次形成牙冠的有序过程。

【实验作业】

绘制晚期钟状期的低倍镜下图，标出牙胚的三个组成部分、成釉器的 4 层结构、颈环，以及成釉细胞、牙釉质、矿化牙本质、前期牙本质、成牙本质细胞、牙髓。

（周　晓）

实验三　牙体组织

【目的和要求】

1．掌握牙釉质的分布部位、厚度和表面形态，牙釉质磨片在光镜下的组织结构及其临床意义，牙釉质结构与牙釉质理化特性、功能的相关关系；牙本质、牙骨质、牙髓的基本组织结构及理化特性，联系其临床意义。

2．熟悉生长线、釉板、釉丛、釉梭的成因。

3．了解牙磨片的制作过程；牙骨质、牙髓的生物学特性。

4．能够准确描述釉柱、釉板、釉丛、釉梭、球间牙本质、前期牙本质、修复性牙本质、继发性牙本质、管间牙本质、管周牙本质、罩牙本质、透明牙本质、（牙本质）透明层、托姆斯颗粒层、死区的概念。

5．熟知牙体组织结构特点，树立爱护牙齿的预防保健意识。

【实验内容】

1．教师简介牙磨片、牙及牙周组织联合切片的制作方法。

2．观察牙釉质、牙本质、牙骨质、牙髓组织学图谱。

3．观察牙体纵断和横断磨片、未成熟牙釉质切片。

4．观察牙体组织脱钙切片及牙髓 HE 和银染色切片。

【实验步骤】

1．前牙纵断磨片

（1）肉眼观察：牙釉质分布、厚度及外形，牙本质在牙冠和牙根的分布、厚度，髓腔的轮廓，切缘处是否有牙本质暴露。

（2）低倍镜观察：牙釉质在牙体组织的分布部位、厚度及外形，注意牙釉质与其他牙体组织的关系。观察牙釉质生长线，注意其形态、走行特点（在牙尖部与牙颈部有何不同）；观察釉质牙本质界（注意是否为直线，形态特点如何）；用落射光（关闭显微镜自身光源，用手电筒照射载物台上的磨片）观察施雷格线（在近牙颈部牙釉质易观察到）；釉质牙本质界的形态特点；牙本质小管及其走行方向；牙本质生长线的走行方向（仅少数生长线可清晰观察）；球间牙本质、原发性牙本质、继发性牙本质、牙本质透明层、托姆斯颗粒层等的分布位置及形态；观察有无第三期牙本质、牙本质死区，观察分析造成牙本质反应性改变的可能原因；牙骨质在牙根表面的分布及厚度，无细胞牙骨质和细胞牙骨质的分布特点；牙骨质层板；釉质牙骨质界的形态，观察牙骨质与牙釉质的连接特点；观察有无侧支根管的开口；应注意前期牙本质和牙髓在磨片上无法观察。

（2）高倍镜观察：釉柱、釉柱横纹的形态；绞釉的分布及形态特点；牙本质小管的形态及方向、牙本质小管的分支；球间牙本质（注意有无牙本质小管通过）、托姆斯颗粒层、第三期牙本质的形态；牙骨质层板、牙骨质陷窝及小管的形态和分布特点；穿通纤维。

2. 后牙纵断磨片　观察要点同前牙纵断磨片，需注意以下内容。

（1）肉眼观察：后牙牙尖及窝沟下方牙本质的形态及轮廓；根分叉处的形态；髓室及根管的形态，髓角的位置。

（2）低倍镜观察：后牙牙尖及窝沟的形态，牙釉质在其中的分布部位、轮廓及厚度；牙釉质生长线在后牙窝沟处的走行特点；釉板的形态及贯穿深度；绞釉的分布特点；釉梭的分布特点（在牙尖部多见）；髓室底的继发性牙本质厚度；细胞牙骨质在根尖及根分叉处的分布及厚度。

（3）高倍镜观察：牙尖、窝沟底部和近牙颈部釉柱排列的特点；釉板、釉梭的形态。注意有无釉柱横断区，观察其鱼鳞状的排列特点；近根尖区可见牙本质小管的横断面，观察牙本质小管、管周牙本质和管间牙本质的形态。

3. 牙冠横断磨片

（1）低倍镜观察：生长线、釉板、釉丛、釉梭的分布与形态；釉质牙本质界的形态；注意区分釉丛和釉梭；釉质牙本质界；牙本质小管；球间牙本质。

（2）高倍镜观察：釉柱、釉柱横纹、釉板、釉丛、釉梭的形态；牙本质小管；球间牙本质；近牙冠中央可见大片牙本质小管横断的区域，观察牙本质小管、管周牙本质和管间牙本质的形态。

4. 未成熟牙釉质切片（新生儿上颌中切牙）

低倍镜观察未成熟牙釉质的分布，高倍镜观察釉柱的排列及釉柱的横断面形态。

5. 后牙纵断切片（经脱钙处理，HE 染色）

（1）肉眼观察：注意脱钙切片中牙釉质是否存在；冠部及根部牙本质的轮廓；牙根及根分叉的形态；髓室、髓角、根管的形态。

（2）低倍镜观察：是否可见少许残留的牙釉质基质；失去牙釉质覆盖的牙本质表面形态（釉质牙本质界的轮廓）；牙本质生长线、牙本质小管、球间牙本质、原发性牙本质、继发性牙本质、前期牙本质的分布及形态、染色特点；分析继发性牙本质和 / 或第三期牙本质形成对髓腔形态的影响及其临床意义；注意是否能观察到磨片中可见的牙本质透明层和托姆斯颗粒层；观察成牙本质细胞、牙髓细胞（成纤维细胞）的分布；牙髓的分区（成牙本质细胞层、乏细胞层、多细胞层、固有牙髓）；牙髓的血管和神经；牙骨质层板及细胞。

（3）高倍镜观察：牙本质小管及其分支；球间牙本质、继发性牙本质、前期牙本质的部位及形态、染色特点，注意其中牙本质小管的走行，前期牙本质与钙化牙本质交界的钙化前沿处是否可见钙化小球；近根管口处观察牙本质小管的横断面、管周牙本质及管间牙本质；成牙本质细胞的分布和形态（在冠髓和根髓是否有差别）；牙髓中的乏细胞层和多细胞层（在冠髓处明显）；牙髓细胞的分布和形态；牙髓中血管和神经的分布；牙骨质层板及细胞；穿通纤维。

6. 牙髓 HE 染色切片和银染色切片

（1）肉眼观察：标本为从髓腔中取出的牙髓，不含牙硬组织。

（2）低倍镜观察：牙髓的外周局部可见成牙本质细胞层，观察其排列及形态；牙髓细胞的分布；牙髓的血管和神经。

（3）高倍镜观察：成牙本质细胞的形态，细胞核的位置；牙髓细胞的形态特点。

【实验作业】

结合对牙体组织纵断磨片和切片的观察，绘制牙体组织镜下综合示意图。重点绘出以下结构的特点：牙釉质、釉柱、生长线、釉柱横纹、绞釉、釉质牙本质界、釉梭、釉丛、釉板、原发性牙本质、继发性牙本质、球间牙本质、透明层、托姆斯颗粒层、牙本质生长线等结构，注意修复性牙本质、死区与外界刺激的对应关系；画出细胞牙骨质、无细胞牙骨质、牙骨质生长线（层板）、穿通纤维、牙骨质陷窝及小管、釉质牙骨质界等结构；画出牙本质小管横断面中管周牙本质和管间牙本质；结合对脱钙切片的观察，在髓腔内示意图中画出前期牙本质、成牙本质细胞及突起、牙髓的乏细胞层和多细胞层、固有牙髓、牙髓细胞及其分布、牙髓的血管和神经等。

（姜春荣）

实验四　牙周组织

【目的和要求】

1．掌握牙龈上皮各层、固有层纤维，牙周膜细胞、主纤维束、固有牙槽骨骨板、哈弗斯系统的特点。

2．熟悉不同部位牙龈、牙周膜神经血管、牙槽骨密质骨的特点。

3．了解牙周膜、牙槽骨的改建。

【实验内容】

1．观察前牙唇舌向断面牙体牙周组织切片。

2．观察磨牙近远中向断面牙体牙周组织切片。

3．观察数字化图库。

【实验步骤】

1．前牙唇舌向断面牙体牙周组织切片

（1）肉眼观察：牙龈的分布、牙龈与牙体的关系、固有牙槽骨与牙体的关系、固有牙槽骨中骨密质和骨松质的分布。

（2）低倍镜观察：牙龈上皮为复层鳞状上皮，可见到不全角化。牙龈与牙周组织均为结缔组织，其中能见到较多的胶原纤维。固有牙槽骨围绕牙根，为牙槽窝中的最内层，在切面上呈薄薄的一层。

（3）高倍镜观察：牙龈表面上皮的特点，牙龈上皮呈多层，区分其中的基底细胞、棘细胞、颗粒层、透明层和角化层，注意不全角化的细胞中有残留的细胞核。龈沟上皮位于龈沟的侧壁。结合上皮位于龈沟的底部，呈薄薄的一层，与牙龈、龈沟上皮比较，各层细胞的差异不明显，两面平坦，无角化。注意牙龈及牙周膜主纤维束的排列和分布方向，辨别牙龈及牙周膜的各组纤维束。观察固有牙槽骨中的层板骨及哈弗斯系统的结构，注意一般骨板的平行排列，哈弗斯系统中骨板的环形排列。观察固有牙槽骨靠近牙周膜的一侧有大量的穿通纤维。观察松质骨中骨小梁的方向，注意根尖部的骨小梁方向与牙尖近乎平行；观察通过牙槽骨进入牙周膜的血管、牙周膜中其他细胞成分如成

纤维细胞、成牙骨质细胞等。

2. 磨牙近远中向断面牙体牙周组织切片

（1）肉眼观察：牙体组织、牙龈、牙周膜、牙槽之间的关系。注意牙槽嵴。

（2）低倍镜观察：注意牙槽骨的骨密质、骨松质，牙槽中隔。

（3）高倍镜观察：注意越隔纤维和牙周膜纤维的根间组，其他组纤维同前牙唇舌向切片。

【实验作业】

绘制牙周组织全景图。标注牙龈上皮、龈沟上皮、结合上皮、龈沟、牙龈主要纤维束、牙周膜主纤维束、穿通纤维、哈弗斯管、骨密质、骨松质、骨髓等结构。

（杨美静）

实验五　口腔黏膜

【目的和要求】

1．掌握口腔黏膜的组织结构、口腔黏膜的分类；

2．能够准确描述口腔黏膜上皮的分层及各层特点，咀嚼、被覆和特殊黏膜的特点；

3．具备逻辑思维能力，理解正常与病理的关联逻辑，具备科学严谨的学习态度，增强医学生的责任感和使命感。

【实验内容】

1．观察软硬腭黏膜的组织切片。

2．观察唇黏膜的组织切片。

3．观察舌背黏膜的组织切片。

【实验步骤】

1．软硬腭黏膜切片

（1）低倍镜观察：注意通过对比硬腭和软腭黏膜在组织学上多方面的异同点，识别硬腭黏膜与软腭黏膜，如上皮类型、分层、角化情况、有无颗粒层、棘层细胞特征、上皮钉突长短、固有层胶原纤维状况、有无黏膜下层及所含组织成分（若有腭腺需判断类型）。

（2）高倍镜观察：观察角化层或表层的染色特点、细胞膜是否清晰、细胞核是否消失；颗粒层中透明角质颗粒的数量、大小与染色特征；棘层细胞的大小、形态、染色情况，其排列方式及细胞间桥的明显程度；基底层细胞的形态与排列，是否存在分裂象及细胞内有无黑色素颗粒；上皮层中非角质细胞能否被观察到，若能则关注其分布与染色特点；基底膜的位置、厚度及染色特性。

2．唇黏膜切片

（1）低倍镜观察：观察唇部组织矢状断面切片的轮廓，区分皮肤侧（表皮薄有角化，真皮层可见皮肤附属器）、黏膜侧（上皮较厚无角化，黏膜下层可见唇腺）及两者移行区域即唇红。唇部皮肤：观察表皮细胞层次（角质层、颗粒层、棘层、基底层，透明层不明显）、真皮（乳头层和网状层）、皮下组织及皮肤附属器（皮脂腺、汗腺、毛发等）。唇红部：观察上皮分层、固有层乳头及其血管，注意与皮肤和口腔黏膜的过渡，包括上皮厚度、乳头层高度、血管分布、黏膜下层有无小唾液腺或皮肤附属器。唇黏膜：观察上皮分层，注意有无角化、钉突形态，以及黏膜下层中小唾液腺的类型。

（2）高倍镜观察：主要观察唇皮肤侧、黏膜侧、唇红三部分上皮细胞的细节特征、固有层的细胞成分及黏膜下层小唾液腺的具体情况。

3. 舌背黏膜切片

（1）低倍镜观察：观察舌背黏膜上皮形态特点及角化状态。丝状乳头和菌状乳头的形态特点，如形状、大小、与周围组织的关系等。轮廓乳头的大小、形状等。环形沟的形态特征。味蕾的分布位置、数量等。味腺的大小、数量及在组织中的分布位置。观察固有层的特点，固有层下方是否有黏膜下层。

（2）高倍镜观察：观察上皮层、固有层细胞形态；观察味蕾的位置、形状、大小、细胞组成、味孔及味毛等；味腺形态、腺泡性质等。

【实验作业】

1．绘制唇红与唇黏膜的过渡区中倍镜下图，体现两侧上皮的层次变化，上皮与固有层交界的差异，画出唇黏膜侧的唇腺。

2．绘制轮廓乳头的中倍镜下图，标出其形态特点、轮廓沟、味蕾、味腺等结构。

（牟东云）

实验六　唾液腺

【目的和要求】

1. 掌握唾液腺的基本分泌单位即三种腺泡和三种导管的特点。
2. 熟悉腮腺、颌下腺和舌下腺的组织结构特点；肌上皮细胞的形态特点和功能。
3. 了解唾液腺间质及其中的血管、淋巴管和神经。

【实验内容】

1. 观察唾液腺幻灯片及图片。
2. 观察腮腺组织切片。
3. 观察颌下腺组织切片。

【实验步骤】

1. 腮腺组织切片

（1）低倍镜观察：分辨腺小叶轮廓、小叶中的分泌管、间质中的排泄管，通过细胞质着色与否大致区分浆液性腺泡。

（2）高倍镜观察：观察浆液细胞的特点，注意胞浆染色为嗜伊红，呈颗粒状的部分为酶原颗粒。辨认闰管，一端起自浆液性腺泡，另一端连接纹状管，管腔纤细，管壁薄。观察纹状管，注意强嗜伊红染色，注意细胞基底部的纵向条纹。观察排泄管，注意双层上皮细胞，注意下层呈基底细胞样的储备细胞。

2. 颌下腺组织切片

（1）低倍镜观察：分辨腺小叶分区、分泌管、排泄管，注意腺小叶中腺泡的着色，大致判断其腺泡类型。

（2）高倍镜观察：根据腺泡细胞胞浆呈空白网格状，判断颌下腺腺泡类型，注意黏液细胞核、细胞质与腮腺浆液细胞的差异。寻找混合性腺泡，注意观察黏液细胞周围呈半月状分布的浆液细胞。试着寻找闰管，注意闰管与何种腺泡相连，比较与腮腺的不同。观察纹状管，注意其胞浆着色及其基底部的纵向条纹。观察间质中与血管伴行的排泄管，注意双层上皮细胞及其底层的储备细胞。

【实验作业】

绘制颌下腺组织结构图。并标注黏液性腺泡、混合性腺泡、纹状管、排泄管、腺小叶、被膜。另外，混合性腺泡标注浆半月，纹状管标注纵行条纹，排泄管标注储备细胞。

（李　哲）

实验七　龋病

【目的和要求】

1．掌握早期牙釉质龋、牙本质龋的病理变化。

2．熟悉牙釉质龋、牙本质龋、牙骨质龋的病变进程。

3．了解牙髓对龋病的反应及转归。

【实验内容】

1．观察早期牙釉质龋磨片。

2．观察牙本质龋磨片及切片。

3．观察牙骨质龋磨片及切片。

4．观察并分析龋病图谱。

【实验步骤】

1．早期牙釉质龋磨片

（1）肉眼观察：观察牙釉质龋位于平滑面还是窝沟，形态大致为三角形，可为棕色斑块，尚无龋洞形成。

（2）低倍镜观察：观察早期平滑面龋的深度较浅，尚未波及牙本质；病变从内向外可分为四层，即透明层、暗层、病损体部、表层，但是，由于龋病进展情况不一，四层不一定同时显现。病损体部在所有龋病中都存在，但在进展性龋较宽大，在静止性龋则较窄小。另外，病损体部可见加深的生长线和横纹。观察早期窝沟龋的波及范围局限在窝沟壁，一般尚未波及沟底。病变立体为环状，平面为窝沟两侧壁的三角形病变，分层类似平滑面龋。

（3）高倍镜观察：观察早期牙釉质平滑面龋的分层，各层的位置、形态特点。注意平滑面龋透明层、暗区、病损体部、表层明暗交替的规律。比较窝沟龋沟壁病变与平滑面龋有无相似性。如果龋病波及沟底，注意观察病变的形状，与沟壁、平滑面龋比较，注意其异同。

2．牙本质龋磨片及切片

（1）肉眼观察：牙本质龋的位置、形态及颜色。

（2）低倍镜观察：观察牙本质龋的位置、病损形态及与髓腔的距离。在磨片上，观察牙本质龋的分层，观察有无死区、病变对应髓腔侧有无修复性牙本质形成。在切片上，观察细菌侵入层牙本质小管扩张呈串珠样结构，观察小管内蓝色菌落，观察牙髓有无炎症变化。

（3）高倍镜观察：在磨片上，如果能同时观察到牙釉质龋，则注意其与牙本质龋的关系，前者波及釉质牙本质界后，首先沿着界限平行扩展，随后以顶朝向髓腔的三角形在牙本质扩展；注意牙本质龋由里向外分为透明层、脱钙层、细菌侵入层和坏死崩解层；早期的牙本质龋可无坏死崩解层，细菌侵入层与脱钙层也无明显的界限，但后者一般呈棕褐色并可能含有死区，可与前者进行区分；注意透明层的牙本质小管缩小或消失，被透明的钙盐沉积部分或全部填充；注意与牙本质龋对应的牙髓一侧的修复性牙本质。在切片上，观察细菌侵入层串珠状牙本质小管的形态改变；观察牙本质小管内被苏木素染成蓝色的细菌，借此能够清晰界定细菌侵入层与脱矿层的界限；注意细菌侵入层有无纵向、横向裂隙；观察牙本质细胞及牙髓有无增生、炎症。

3. 牙骨质龋磨片及切片

（1）肉眼观察：牙骨质龋的位置、形态及颜色改变。

（2）低倍镜观察：观察牙骨质龋的位置、病损形态；观察牙骨质板层、穿通纤维的颜色是否加深，病变是否导致牙骨质脱落，是否波及牙本质。

（3）高倍镜观察：切片上，观察牙骨质龋深层牙本质有何变化；观察牙髓有无炎症变化。

4. 龋病图谱

观察龋病临床表现图谱及牙釉质龋、牙本质龋的超微结构图谱。

【实验作业】

绘制早期牙釉质平滑面龋高倍镜下的病损分层及病理变化示意图，由里向外标注透明层、暗层、病损体部和表层，如果磨片中未能包含所有四层，也可按照实际情况标注。

（徐　欣）

实验八　牙髓病

【目的和要求】

1. 掌握急性浆液性、化脓性牙髓炎，慢性闭锁性、溃疡性、增生性牙髓炎的主要病理变化特点。
2. 熟悉牙髓充血的主要病理变化特点。
3. 了解牙髓变性、坏死、牙内外吸收的主要病理变化特点。

【实验内容】

1. 观察牙髓炎幻灯片及图片。
2. 观察急性浆液性牙髓炎切片。
3. 观察慢性溃疡性牙髓炎切片。
4. 观察慢性闭锁性牙髓炎切片。

【实验步骤】

1. 急性浆液性牙髓炎

（1）低倍镜观察：判断牙髓炎的位置，观察与病变牙髓相对应的牙本质是否正常。根据渗出明显而增生不明显，初步判断病变牙髓的炎症性质。

（2）高倍镜观察：炎症局限于病变牙本质一侧的部分区域，呈现急性炎症的表现，主要为血管扩张、充血明显，大量浆液渗出，可见少量急性炎细胞，而肉芽组织不明显，可以判断为急性浆液性炎。如果同时有慢性炎症的表现，如肉芽组织增生、慢性炎细胞浸润，则可能为慢性牙髓炎急性发作。注意与炎性牙髓对应的牙本质可有龋洞形成，髓腔侧可有修复性牙本质、死区、透明牙本质等反应性改变。

2. 慢性溃疡性牙髓炎

（1）低倍镜观察：确定慢性溃疡性牙髓炎的位置，由此进一步寻找穿髓孔。根据肉芽组织的有无、渗出炎细胞的种类，初步判断炎症的性质。牙本质龋已穿髓。注意穿髓孔处有无修复性牙本质，龋洞周围有无牙本质龋的改变；牙髓组织发生哪些改变，注意观察暴露于穿髓孔处表面的牙髓形态及深部牙髓组织的病理变化特点，炎细胞浸润情况；根髓有无改变。

（2）高倍镜观察：观察炎性肉芽组织的主要成分，包括增生的毛细血管、成纤维细胞，渗出的各种慢性炎细胞，包括淋巴细胞、浆细胞、巨噬细胞等。注意肉芽组织成熟的程度，周围是否形成瘢痕组织从而把病变区域与周围牙髓隔开。注意周围牙髓有无充血、水肿。观察靠近穿髓孔的牙髓表面，是否有新的牙本质形成，是否有假膜形成，如果有，假膜的成分如何。

3. 慢性闭锁性牙髓炎

（1）低倍镜观察：在切片上观察髓腔是否完整，有无穿髓孔。在牙髓中寻找慢性炎症的部位，注意牙髓病变的范围，注意与牙髓病变对应的牙本质是否有牙本质龋的变化。

（2）高倍镜观察：观察牙髓的病变部位，根据炎细胞渗出判断病变性质为炎症，根据炎细胞种类如淋巴细胞、浆细胞、巨噬细胞等，以及肉芽组织成分如毛细血管、成纤维细胞等，可进一步判断为慢性炎症。注意慢性炎症可能随着患者抵抗力的变化而变化，如果抵抗力较强，则病变较为局限，如果抵抗力较差，则病变扩展，局部可出现化脓灶。

【实验作业】

绘制慢性溃疡性牙髓炎的病理变化图。标注炎性肉芽组织的主要成分，包括毛细血管、成纤维细胞、慢性炎细胞；画出并标注穿髓孔、牙髓暴露面的修复性牙本质、假膜等。

（韩玲玲）

实验九　根尖周炎

【目的和要求】

1. 掌握急、慢性根尖周炎的病理变化与临床表现。
2. 熟悉根尖周病的发展过程。
3. 了解根尖周病的临床表现。
4. 能根据临床表现和病理表现，批判性地进行分析，提出合理的诊断和治疗建议。
5. 树立终身学习的意识，愿意持续学习和提升自己的专业能力。

【实验内容】

1. 观察根尖周病图谱。
2. 观察慢性根尖周脓肿切片。
3. 观察根尖周肉芽肿切片。
4. 观察根尖周囊肿切片。

【实验步骤】

1. 慢性根尖周脓肿（伴瘘管形成）

（1）低倍镜观察：有无龋病，牙体组织破坏情况，是否残冠或残根；牙髓的情况，是否为死髓牙；根尖周围的牙周组织是否正常，有无牙槽骨吸收；根尖周牙槽骨破坏的区域由何种组织占据，有无炎症细胞浸润；是否有脓肿形成，其位置和轮廓如何；有无瘘管形成，瘘管的走行及开口位置（即脓液排出途径），思考瘘管形成的机制，有无其他可能的排脓途径；标本是否为多根牙，注意每个牙根的根尖周组织是否均存在病变；标本是否为上颌磨牙，注意根尖周病变与上颌窦的关系。

（2）高倍镜观察：根尖周脓肿的组织学构成和炎症细胞的种类；脓肿周围有无纤维组织增生和包绕；瘘管的组织构成，包括管壁内炎症细胞浸润的数量及种类，瘘管腔面有无上皮覆盖，上皮是否增生，思考该上皮的来源可能是什么；牙周膜中有无炎症细胞浸润；牙槽骨有无吸收或新生。

2. 根尖周肉芽肿

（1）低倍镜观察：观察根尖有无吸收、肉芽肿的边界是否光滑、根尖与肉芽肿的关系。观察根尖区牙周膜、固有牙槽骨的完整性，注意主纤维束有无破坏、牙槽骨有无吸收。观察肉芽肿内部的大致情况，注意有无上皮增生，炎细胞的分布等。

（2）高倍镜观察：肉芽肿中有无上皮增生；炎症细胞浸润的种类。

3. 根尖周囊肿

（1）低倍镜观察：如切片中含病灶牙，观察牙体组织有无病变、牙髓的状态、根尖周围的牙周膜和牙槽骨的病理改变、囊肿的位置和与牙根的附着关系；如切片中仅见从牙根处剥离的囊壁，则重点观察囊肿的外形、囊壁的厚度及构成、囊腔内有无内容物。

（2）高倍镜观察：囊肿壁上皮的特点，有无增生，是否完整，上皮钉突是否延长、融合，有无异型性，有何种炎细胞浸润。纤维囊壁的炎性改变，包括炎细胞浸润、泡沫细胞、胆固醇结晶，注意浸润炎细胞的种类。

【实验作业】

绘制根尖周肉芽肿低倍镜下图。标注牙髓、根管、根尖孔、根尖周肉芽肿的包膜、增生的成纤维细胞、毛细血管、增生的炎细胞（淋巴细胞、浆细胞、巨噬细胞）、增生的网状上皮、泡沫细胞、胆固醇裂隙等。

（贺志金）

实验十　牙周组织病

【目的和要求】

1．掌握炎症水肿型、纤维增生型慢性龈炎上皮、固有组织的病理改变；静止期、活动期牙周炎牙周袋、牙槽骨、炎细胞渗出的病理改变。

2．熟悉牙龈增生的病理改变、牙周炎静止期组织所展现出的修复现象。

3．了解创伤性咬合受压侧、受牵拉侧牙周组织的病理变化。

【实验内容】

1．观察牙周病组织学图谱。

2．观察边缘性牙龈炎、慢性牙周炎、增生性牙龈炎病理组织切片。

【实验步骤】

1．慢性龈炎

（1）低倍镜下观察：明确牙龈的龈沟外侧、龈沟内侧，仔细辨认龈沟上皮、结合上皮，并查看其增生状态，想象结合上皮与牙的表面紧密结合。辨别牙龈固有组织中比较明显的蓝色苏木素染色区，其代表炎细胞的细胞核。

（2）高倍镜下观察：首先判断炎症性改变，观察牙龈固有层，确认低倍镜下所见为大量的炎细胞细胞核；根据各种炎细胞的镜下特点，进一步明确浸润的炎细胞种类；根据炎细胞种类，确定炎症类型。其次观察慢性炎症刺激下牙龈上皮组织的增生，注意结合上皮有无钉突出现，龈沟上皮的钉突是否增多、增大，是否相互连接形成网格状。同时观察牙龈中的胶原纤维束是否出现改变；密切关注牙槽嵴顶是否存在变化情况。通过这种高倍镜下的详尽观察，能够获取关于牙龈组织微观结构和病理状态的精准信息。

2．慢性牙周炎（牙体牙周组织联合切片）

（1）低倍镜下观测：辨认牙体组织的牙釉质、牙骨质，判断结合上皮在牙体表面的结合部位，大致测定牙周袋的深度、牙周膜的厚度。区分牙龈、牙周膜、牙槽骨、牙槽嵴，初步界定炎症波及的范围及相关结构的完整情况。

（2）高倍镜下观察：进一步确认低倍镜下的判断，确认炎症是否波及牙龈、牙周膜、固有牙槽骨。明确浸润炎细胞的种类，根据炎细胞的种类确定炎症的类型，具体内容同慢性龈炎。不同的是，应该注意在固有牙槽骨表面寻找破骨细胞，在牙骨质表面寻找破牙骨质细胞。观察牙龈上皮的完整性，判断结合上皮在牙表面的附着位置，测定牙周袋深度。观察牙槽嵴的破坏情况，明确是否有吸收，是水平吸收还是垂直吸收，根据牙槽嵴吸收的情况，进一步明确牙周袋的类型。观察慢性炎症刺激下，牙龈上皮的增生情况，尤其注意结合上皮钉突的出现、龈沟上皮钉突增生呈网格状。观察牙龈固有层、牙周组织主纤维的破坏情况，注意有无增生，有无新生的胶原纤维形成。根据炎细胞浸润程度、胶原纤维有无增生、牙槽嵴表面存在破骨细胞还是新生类骨质、牙骨质表面存在破牙骨质细胞还是类牙骨质，判断牙周炎是静止期还是进展期。

3. 增生性龈炎

（1）低倍镜下观察：区分牙龈的龈沟一侧与游离一侧，观察是否存在明显的炎症、牙龈上皮是否存在明显增生、牙龈固有层是否存在明显增生。

（2）高倍镜下观察：注意本病与慢性龈炎、慢性牙周炎最明显的不同是一般缺乏炎症的表现，固有层炎细胞浸润、血管扩张充血、组织水肿均不明显，上皮细胞增生也不明显。其特点是，牙龈固有层内出现明显的纤维结缔组织增生，增生的胶原纤维粗大，类似瘢痕组织。

【实验作业】

绘制活动期慢性牙周炎的病理变化图。要求画出并标注结合上皮、牙周袋形成、牙槽嵴吸收、破骨细胞、结合上皮附着的牙骨质。明确炎症细胞的类型及它们在相应组织中的分布情形；同时要展示牙槽骨的吸收情况及牙周膜所产生的变化特征。

（孙　振）

实验十一　口腔黏膜病

【目的和要求】

1．掌握口腔黏膜病的基本病理变化；口腔白斑、扁平苔藓、慢性盘状红斑狼疮的病理变化、临床病理联系。

2．熟悉单纯疱疹、复发性阿弗他溃疡的病理变化、临床病理联系。

3．了解其他口腔黏膜病如红斑、念珠菌病的病理变化、临床病理联系。

4．树立爱护口腔黏膜和团队协作的意识。

【实验内容】

1．观察口腔黏膜病幻灯片及图片。

2．观察口腔黏膜白斑切片。

3．观察口腔黏膜扁平苔藓切片。

4．观察口腔黏膜红斑切片。

5．口腔黏膜念珠菌病切片。

【实验步骤】

1．口腔黏膜白斑

（1）低倍镜观察：大致判断病变的范围、表面上皮是否有角化及角化程度、表面是否突出呈疣状改变、棘层细胞增生程度、上皮钉突的改变、炎细胞浸润的范围、上皮细胞有无异型增生及其波及的范围、有无基底膜突破等。

（2）高倍镜观察：首先从组织结构、细胞、细胞核、分裂象等方面观察上皮有无异型性，从而判断上皮增生的类型。如果为异型增生，则需要进一步根据其范围、异型性大小进行分级。观察基底膜的完整性，注意有无癌细胞突破基底膜形成浸润癌。其次观察上皮表层的角化类型、有无角化不良、固有层浸润炎细胞的类型等。

2．口腔黏膜扁平苔藓

（1）低倍镜观察：大致判断基底膜区的清晰度和完整性、是否有上皮下疱、基底层的完整性、炎细胞浸润的范围和特点、表面上皮有无角化、有无萎缩和糜烂、钉突是否增长等。

（2）高倍镜观察：观察基底膜区的染色情况、基底膜的范围和边界，基底层细胞的排列情况、有无空泡变性及液化变性，炎细胞渗出的范围、形状及渗出炎细胞的种类，上皮表层的过度角化及其类型、棘细胞层的增生性或者萎缩性变化、钉突的长度及形状等。注意在基底膜区及其附近寻找胶样小体。

3．口腔黏膜红斑

（1）低倍镜观察：根据组织结构、细胞形态初步判断上皮有无异型增生，如果有，则分辨其大致范围，注意有无明显的基底膜浸润。观察上皮表层有无角化、糜烂、溃疡等，注意钉突的变化、炎细胞浸润的范围。

（2）高倍镜观察：根据细胞、细胞核、分裂象等进一步明确上皮的异型增生，根据其范围、异型性大小，明确其分级。注意基底膜的完整性，观察是否有单个或成簇的癌细胞穿过基底膜发生早期浸润。进一步确认低倍镜下看到的炎细胞，并确认其类型。

4．口腔黏膜念珠菌病

（1）低倍镜观察：初步判断上皮内有无微脓肿、角化层内有无菌丝、病灶表面是否有假膜覆盖、固有层和黏膜下层炎细胞的浸润范围等。

（2）高倍镜观察：在角化层内寻找念珠菌菌丝，注意其染色和走行。在上皮内寻找微脓肿，注意其中浸润的炎细胞种类。观察病灶表面为假膜还是糜烂，如果为假膜，注意其组成成分。观察上皮、固有层是否有慢性增生，注意固有层、黏膜下层中浸润的炎细胞种类，判断炎症的性质。

【实验作业】

1．分组讨论常见口腔黏膜疾病的临床及病损特点，并完成实验报告。

2．绘制白斑伴上皮异常增生高倍镜病理组织变化，画出上皮各层的病理变化特点、固有层的病理变化。

3．绘制口腔黏膜扁平苔藓的病理变化，画出上皮及固有层的病变特点。

（刘　玮）

实验十二　口腔颌面部囊肿

【目的和要求】

1．掌握含牙囊肿、牙源性角化囊肿、根尖周囊肿的临床和病理特征。

2．熟悉皮样和表皮样囊肿、甲状舌管囊肿、黏液囊肿、鳃裂囊肿的临床和病理特征。

3．了解发育性根侧囊肿、牙源性钙化囊肿组织发生及临床、病理特征。

【实验内容】

1．观察牙源性囊肿（含牙囊肿、牙源性角化囊肿）的组织切片。

2．观察非牙源性囊肿（甲状舌管囊肿、皮样囊肿、表皮样囊肿、外渗性黏液囊肿、潴留性黏液囊肿、鳃裂囊肿）的组织切片。

【实验步骤】

1．含牙囊肿

（1）肉眼观察：含牙囊肿多为卵圆形囊性组织，单房性，囊腔内含牙冠，囊壁紧贴于牙颈部，囊壁内面光滑，内容物为淡黄色液体。

（2）低倍镜观察：囊壁的衬里上皮呈现出缩余釉上皮的特性，由 2 ～ 4 层扁平或者矮立方形的细胞组成，整体厚度均匀一致，属于一种没有角化现象、没有上皮钉突的复层鳞状上皮。在纤维囊壁中，偶尔能够观察到牙源性的上皮剩余或者上皮条索。当出现感染情况时，衬里上皮会发生增厚，出现上皮钉突，同时囊壁内的纤维组织也会增生，并伴有慢性炎症细胞的浸润。

2．牙源性角化囊肿

（1）肉眼观察：囊肿导致颌骨出现梭形或不规则形状的膨隆，使得骨壁变薄。切开后，囊肿多呈现单房形态，偶尔为多房，其中内容物一般是黄白色的角化物质或淡黄色的液体，囊壁相对较薄。

（2）低倍镜观察：肿瘤的衬里上皮是一种较薄且厚度均匀的复层鳞状上皮，由 5 ～ 8 层上皮细胞构成。上皮表面覆盖着一层小波浪状或皱纹状的角化层，通常表现为不全角化。棘细胞层较为薄弱，常出现细胞内水肿的情况。基底层由柱状或立方状细胞组成，排列成栅栏状，细胞核偏离基底膜，出现极性倒置现象。上皮一般没有钉突，与下方的纤维层连接较为平坦。纤维性囊壁本身较薄，但如果合并感染，囊壁会增厚，内部会有大量炎症细胞浸润，上皮可能会发生不规则增生，出现上皮钉突，角化现象也会消失。在纤维囊壁中，还能看到子囊或者牙源性的上皮剩余。

3. 甲状舌管囊肿

低倍镜观察：囊肿的衬里上皮没有明显的特征，可能是假复层纤毛柱状上皮、复层鳞状上皮，或者这两种上皮同时存在。纤维囊壁中的血管较为丰富，偶尔还能观察到发育不良的甲状腺滤泡或黏液腺组织。

4. 皮样囊肿

低倍镜观察：衬里上皮为复层鳞状上皮，纤维囊壁内可见皮肤附件（毛囊、皮脂腺和汗腺）。

5. 表皮样囊肿

低倍镜观察：衬里上皮为复层鳞状上皮，纤维囊壁内没有皮肤附件。

6. 外渗性黏液囊肿

低倍镜观察：囊壁由炎性肉芽组织或纤维组织构成，无衬里上皮，囊腔内充满吞噬了黏液的泡沫细胞。

7. 潴留性黏液囊肿

低倍镜观察：潴留性黏液囊肿是唾液腺导管阻塞，唾液潴留致导管扩张而形成的囊性病损。囊腔内含有浓稠黏液，衬以假复层柱状、双层柱状或立方状上皮细胞。

8. 鳃裂囊肿

低倍镜观察：囊壁的衬里上皮组织没有特定的特征，可能是复层鳞状上皮，这种上皮有时会伴有角化现象，也可能是假复层纤毛柱状上皮，还可能是这两种上皮同时存在。在纤维囊壁内部，含有大量的淋巴样组织，并且可能会伴随有淋巴滤泡的形成。

【实验作业】

简绘牙源性角化囊肿示意图。

（曾　梅）

实验十三　口腔颌面部肿瘤

【目的和要求】

1. 掌握成釉细胞瘤、多形性腺瘤、黏液表皮样癌、腺样囊性癌、鳞状细胞癌的病理改变、临床病理联系。

2. 熟悉牙龈瘤的病理改变与临床病理联系。

3. 了解口基底细胞癌、乳头状瘤的病理改变与临床病理联系。

4. 能识别和描述口腔颌面部肿瘤的病理特征，包括肿瘤的类型、生长方式、侵袭性等，培养学生的病理学分析能力；能进行肿瘤组织的显微镜检查，识别肿瘤细胞的形态学特征。

5. 遵守医学伦理和职业道德，尊重患者隐私，对患者的健康负责。

【实验内容】

1. 观察成釉细胞瘤（非特殊类型）切片。
2. 观察单囊型成釉细胞瘤切片。
3. 观察腮腺多形性腺瘤切片。
4. 观察黏液表皮样癌切片。
5. 观察腺样囊性癌切片。
6. 观察口腔鳞状细胞癌切片。
7. 观察牙龈瘤切片。

【实验步骤】

1. 多囊型成釉细胞瘤切片（包括不同组织学类型如滤泡型、丛状型、棘皮瘤型和颗粒细胞型等）

（1）低倍镜观察：区分肿瘤的实质、间质。观察实质细胞的排列方式为彼此孤立的岛状还是彼此连接的条索状，大致区分滤泡型、丛状型；观察肿瘤实质有无角化、有无胞浆增多红染，大致区分棘皮瘤型、颗粒细胞型。

（2）高倍镜观察：注意肿瘤细胞向成釉器分化的特点，周围细胞高柱状，核远离基底膜，向内釉上皮细胞分化，中间细胞连接疏松，以纤细的突起相连接，向星网状细胞分化。注意滤泡型细胞巢中央发生囊性变，类似于甲状腺滤泡。注意棘皮瘤型部分肿瘤细胞向鳞状上皮分化，出现棘细胞及角化。注意颗粒细胞型胞浆增多，充满强嗜伊红颗粒。注意结缔组织间质中的变化如囊性变、玻璃样变等。

2. 单囊型成釉细胞瘤切片

（1）低倍镜观察：有无囊腔样结构，囊壁的厚度和组织学构成，有无衬里上皮，上皮的厚度如何，是否均匀一致，有无钉突，有无向囊腔内增生的肿瘤结节，纤维囊壁内有无肿瘤上皮团。

（2）高倍镜观察：囊壁衬里上皮的类型，表面有无角化；基底上层细胞和基底细胞的形态和排列特点，基底上层细胞是否呈星形或多边形，排列松散似星网状，基底细胞是否呈柱状，核深染且远离基底膜，排列整齐呈栅栏状；上皮与结缔组织的交界区是否可见玻璃样变的透明带；观察突入囊腔的瘤结节的细胞形态及排列特点；观察囊壁内肿瘤上皮团的形态；思考此病例为单囊型成釉细胞瘤的哪种亚型。

3. 唾液腺多形性腺瘤切片

（1）低倍镜观察：肿瘤的大体轮廓；有无被膜，厚薄如何，是否完整；肿瘤内部的多形性表现，区分上皮成分、黏液样组织及软骨样组织的低倍镜下特点；有无囊性变的区域，有无玻璃样变的区域；肿瘤性上皮细胞的排列方式，如腺管样结构、团片状或条索状排列等；是否有鳞状化生；肿瘤间质的构成和多少。

（2）高倍镜观察：肿瘤中上皮细胞的形态特点，注意区分腺上皮分化和肌上皮分化的细胞特点；观察腺管样结构内层细胞的形态，是否呈立方状或矮柱状，细胞质略嗜酸；当腺管内有较多粉染物时，内层细胞是否较为扁平；导管内层以外的细胞多为肌上皮细胞，观察其多样的形态特点（如浆细胞样、透明细胞、梭形细胞、上皮样细胞等）及细胞排列方式；导管细胞及肌上皮细胞有无鳞状化生，有无角化珠形成；黏液样组织及软骨样组织的形态、染色特点，其中肿瘤细胞的分布、形态，注意腺管样结构外周的肌上皮细胞与邻近的黏液软骨样组织逐渐移行，没有明显的界限，思考黏液软骨样组织中肿瘤细胞的性质；在肿瘤细胞密集区观察细胞是否有异型性，核分裂象是否易见。

4. 黏液表皮样癌切片（高分化或中分化）

（1）低倍镜观察：肿瘤的范围如何，轮廓是否清晰，有无被膜；邻近是否可见正常腺体，肿瘤与正常组织的关系如何，是否呈侵袭性生长；肿瘤细胞的排列方式，是否可见实性巢团或条索、囊腔或腺管样、乳头状等结构；囊腔结构的大小和形态如何，囊腔内面有无肿瘤细胞衬里，有无肿瘤细胞构成的乳头样结构突入囊腔内，腔内是否有黏液，其染色特点如何；实性巢团的大小和形态如何，是否规则；肿瘤间质的多少，致密还是疏松，是否有较多淋巴细胞聚集，是否有黏液溢出形成的黏液湖。

（2）高倍镜观察：囊腔样结构内衬肿瘤细胞的形态和排列，区分不同形态的肿瘤细胞（包括黏液细胞、表皮样细胞和中间细胞），分别观察细胞的大小和形状，细胞质是否丰富，染色是否透明，细胞核的位置、形态，核分裂象是否易见，有无病理性核分裂；三种肿瘤细胞在不同组织结构中的排列特点；囊腔内壁有无乳头突入囊腔，乳头表面衬覆的肿瘤细胞的层次和形态；囊腔外围的肿瘤细胞如表皮样细胞的形态及排列；实性肿瘤团的细胞构成和排列方式，细胞间界限是否清晰，是否可见细胞间桥和角化珠，巢团中是否可见单个或小簇黏液细胞；根据细胞成分及组织形态判断此例肿瘤的分化程度。

5. 腺样囊性癌切片

（1）低倍镜观察：肿瘤的部位和范围，肿瘤的轮廓是否清晰，有无被膜；邻近是否可见黏膜上皮、小唾液腺组织、骨组织等，肿瘤与正常组织的关系如何，是否呈侵袭性生长，是否围绕神经束和小血管生长，是否造成黏膜的局部溃疡；肿瘤细胞的排列方式（筛状、管状、实性团片或小条索样等），细胞间或管样腔隙内有无细胞外物质聚积，染色特点如何；肿瘤有无坏死；肿瘤间质的多少。

（2）高倍镜观察：肿瘤细胞的形态特点，包括细胞的大小、形状、核质比例、细胞质的染色特点、细胞核的大小、形状是否规则及染色特点、核分裂是否易见、有无明显的细胞异型性，有无病理性核分裂等，注意不同结构中的肿瘤细胞形态有无差异，是否有向腺管上皮和肌上皮不同方向分化的细胞；筛孔样结构的形态特点，包括其中细胞的形态、孔的大小和形态、内容物的染色特点等，注意筛孔之间有无腺管样结构；管状结构的内层细胞与外层细胞形态有何不同，管腔内容物有何染色特点；浸润神经的肿瘤细胞的形态及排列特点；肿瘤中有无实性巢团，巢团中心有无坏死；根据肿瘤细胞的类型和排列方式判断此例肿瘤的组织学亚型。

6. 口腔鳞状细胞癌切片

（1）低倍镜观察：镜下分化好的鳞状细胞癌中，细胞间还可见细胞间桥，在癌巢中央可见角化珠或癌珠。分化差的癌细胞呈明显的异型性并见较多的核分裂象。

（2）高倍镜观察：鳞状细胞癌高分化者在组织结构、细胞方面几乎均无异型性，从基底层、棘细胞层、颗粒层、角化层排列有序，棘细胞层的细胞间桥、角化层是高分化的证据。与正常鳞状上皮不同的是，高分化鳞状细胞癌呈浸润性生长，以癌巢穿插于正常组织之间，并造成破坏。低分化者，除浸润性生长外，也无分化良好的证据如细胞间桥、角化珠；组织结构异型性大，表现为各层紊乱，极性消失，细胞异型性大，表现为细胞、细胞核大小、形态不一，核质比高，分裂象多，有时能看到病理性核分裂象。

7. 牙龈瘤切片（包括血管性龈瘤和纤维性龈瘤）

（1）低倍镜观察：肿物表面上皮是否完整，有无上皮增生，有无溃疡；肿物内主要组织成分如何（血管丰富的炎性肉芽组织还是致密的纤维组织）；组织间有无炎症细胞浸润，密集程度如何，是弥漫性浸润还是灶性浸润；有无局部钙化或骨化。

（2）高倍镜观察：肿物的组织构成，包括炎性肉芽组织中增生扩张的毛细血管、肿胀的血管内皮细胞、成纤维细胞，纤维组织中的成纤维细胞、胶原纤维；观察炎症细胞的种类及分布，血管增生的程度，胶原纤维的多少、粗细和致密程度，组织内是否有水肿和渗出；表面上皮有无增生，有无过度角化，有无钉突伸长；溃疡区有无纤维蛋白渗出，溃疡基底与肿物深部的组织学表现有无差别。

根据切片确定牙龈瘤的组织类型，注意两种类型牙龈瘤的组织构成可有一定程度的重叠。

【实验作业】

绘制成釉细胞瘤及多形性腺瘤的低倍镜下图。

（贺志全）

参考文献

[1] 陈瑞扬. 口腔组织病理学 [M]. 北京：北京科学技术出版社，2017.
[2] 樊明文. 牙体牙髓病学 [M]. 4 版. 北京：人民卫生出版社，2019.
[3] 高岩. 口腔组织病理学 [M]. 8 版. 北京：人民卫生出版社，2020.
[4] 金岩. 口腔颌面部发育生物学与再生医学 [M]. 2 版. 北京：人民卫生出版社，2020.
[5] 李铁军. 口腔组织学与病理学 [M]. 3 版. 北京：北京大学医学出版社，2020.
[6] 李宪孟，肖智勇. 口腔组织病理学 [M]. 北京：中国医药科技出版社，2019.
[7] 石冰. 唇腭裂与面裂畸形 [M]. 2 版. 北京：人民卫生出版社，2020.
[8] 宋晓陵，马永臻. 口腔组织病理学 [M]. 4 版. 北京：人民卫生出版社，2021.
[9] 汤亚玲. 口腔组织病理学实验教程 [M]. 北京：人民卫生出版社，2023.
[10] 于世凤. 口腔组织病理学 [M]. 7 版. 北京：人民卫生出版社，2015.
[11] 张志愿. 口腔科学 [M]. 9 版. 北京：人民卫生出版社，2019.
[12] 周炼，罗海燕. 口腔组织病理学 [M]. 3 版. 北京：科学出版社，2022.